高职高专工学结合医药类规划教材

# Pharmaceutical quality detection and technology comprehensive practical training

# 药品质量检测技术综合实训

主 编 丁 丽

副主编 于 淼 吴惠芳

U0277563

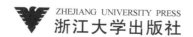

ZHEJIANG UNIVERSITY PRESS
浙江大学出版社

图书在版编目（CIP）数据

药品质量检测技术综合实训 / 丁丽主编. —杭州：
浙江大学出版社，2013.5（2024.2 重印）
ISBN 978-7-308-11428-8

Ⅰ．①药… Ⅱ．①丁… Ⅲ．①药物－质量检验－高等
职业教育－教材 Ⅳ．①R927.11

中国版本图书馆 CIP 数据核字（2013）第 092876 号

**药品质量检测技术综合实训**

主　编　丁　丽

| | | |
|---|---|---|
| **丛书策划** | 阮海潮（ruanhc@zju.edu.cn） | |
| **责任编辑** | 阮海潮 | |
| **封面设计** | 春天书装 | |
| **出版发行** | 浙江大学出版社 | |
| | （杭州市天目山路 148 号　邮政编码 310007） | |
| | （网址：http://www.zjupress.com） | |
| **排　　版** | 杭州好友排版工作室 | |
| **印　　刷** | 广东虎彩云印刷有限公司绍兴分公司 | |
| **开　　本** | 787mm×1092mm　1/16 | |
| **印　　张** | 15 | |
| **字　　数** | 374 千 | |
| **版 印 次** | 2013 年 5 月第 1 版　2024 年 2 月第 4 次印刷 | |
| **书　　号** | ISBN 978-7-308-11428-8 | |
| **定　　价** | 30.00 元 | |

# 总　　序

近几年,医药高职高专教育发展势头迅猛,彰显出了强大的生命力和良好的发展趋势。《国家中长期教育改革和发展规划纲要(2010－2020年)》指出,要大力发展职业教育,培养创新型、实用型、复合型人才,培养学生适应社会和就业创业能力。高职教育培养生产、服务、管理等一线岗位的高端技能型人才,目标科学明确,满足适应了医药行业企业发展的迫切需要。而培养面向一线工作的高端技能型人才不仅要有扎实的理论基础,更要掌握熟练的实践操作技能,同时还应具备良好的职业素养和心理素质。

医药行业是涉及国民健康、社会稳定和经济发展的一个多学科先进技术和手段高度融合的高科技产业群体。医药类高职院校学生更应树立医药产品质量第一的安全意识、责任意识,更要着重强调培养学生钻研业务的研究能力、质量控制方面的职业知识及一专多能的职业能力。

为创新医药高职高专教育人才培养模式,探索职业岗位要求与专业教学有机结合的途径,浙江医药高等专科学校根据高端技能型人才培养的实际需要,以服务为宗旨,以就业为导向,依托宁波市服务型重点建设专业"医药产销人才培养专业群"的建设,推进教育教学改革,组织教学和实践经验丰富的相关教师及行业企业专家编写了一套体现医药高职高专教育教学理念的优质教材,贴近岗位、贴近学生、贴近教学。

本套教材具有以下几个特点:一是内容上强调需求。在内容的取舍上,根据医药学生就业岗位所需的基本知识技能和职业素养来选择和组织教材内容;二是方法上注重应用。教材力求表达简洁、概念明确、方法具体,基本技能可操作性强,让学生易于理解、掌握和实践。三是体例上实现创新。教材内容编排实现项目化,按照工学结合的教学模式,突出"案例导入"、"任务驱动"、"知识拓展"、"能力训练"等模块。

浙江医药高等专科学校作为教育部药品类专业教指委的核心院校,在医药高职高专教育中不断探索,不断前行,取得了一系列标志性的成果,教育质量不断提高,校企合作不断深入。本套教材是学校教师多年教学和实践经验的体现,教材体现了新的高职高专教育理念,满足了专业人才培养的需要。

# 《高职高专工学结合医药类规划教材》

# 编委会名单

主　任　崔山风

委　员　（以姓氏笔画为序）

　　　　丁　丽　　王国康　　王麦成

　　　　叶丹玲　　叶剑尔　　纪其雄

　　　　吴　锦　　何军邀　　张佳佳

　　　　张晓敏　　夏晓静　　秦永华

　　　　虞　峰

秘　书　陈汉强

# 《药品质量检测技术综合实训》

## 编委会名单

主　编　丁　丽

副主编　于　淼　吴惠芳

编　者（以姓氏笔画为序）

丁　丽（浙江医药高等专科学校）

于　淼（沈阳药科大学高等职业技术学院）

马铭研（浙江医药高等专科学校）

叶丹玲（浙江医药高等专科学校）

吴惠芳（浙江医药高等专科学校）

张佳佳（浙江医药高等专科学校）

俞松林（浙江医药高等专科学校）

钱　江（浙江医药高等专科学校）

秦　刚（宁波大红鹰药业有限公司）

曹　琳（宁波市药品检验所）

黄越燕（嘉兴学院）

# 前　　言

长期以来,实训教学并不被重视。在实际工作中,对其改革只是单纯地增加实训的课时,实训内容与实验内容重复,并且没有针对性,加上仪器配备不够、实训场地紧张、师资不足及缺乏行之有效的教学手段与教学方法等问题,实训的效果无法达到。如何科学设置教学内容,推行"双证书"制度,实现专业课程内容与职业标准对接,深化专业教学改革,创新课程体系和教材,提高学生职业能力和竞争力是亟待解决的问题。

为了建立完善的实践训练体系,与药物质量检验专业调整后的人才培养目标相匹配,与社会职业资格证书制度接轨,进一步推进药品质量检测技术实训课程改革与教材建设,我们对制药企业调研的结果进行了分析,同时注意与药物检测技术、仪器分析、中药制剂分析和医药基础化学等课程内容相衔接,在此基础上设置了本教材的内容。我们根据药品检测岗位的要求,同时注重可行性与实用性,设计十个项目,34个任务,分别包括药品质量检验的必备知识、基本技能训练、仪器操作训练、原料药的质量检验、药用中间体的质量检验、片剂的质量检验、胶囊剂的质量检验、注射剂的质量检验、药用辅料的质量检验、包装材料的质量检验。本教材为项目化教材,每项任务中均有案例,教师教学时可导入案例,引出任务,学生可以根据任务进行实践内容的选择,从而增加学生的自主性。

本书由浙江医药高等专科学校丁丽老师负责编写项目三与项目四,并对全书进行统稿、修改;浙江医药高等专科学校吴惠芳老师负责编写项目一与项目五、附录四十三至四十六;浙江医药高等专科学校钱江老师负责编写项目二与项目三;浙江医药高等专科学校俞松林老师负责编写项目六;浙江医药高等专科学校马铭研老师负责编写项目八;嘉兴学院黄越燕老师负责编写项目七;沈阳药科大学高等职业技术学院于淼、宁波大红鹰药业有限公司的秦刚老师负责编写项目九与项目十;浙江医药高等专科学校丁丽老师、张佳佳老师及宁波大红鹰药业有限公司的秦刚老师负责编写附录一至三十五、附录四十四至五十二;浙江医药高等专科学校叶丹玲老师及宁波市药品检验所的曹琳老师负责编写附录三十六至四十二。在此对各位教师的辛勤付出表示衷心的感谢。

本教材适合高职高专院校药品质量检测技术、药物制剂、化学制药技术等专业学生使用,也可供医药行业职业培训及药品检验工作者参考。

由于编者初次编写实训教材,且水平有限,书中不妥之处在所难免,敬请读者批评指正。

编　者

2013 年 4 月

# 目　　录

# 项目一　药品质量检验的必备知识

## 任务一　药品质量检验的工作程序

**学习目标**

**知识目标**
- 掌握药品生产的药品质量检验工作程序；
- 掌握药品取样的工作程序；
- 掌握如何进行药品的送检；
- 熟悉药品质量检验的工作程序。

**技能目标**
- 能根据SOP文件正确地进行检品（辅料、包装材料、成品）取样。

【案例导入】

2012年6月，某企业购进了一批维生素C原料药，批号为20120408，总量为1吨，件数为40箱，取样员随机抽取8箱，进行取样，去掉包装（纸箱）将样品送入取样室，准备取样时，透过内包装（白色尼龙袋）发现样品的色泽在袋与袋之间有明显差异，于是取样员停止取样，做出该批原料药不合格的结论。

【任务内容】

### 药品生产企业的药品质量检验工作程序

药品质量检验，简称"药检"，包含成品、辅料、包装材料、中间产品以及工艺用水等质量检验。被检验的样品简称"检品"。根据标准每项检验的称为"全检"。

为了保证药品的质量，药检的准确，首先药品质量检验工作程序必须正确。生产企业的药品质量检验工作程序按图1-1进行。

1. 请验通知

请验是指有检品需检验时，请求检验。请验单位应填写请验单，通知质量管理部门进行取样检验。请验单的式样见表1-1。

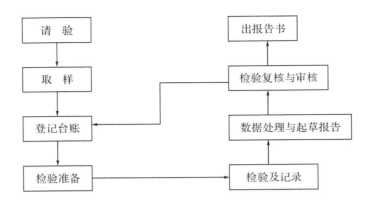

图 1-1　药品生产企业的药品质量检验工作程序

**表 1-1　请验单**

| 样品名称 | | 生产单位 | |
|---|---|---|---|
| 批号(编号) | | 请验部门 | |
| 规格 | | 请验者 | |
| 数量 | | 请验日期 | |
| 检验目的 | | | |
| 备注 | | | |

批和批号在药品中是一个重要的概念,2010 年版《药品生产质量管理规范》(good Manufacturing Practice,GMP)对其有明确的定义。

批:经一个或若干加工过程生产的具有预期均一质量和特性的一定数量的原辅料、包装材料或成品。为完成某些生产操作步骤,可能有必要将一批产品分成若干批,最终合并成为一个均一的批。在持续生产情况下,批必须与生产中具有预期均一特性的确定数量的产品相对应。批量可以是固定数量或固定时间段生产的产品。

批号:用于识别一个特定批次的具有唯一性的数字和字母的组合。

对一些无批号的化学原料及包装材料,企业是根据一定的原则进行编号的。

2. 取样

取样是指从批量物料中抽取能够代表该批物料特性的样品。取样根据的原则为所取的样品应有代表性。

(1)取样准备

根据检验的目的,物料的性质、取样的工具、样品的容器以及取样的方法,在药品生产企业中,应严格按相应标准操作规范(Standard Operation Procedure,SOP)进行,取样前准备好 SOP、取样工具、取样容器。对固体物料,取样器有不锈钢探子、不锈钢勺、不锈钢铲、不锈钢镊子、不锈钢夹子等,样品的容器为具有封口的塑料袋、广口试剂瓶等。对液体物料,取样器有玻璃取样管、玻璃或塑料油提等,样品的容器为试剂瓶、塑料瓶等。

(2)取样操作

在药品生产企业中,按取样物料的种类、检验的目的,应制订不同的取样标准操作规程,如成品取样标准操作规程、原辅料及工艺用水取样标准操作规程、包装材料取样操作规程等。取样标准规程包括取样人员、取样环境、取样工具、样品容器、取样方法、样品混合方法等。特殊材料如毒麻药品、精神药品,在取样时有特别要求的应有明确规定。

取样环境应与生产环境一致,如维生素 C 原料药用于片剂生产的,则可在洁净级别为 10 万级的环境下取样,如用于小容量注射剂的生产,则需在洁净级别为 1 万级的环境下取样。

取样数量如下:

①原辅料、中间产品及成品　对进厂原辅料、中间产品及成品均按批取样检验。假设总包装件数为 $n$ 件(箱、袋子或者桶等)则当 $n \leqslant 3$ 时,每件取样;当 $4 \leqslant n \leqslant 300$ 时,随机抽 $\sqrt{n}+1$ 件;当 $n \geqslant 300$ 时,随机抽 $\sqrt{n}/2+1$ 件。

②中药材　按批取样检验。假设总包装件数 $n$ 件,则当 $n < 5$ 或为贵细药材时,每件取样;当 $5 \leqslant n \leqslant 99$ 时,随机抽 5 件;当 $100 \leqslant n \leqslant 1000$ 时,按 5% 比例取样;当 $n \geqslant 1000$ 时,超过部分按 1% 比例取样。

抽取的样品量,一般为检验用量的 3 倍,一份检验,一份留样,一份备用。贵细药品、特殊药品或其他特殊情况可酌情取样。

(3) 取样记录

取样后应及时填写取样记录(表 1-2),每件被抽样物料包装上贴上取样证(表 1-3)。

表 1-2　取样记录

| 取样日期 | 样品名称 | 批号 | 样品编号 | 供货(生产)单位 | 总件数 | 取样件数 | 取样量 | 取样人 | 备注 |
|---|---|---|---|---|---|---|---|---|---|
|  |  |  |  |  |  |  |  |  |  |

表 1-3　取样证

××制药公司

# 取样证

品名

批号

编号

取样人

取样日期

3. 登记检验台账

取样后及时在检验台账上登记信息,内容包括取样日期、品名、批号、规格、数量、生产单位,同时给出检验编号。登记结束,取样人应将样品分发至相应的检验人员处。在制药企业中,检验台账分类建立,如成品的检验台账见表 1-4。检验结束后,还需将检验结果汇总登记在检验台账上,内容包括报告日期、结论以及检验人、复核人和审批人。

表 1-4　成品检验台账　　　　　　　　　　　　　　编号

| 登记日期 | 品名 | 批号 | 规格 | 总量 | 生产单位 | 检验编号 | 结论 | | 检验人 | 复核人 | 备注 |
|---|---|---|---|---|---|---|---|---|---|---|---|
|  |  |  |  |  |  |  | 合格 | 不合格 |  |  |  |
|  |  |  |  |  |  |  |  |  |  |  |  |

4. 检验准备

在药品生产企业中,原辅料、包装材料、中间产品、成品等检验要根据相应的质量标准和检验规程。在检验前,应根据检验品种及目的,确定质量标准的检验规程,准备相应的仪器、设备、试剂、试液等。

质量标准及检验规程的内容一般包括品名,代号或编号,质量指标,质量检验所需的仪器、设备、试剂、试液等,检验方法,计算公式以及允许误差等。企业质量标准及检验规程属该企业的机密文件,其中在成品质量标准及检验规程中,项目指标的要求要高于法定标准。

5. 检验及记录

按标准操作规程进行检验,及时做好检验记录。检验记录必须保证其真实性、完整性、可靠性及原始性,记录不得随意涂改,的确需要改写的,应按规范改写并且签字。原始记录应确保能有效追溯检品的质量状况和检验情况。

6. 数据处理与结果报告

根据检验规程中的计算公式,按有效数字的运算法则,计算测定结果,同时还必须运用统计学的方法对检验是否有效做出判断。

根据检验结果,起草检验报告书。

7. 检验的复核和审核

检验员完成上述操作后,应将原始记录及报告书草稿,交给相应的专业技术人员复核。复核员应该认真复核项目、计算过程等内容。确认后交给质量审核员(一般为企业的质量授权人或者质量授权人委托的授权人)审核,确认后签字盖章,完成质量检验报告书,登记检验台账,按规定进行报告书的存档和分发。

在制药企业中,作为检验的工作流程一般如上所述,但作为质量管理,尚需大量的工作。

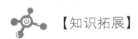【知识拓展】

## 药检所的检验工作程序

药检所药品质量检验通常分为注册检验、监督检验、进口检验、委托检验、合同检验等。药检所药品委托检验工作一般按图 1-2 所示程序进行。

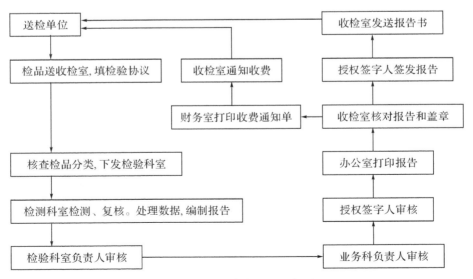

图 1-2　检品检验流程示意图

在此着重介绍一下送检,送检前应查阅相应药品检验所的网站,如有必要进行咨询,了解该检验所的工作程序和要求。

送检应做好以下工作:

1. 了解检品的基本情况,明确送检的目的。

2. 持单位的介绍信和法人授权书,代表单位送检。

3. 按检验类别填写检验申请表。

4. 送检样品应包装完整,标签内容应符合规定。无正规标签的样品应贴上临时标签,临时标签的式样和内容应和相关资料的内容一致,至少有品名、规格、批号、生产单位、生产日期、有效期限。

5. 检品量一般为全检用量的三倍。

6. 按要求提供必要的资料。

【习题与思考】

1. 案例导入中取样员为什么可以直接做出原料药不合格的判断?

2. 简述药品生产企业药品质量检验的工作程序。

3. 获取当地药检所的药品检验工作程序。

# 任务二  药品生产企业质量标准体系与标准操作规范(SOP)

**学习目标**

**知识目标**

● 掌握药品生产企业质量标准体系主要组成;

● 掌握药品标准操作规范(SOP);

● 正确理解企业的成品质量标准。

【案例导入】

2011 年 6 月,某制药企业生产了一批头孢氨苄胶囊,经检验,各项指标均符合企业成品质量标准。但 2012 年 8 月,被某药检所抽检,检验后发现该批产品含量仅为 89.2%,确定为不合格品。结果该企业被食品药品监督管理部门进行了通报和处罚。

【任务内容】

通过该任务的学习,掌握药品生产企业质量标准体系、标准操作规程内容,正确理解企业成品质量标准的含义。

药品生产企业按 GMP 的规定,根据产品的要求,生产工艺、操作方法应该有一套完整的质量标准体系。该质量标准体系主要包括原辅料质量标准、包装材料质量标准、工艺用水质量标准、中间产品质量标准和成品质量标准。

原辅料质量标准是原料药和辅料质量标准的总称。每一企业都有这一套质量标准。制定的质量标准首先必须符合法定标准（国家药品标准），其次是根据生产工艺要求和生产操作方法，提高指标要求或增加新的指标。对于原料药生产企业还应有化工原料的质量标准。因化工原料质量标准较为复杂，制药企业可依据国家标准、行业标准和供应商的产品质量标准再结合本企业生产工艺的要求制定本企业的化工原料质量标准，该标准的制定，在不影响最终产品质量的前提下，应考虑经济效益。

包装材料质量标准分为：内包装材料、外包装材料、标签和说明书。直接接触药品的包装材料为内包装材料，内包装材料具有国家标准，制定内包装材料质量标准首先必须符合法定的质量标准（《国家药品包装容器（材料）标准》），其次是根据生产企业设备的要求，确定项目和指标要求。外包装材料、标签和说明书对外观、尺寸及尺寸精度、材质和强度有相应的要求。执行包装材料质量标准时，对外观（式样和文字）项，必要时可留实样对照。

工艺用水即饮用水、纯化水和注射用水。饮用水是纯化水的原料，纯化水是注射用水的原料。饮用水有国家标准，纯化水和注射用水的质量标准《中华人民共和国药典》已作规定。企业应根据产品选择并制定工艺用水质量标准。工艺用水质量标准中所制定标准的质量指标不得低于相应法定标准。同时要特别注意注射用水的要求包含了对纯化水的要求，纯化水的要求包含对饮用水的要求。

中间产品系指生产过程中，每一工序结束后所得的产品。并非所有的中间产品都需要检验，一般在特定的工序结束后，该中间产品质量指标对下道工序的操作和最终产品质量有一定程度的影响时，应制定中间产品的质量标准予以控制。中间产品的质量标准主要根据工艺要求和最终产品的质量要求予以制定。例如片剂生产中，颗粒中水分、含量两指标均对最终成品的质量产生影响，且含量的多少直接指导下一工序的制作。

成品质量标准是药品生产企业制定的高于现行国家药品标准的一套质量标准。通常情况下，药品的质量随着储存时间的延长，含量降低、毒副作用增加。合格的药品是指在药品的有效期内均符合法定的标准要求，所以企业的成品质量标准应该高于法定的质量标准。

成品质量标准的制定必须依据法定的质量标准，考虑药品性质，综合本企业的留样观察数据，参考国际上比较有影响的《美国药典》（USP）、《英国药典》（BP）、《欧洲药典》（EP）等。

如案例中的头孢氨苄胶囊质量不合格，后经追溯，发现出厂检验时，该产品含量为89.2%。该企业制定的成品质量标准中，含量要求是标示量的92.5%～107.5%。值得思考的是，该企业的成品质量标准是否科学？头孢氨苄胶囊含量在两年的有效期内下降多少？头孢氨苄胶囊含量测定的方法误差有多少？操作误差又是多少？

标准操作规范（SOP）是质量标准的重要组成部分，不同的检验方法会有不同的检验结果，故一般药品生产企业的质量标准就包含标准操作规程。

标准操作规程的内容包括题目、编号、制定人及制定日期、审核人及审核日期、批准人及批准日期、颁发部门、生效日期、分发部门、版次、页码、标题及正文。

SOP的正文内容有：适用范围、依据、仪器、试剂、操作步骤及注意事项。

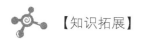**【知识拓展】**

## 国家药品标准

国家药品标准,是指国家食品药品监督管理局颁布的《中华人民共和国药典》等标准,其内容包括质量指标、检验方法以及生产工艺等技术要求。国家注册标准,是指国家食品药品监督管理局批准给申请人特定的药品标准,也属于国家药品标准范畴。国家药品标准主要包括:

1. 中华人民共和国药典;
2. 卫生部中药成方制剂一至二十一册;
3. 卫生部化学、生化、抗生素药品第一分册;
4. 卫生部药品标准(二部)一至六册;
5. 卫生部药品标准藏药第一册、蒙药分册、维吾尔药分册;
6. 新药转正标准一至七十六册(正不断更新);
7. 国家药品标准化学药品地标升国标一至十六册;
8. 国家中成药标准汇编内科心系分册、内科肝胆分册、内科脾胃分册、内科气血津液分册、内科肺系(一)、(二)分册、内科肾系分册、外科妇科分册、骨伤科分册、口腔肿瘤儿科分册、眼科耳鼻喉皮肤科分册、经络肢体脑系分册;
9. 国家注册标准(针对某一企业的标准,但同样是国家药品标准);
10. 进口药品标准。

以上质量标准若有重复则以现行版中华人民共和国药典标准为准。对同一产品来说,当有新的质量标准颁布时,老的标准自动淘汰。

制定药品质量标准应遵循以下原则:

1. 必须坚持质量第一的原则。药品的质量标准必须能够有效地控制药品的质量,确保用药的安全和有效。

2. 制定质量标准要有针对性。要根据药品在生产、流通、使用等各个环节影响质量的因素,有针对性地规定检测的项目,加强对药品内在质量的控制。

3. 检验方法的选择,应根据"准确、灵敏、简便、快速"的原则,既要注意方法的适用性,又要注意采用先进的分析测试技术,不断提高检测的水平。

4. 质量标准中限度的规定,要在保证药品质量的前提下,根据生产所能达到的实际水平来制定。

现行版的主要国外药典标准为:《美国药典》(USP35-NF30)、《欧洲药典》第 7 版、《英国药典》(BP2012)、《日本药典范》(JP16)、《国际药典》第 4 版。

**【习题与思考】**

1. 请参考《中华人民共和国药典》,根据阿司匹林的性质确定阿司匹林原料药留样观察时应检验哪些项目?

2. 请你制定阿司匹林原料药的企业成品质量标准。

3. 预习其他项目,简述标准操作规程的内容。

# 任务三 实验室安全管理制度

**知识目标**
● 掌握实验室的安全管理要求。

**技能目标**
● 保持实验室的整洁;
● 避免安全隐患的产生。

【案例导入】

2012 年 2 月,一位实验人员在通风柜内操作时,误将有机溶剂废液倒入无机酸中,反应产生的气体在试剂瓶中无法及时排除,而使玻璃瓶炸裂,造成该实验员嘴唇缝了 4 针,左手腕表皮缝了 7 针。

【任务内容】

制药企业的检验实验室一般分为一般化验室、分析仪器室和微生物检测室。实验室内有水、电、气,且经常接触到有腐蚀性、毒性和易燃易炸的化学药品,也有各种电器设备,使用不慎易引发安全问题。实验员必须知道并严格遵守实验室的安全操作规程,避免事故的发生。

## 一、一般实验室的安全管理

1. 实验室要做到文明卫生,清洁有序。

2. 进入实验室的人员应按规定穿戴工作服和防护用品。

3. 实验室内禁止饮食和吸烟,实验结束后应该仔细洗手。

4. 实验室的试剂、试药应分类摆放,标志明显,剧毒试剂应按要求双人双锁保管。易制毒的试剂应上锁管理。

5. 实验室只允许摆放必需的试剂、试药。多余的化学试剂应储存在储存室内。

6. 使用试剂、试药时,应该仔细核对品名、规格、有效日期,以免出错。

7. 严禁试剂入口,严禁将鼻子接近试药瓶口,以避免事故发生。

8. 开启易挥发的试剂瓶时,严禁瓶口对着自己或他人。必要时应静置或冷却后再打开。

9. 使用有毒、有刺激性、易燃易爆或易产生有毒、有刺激性气体的试剂、试药时,应在通风柜内进行,并且按规定戴好防护镜、口罩或防毒面具、乳胶手套等。

10. 实验过程中,实验人员不得擅自离开工作岗位,以免意外的发生。

11. 在加热易挥发和易燃的试剂时,严禁用明火和电炉直接加热,应在水浴锅、油浴锅或者严密的电热板上缓慢进行。

12. 使用后的废液,应按规定倒入指定的废液桶内。废弃的毒性试剂、试药和试液应该按规定处理。

13. 安全用电,如发生设备、仪器出现异常问题,应立即切断电源,并通知修理人员,不得擅自动手。

14. 安全使用蒸汽,以免发生烫伤。

15. 工作结束或者离开实验室,应该保持实验室整洁,检查并关闭室内的水阀、气阀及电源等。

## 二、分析仪器室的安全管理要求

1. 仪器室内应该保持整洁、干净,有防尘防震防静电设施和温湿度监控装置。温度湿度应符合要求。普通仪器工作室,室内温度 $10\sim30℃$,相对湿度 $45\%\sim75\%$;精密仪器室室内温度 $15\sim25℃$,相对湿度小于 $65\%$。

2. 检验用仪器需要专人负责保管、使用、维修、保养和定期校验。校验仪器后确认合格的,应贴上合格证。

3. 所有仪器应该建立相应的档案,内容包括仪器名称、仪器型号、生产厂家、供应商、制造日期、购买日期、使用日期、价格、安放地点、仪器备品与备件、仪器所附资料、检查保养及校正周期、维修记录、主管人员姓名等。

4. 所有仪器均应有标准操作规程,仪器须经过专业培训的检验人员按相应标准操作规程操作。

5. 每次仪器使用完毕后,必须做好使用登记。

6. 仪器发生故障时,应该及时报告,由专人维修,不得自行处理。

7. 工作结束后,应该关掉电源,清理工作台上各种物品,清洁台面、地面。

## 三、微生物试验室

1. 室内应该保持清洁、整齐。其环境标准应该符合 GMP 的要求。未经允许的人员不得进入洁净区。

2. 进入洁净区,应该按规定穿洁净工作服,并且按规定对工作服进行清洗、消毒或灭菌。

3. 发现可能有细菌污染的物品、器具、实验桌面等应立即处理,严格消毒。

4. 有细菌或者霉菌的培养物,观察结束应该将其放入有盖的、底部覆盖经 5% 石灰酸浸湿的纱布的搪瓷(不锈钢)桶内,再将搪瓷桶置于蒸汽灭菌器内,121℃灭菌 30min,再做处理。

5. 如手部触及细菌培养物,应立即浸入 0.1%~0.2%新洁尔灭洗液中消毒;完成细菌检测操作后,也应该如法消毒双手,再用清洁液洗干净。

6. 实验过程中,装有细菌培养物的器皿,如试管或双碟管,破碎时,禁止操作人员处理,应立即由旁人进行消毒处理。

7. 试验用活性培养物应灭菌处理后再清洗。

8. 检验用的菌种应按规定定期传代,并做好传代的记录。菌种按规定保存管理,不得接种转送和外传。

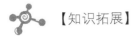

【知识拓展】

从安全的方面考虑,试剂的分类如下:

1. 易爆类试剂

此类试剂大多受外力作用会发生剧烈化学反应,从而引起燃烧、爆炸,同时放出大量有害的气体。这类试剂有氯酸钾、三硝基甲苯(TNT)、苦味酸、硝基铵、叠氮化合物、重氮化合物等。使用这些试剂绝对不能用明火加热。此类试剂应存放在干燥、阴凉、门窗坚固、周围不靠近建筑物的仓库中,室内温度不超过 30℃,相对湿度在 65%~75%,将盛有爆炸性试剂的瓶子存放于铺有消防砂的水泥柜中。

2. 易燃性试剂

易燃性试剂分为易燃液体、易燃固体和自燃物品。易燃类液体极易挥发成气体,遇明火即燃烧,大多数为有机溶剂,如石油醚、乙醚、丙酮、苯、乙酸乙酯、甲苯、甲醇、乙醇、异丙醇、吡啶等。这类试剂要求单独存放于阴凉通风处,远离火种、热源、氧化剂及酸类物质,存放温度不得超过 28℃。

易燃类固体除在水中发生反应燃烧外,往往是由于外力作用引起燃烧。遇水燃烧的有钾、钠、电石等。钾、钠应保存在煤油中。由于受到冲击摩擦引起燃烧的有硫化磷、红磷、镁粉、锌粉、萘等。使用这类试剂时要轻拿轻放,防止阳光直射,要求存放在阴凉、通风良好处,不要与其他危险化学试剂一起存放,存放温度不许超过 28℃。

自燃物品是指在适当的温度下能自发缓慢地分解氧化并释放能量,当温度上升到该物质的燃点时燃烧的物质。这类物质有黄磷、白磷、连二亚硫酸钠等。这类物质不要与酸类物质、氧化剂、金属粉末和易燃易爆物品共同存放,应存放于阴凉、通风干燥处,远离火种、热源,防止阳光直射。白磷、黄磷用水封存,室内温度不得超过 28℃。

3. 强氧化性试剂

这类试剂是过氧化物或含氧酸及其盐,在适当条件下会发生爆炸并可与有机物、镁、铝、锌粉、硫等易燃固体形成爆炸混合物。这类物质中有的能与水起剧烈反应,如过氧化物遇水有发生爆炸的危险。属于此类的有硝酸铵、硝酸钾、硝酸钠、高氯酸、高氯酸钾、高氯酸钠、高氯酸镁或钡、铬酸酐、重铬酸钾及其他铬酸盐、高锰酸钾及其他高锰酸盐、氯酸钾、氯酸钡、过硫酸铵及其他过硫酸盐、过氧化钠、过氧化钾、过氧化钡、过氧乙酸等。存放处要求阴凉通风,最高温度不超过 30℃。要与酸类以及木屑、炭粉、硫化物、糖类等易燃物、可燃物或还原性物质等隔离,堆垛不宜过高、过大,注意散热。

4. 腐蚀性试剂

腐蚀性试剂指对人体皮肤、黏膜、眼、呼吸道和物品等有极强腐蚀性的液体和固体(包括蒸气),如发烟硫酸、硫酸、发烟硝酸、盐酸、氢氟酸、氢溴酸、甲酸、乙酸酐、五氧化二磷、无水三氯化铝、溴、氢氧化钠、氢氧化钾、硫化钠、苯酚等。存放处要求阴凉通风,并与其他药品隔离放置。应选用抗腐蚀性的材料,如耐酸水泥或耐酸陶瓷制成架子来放置这类药品。料架不宜过高,也不要放在高架上,最好放在地面靠墙处,以保证存放安全。

5. 有毒试剂

有毒试剂专指由消化道侵入人体极少量即能引起中毒致死的试剂。生物试验半数致死量在 50mg/kg 以下者称为剧毒物品,如氰化钾、氰化钠及其他剧毒氰化物,三氧化二砷及其他剧毒砷化物、二氯化汞及其他剧毒汞盐、硫酸二甲酯及某些生物碱、毒苷等。这类试剂要置于阴凉干燥处,与酸类试剂隔离。应锁在专门的毒品柜中,建立双人登记签字领用制度。建立使用、消耗、废物处理等制度。皮肤有伤口时,禁止操作这类物质。

6. 低温存放类试剂

此类试剂需要低温存放才不至于聚合变质或发生其他事故。属于此类的有甲基丙烯酸甲酯、苯乙烯、丙烯腈、乙烯基乙炔及其他可聚合的单体、过氧化氢、氨水等。此类试剂存放温度应低于 10℃ 以下。

7. 贵重类试剂

单价贵的特殊试剂、超纯试剂和稀有元素及其化合物均属于此类。这类试剂应与一般试剂分开存放,加强管理,建立领用制度。常见的有铂、氯化铂、铱、氯化金、金粉、稀土元素等。

8. 一般试剂

一般试剂分类存放于阴凉通风处,温度低于 30℃ 的柜内即可。

 【习题与思考】

你在实验室时,应注意哪些安全事项?

# 项目二 基本技能训练

## 任务一 分析天平的使用与维护保养

【案例导入】

老师要求某同学称取 0.20g 的碳酸钠,该同学采用托盘天平,并将碳酸钠直接放在托盘上。

【任务内容】

通过该任务的学习,掌握分析天平的使用与维护保养。

### 一、分析天平的一般知识

1. 分析天平的精度为 1mg、0.1mg 或 0.01mg,通常我们也称为千分之一、万分之一、十万分之一天平。可用于精密的检验工作中的称量,如药品精密取样的称量,对照品的称量,滴定液的标化,微量水分的测定等等。

2. 以杠杆原理构成的天平称为机械天平,如扭力天平、电光天平等;以电磁力平衡原理制作的直接显示质量读数的称为电子天平。电子天平有操作简单,称量快速、准确的优点,因此,现在机械天平逐渐淘汰,实验室采用的以电子天平为主。

### 二、样品称量的方法

1. 天平室的要求
(1)应独立设置,但又要接近实验室,以便于操作;

（2）应避免震动，防止气流和磁场的干扰，并要保持环境干燥；

（3）要求供电电源稳定；

（4）室内不许存放其他物品。

2.称量的方法

称量方法一般可以采用减量法和增量法

（1）减量法

步骤：将需要称量的样品置于称量瓶中，在天平上称量读数 $W_1$，然后取出所需的样品量，再把剩余在称量瓶中的样品置于天平上称量读数 $W_2$，两次称量读数之差 $W_1-W_2$ 即为所取样品的质量。

优点：减量法能够连续取若干份同种样品，节约称量时间。

（2）增量法

步骤：将空称量瓶置于天平上，读数 $W_1$，将需要的样品加到称量瓶中，在天平上称量读数 $W_2$，两次称量之差 $W_2-W_1$ 即为样品取样量。

优点：称量准确性高。

# 三、电子分析天平的使用

1.根据称取物质的量和称量精度的要求，选择适宜精度的天平。比如要求精密称定时，取样量在 0.1g 以上的，可以选用精度（感量）为 0.1mg 天平；如果取样量在 0.01～0.1g 之间的，就需要选用精度（感量）为 0.01mg 天平。

2.注意称量的范围，称样量不能超过天平的最大荷载。

3.选好精度适宜的电子天平后，在使用天平之前，要检查天平是否处于水平状态（观察水平器内的水泡位置是否处于视窗中心）。

4.称量的器皿应根据称量需要选用大小适宜的称量瓶；

5.必要时用毛刷轻轻清洁天平称量盘以及内部空间，打开天平电源，待稳定后按置"0"键，即可准备称量。

6.使用完毕，应及时做好使用登记。

# 四、分析天平的维护保养

1.出具法定数据的分析天平必须按计量部门规定进行定期检定；

2.经常保持天平内部清洁，必要时用无水乙醇擦拭；

3.腐蚀性或强酸、强碱物品必须用玻璃烧杯或耐腐蚀容器作称量容器，严禁被测物品直接和称量盘接触。

 【习题与思考】

电子天平是否就是分析天平？

# 任务二 玻璃仪器洗涤、干燥、保管与使用

 学习目标

**知识目标**
● 掌握玻璃仪器的洗涤、干燥、保管与使用。
**技能目标**
● 能正确洗涤、干燥、保管与使用玻璃仪器。

 【案例导入】

某实训课上，某组同学正准备实验玻璃仪器，有位同学用刷子刷洗烧杯、量筒的内壁；有的同学将洗好的容量瓶、锥形瓶、移液管放入烘箱里干燥。

【任务内容】

通过该任务的学习，掌握玻璃仪器的洗涤、干燥、保管与使用。

## 一、常用玻璃仪器的名称、规格及使用

1. 量杯

量杯的分度不均匀，上密下疏，最大容积值刻于上方，最低标线为最大容积值，无零刻度。量杯是量器中精度最差的一种仪器。其规格以容积区分，常用的有 20ml、100ml、250ml 等多种。

2. 量筒

量筒有无塞、具塞 2 类，其定量方式分量出式和量入式（符号：In）2 种。量入式量器用于量度注入量器中液体的体积。当液体在量器内时，其体积为从量器分度表直接读取的数值，分度均匀，其数值按从下到上递增排列在分度右侧。最低标线也是最大容积值，无零刻度。量筒的规格以容积大小区分，常用的有 10ml、20ml、50ml、100ml 等多种。

3. 滴定管

滴定管是容量分析中专用于滴定操作的较精密的玻璃仪器，它属量出式。滴定管的种类较多。用于酸碱中和滴定时常使用无阀滴定管和有阀滴定管 2 种。无阀滴定管的下部用一小段橡胶管将管身与滴头连接，在橡胶管内放入一个外径大于橡胶管内径的玻璃珠，起封闭液体的作用。因用于盛装碱性溶液，所以常称它为碱式滴定管。有阀滴定管的下部带有磨砂活动玻璃阀（常称活塞），因宜用于盛装酸性溶液，所以又称它为酸式滴定管。所有滴定管的分度表数值都是由上而下均匀地递增排列在表的右侧，零刻度在上方，最大容积值在下方，常用 25ml 和 50ml 2 种规格。

4. 移液管（吸量管）

移液管是用来准确移取一定体积液体的量器。根据移液管有无分度，可将其分为单标

线刻度吸管(胖肚吸管)和刻度吸管。单标线刻度吸管只有一条位于吸管上方的环形标线,标志移液管的最大容积量;刻度吸管常为直形,刻度均匀分布。规格以最大吸液容积量区分,常用 2ml、5ml、10ml、20ml 等多种。单标线刻度吸管精度要高于普通刻度吸管。

5. 容量瓶

容量瓶是用来配制一定体积、一定物质的量浓度溶液的一种精密计量仪器。容量瓶形状为细颈、梨形、平底容器。带有磨砂玻璃瓶塞或塑料塞,其颈部刻有一条环形标线,以示液体定容到此时的体积数。其细颈便于定容,平底则便于移放桌上。容量瓶属量入式量器。容量瓶的规格以容积表示,常用的有 25ml、50ml、100ml 和 250ml 等多种。

6. 试管

试管的大小一般用管外径与管长的乘积来规定,常用的有 10mm×100mm、12mm×100mm、15mm×150mm、18mm×180mm、20mm×200mm 和 32mm×200mm 等。

7. 烧杯

烧杯通常用作反应物量较多时的反应容器,此外也用来配制溶液,加速物质溶解,促进溶剂蒸发等。烧杯的种类和规格较多,烧杯不能作量器使用。烧杯的规格以容积大小区分,常用的有 50ml、100ml、250ml、500ml 等多种。

8. 烧瓶

烧瓶是用作反应物较多且需较长时间加热的、有液体参加反应的容器。其瓶颈口径较小,配上塞子及所需附件后,也常用来发生蒸气或作气体发生器。烧瓶的用途广泛,常用圆底烧瓶和平底烧瓶 2 种。规格以容积大小区分,常用的有 150ml、250ml 和 500ml 几种。

9. 锥形瓶

锥形瓶瓶体较长,底大而口小,盛入溶液后,重心靠下,极便于手持振荡,故常用于容量分析中的滴定容器。锥形瓶的大小以容积区分,常用的有 150ml、250ml 等几种。

10. 滴瓶

滴瓶是盛装实验时需按滴数加入液体的容器。常用为带胶头的滴瓶。滴瓶是由带胶帽的磨砂滴管和内磨砂瓶颈的细口瓶组成。最适宜存放指示剂和各种非碱性液体试剂。滴瓶有无色和棕色 2 种,其规格均以容积大小表示,常用的有 30ml、60ml、125ml 等几种。

11. 称量瓶

称量瓶是用于使用分析天平称量固体试剂的容器。称量瓶都成套配有磨砂盖,以保证被称量物不被散落或污染。称量瓶的规格以瓶外径与瓶高乘积表示。高型称量瓶常用的有 25mm×40mm、30mm×50mm、30mm×60mm 3 种,低型称量瓶常用的有 25mm×25mm、50mm×30mm 和 60mm×30mm 3 种。

12. 试剂瓶

试剂瓶是实验室里专用来盛放各种液体、固体试剂的容器,形状主要有细口、广口之分,有无色、棕色 2 种,有塞、无塞两类。试剂瓶只用作常温存放试剂,一般都用钠钙普通玻璃制成,瓶口均应有内磨砂处理工艺。试剂瓶的规格以容积大小表示,小至 30ml、60ml,大至几千毫升不等。

13. 漏斗

漏斗是用于向小口径容器中加液或配上滤纸作过滤器而将固体和液体混合物进行分离的一种仪器。漏斗有短柄、长柄之分,但都是圆锥体。漏斗的规格以上口直径表示,常见为

40mm、60mm 和 90mm 3 种。

14. 分液漏斗

常用分液漏斗有球形、梨形（或锥形）2 种。梨形分液漏斗多用于分液操作。球形分液漏斗既作加液使用，也常用于分液时。分液漏斗的规格以容积大小表示，常用的有 60ml、125ml 2 种。

15. 蒸发皿

蒸发皿是用来蒸发、浓缩溶液的一种瓷质或玻璃仪器。蒸发皿的规格以口径表示，常用的有 60mm、90mm 2 种。

## 二、具磨口塞玻璃仪器的使用

磨口玻璃仪器瓶体和瓶塞是配套的，最好在清洗前用小线把塞和管口拴好，不能随意搭配。磨口玻璃仪器不能长时间存放碱液，否则会使磨口活塞粘结而无法打开。当活塞打不开时，用强力拧会拧碎仪器，应用木棒轻敲塞子后试着用力拧开。开启盛有氨水、盐酸、硝酸等的药瓶磨口塞时，应有防护措施，避免试液溅出。需长期保存的磨口仪器要在塞间垫一张纸片，以免日久粘住。长期不用的滴定管要除掉凡士林后垫纸，用皮筋拴好活塞保存。如果是凡士林等油状物质粘住活塞，可以用电吹风或微风慢慢加热使油类黏度降低，或熔化后用木棒轻敲塞子即可打开。

## 三、常用洗涤剂的种类、配制方法及使用

1. 铬酸洗涤液

铬酸洗涤液有毒，如能用其他方法将仪器洗净就不要使用铬酸洗涤液，配制重铬酸钾硫酸混合液时应戴防护面具和手套，万一不慎溅到皮肤上应立即用大量清水冲洗。常用的两种配制方法如下：

（1）取 100ml 浓硫酸置于烧杯内，小心加热，然后慢慢加入 5g 重铬酸钾粉末，边加边搅拌，待全部溶解并缓慢冷却后，贮存在磨口玻璃塞的细口瓶内。

（2）称取 5g 重铬酸钾粉末，置于 250ml 烧杯中，加约 8ml 水使其溶解，然后慢慢加入 100ml 浓硫酸（千万不能将水或溶液加入浓硫酸中），边加边搅拌，充分混合溶解，溶液温度将达 80℃，待其冷却后贮存于磨口玻璃瓶内。

2. 其他洗涤液

（1）工业浓盐酸：可洗去水垢或某些无机盐沉淀。

（2）5％～10％磷酸三钠溶液：可洗涤油污物。

（3）30％硝酸溶液：洗涤二氧化碳测定仪及微量滴管。

（4）尿素洗涤液：蛋白质的良好溶剂，适合洗涤盛过蛋白质制剂及血样的容器。

（5）氢氧化钾的乙醇溶液和含有高锰酸钾的氢氧化钠溶液：这是两种强碱性洗涤液，对玻璃仪器的侵蚀性很强，可清除容器内壁污垢，洗涤时间不宜过长，使用时应小心慎重。

## 四、玻璃仪器的干燥及保管

1. 玻璃仪器的干燥

（1）晾干：一般干燥的，可在纯水淋洗后，自然晾干，置于玻璃柜内。

（2）烘干：洗净后，放在烘箱中烘干，烘箱温度为 60～80℃，烘 1h 左右。也可放在红外灯干燥箱中烘干。此法适用于一般仪器。带实心玻璃塞的及厚壁仪器烘干时要注意慢慢升温并且温度不可过高，以免烘裂。量器不可采用此法。

（3）吹干：对于急于干燥的仪器或不适合放入烘箱的较大的仪器可用吹干的办法，通常放少量乙醇于玻璃仪器中摇洗，然后用压缩空气吹干。

2. 玻璃仪器的保管

玻璃仪器要分类存放于玻璃仪器柜内，以便取用。以下仪器应特别注意：

（1）移液管：洗净后置于移液管架上。

（2）滴定管：洗净后倒置夹于滴定管架上。

（3）成套仪器：如索氏萃取器、气体分析器等用完要立即洗净，放在专门的纸盒里保存。

## 五、容量玻璃仪器的洗涤与校正

1. 玻璃仪器的洗涤方法很多，应根据实验要求、污物的性质和沾污的程度来选择合适的洗涤方法。对于水溶性的污物，一般可以直接用水冲洗，对于有油污的仪器，可先用水冲洗掉可溶性污物，再用肥皂液或合成洗涤剂洗涤，如更难洗的玻璃仪器，应选用铬酸洗涤液润洗（废的洗液和洗液的首次冲洗液（水）应倒在废液缸里，不能倒入水槽，以免腐蚀下水道）。洗去污物后的仪器，还必须用自来水和蒸馏水冲洗数次后，才能洗净。已洗净的玻璃仪器应该是清洁透明的，其内壁被水均匀地湿润，且不挂水珠。（切记：容量玻璃仪器不能用毛刷刷洗。）

2. 根据国家标准规定，可采用简单的"称量法"校正容量玻璃仪器。称量法是指在校准室内（温度波动小于 1℃/h），所用器皿和水都处于同一室时，用分析天平称出容量器皿所量入或量出的纯水的质量，然后根据该温度下水的密度，将水的质量换算为体积。一般容量瓶和移液管校正标识体积，滴定管和吸量管应分段校正。

 【习题与思考】

1. 取 10.0ml 溶液时应使用何种量具？规格为多少？

2. 量取 100ml 溶液时可选用何规格的量筒？

# 任务三　滴定液的配制与标定

### 学习目标

知识目标
- 掌握滴定液的配制与标定方法。

技能目标
- 能根据《中国药典》的要求配制滴定液；
- 能正确标定滴定液。

【案例导入】

老师要求配制氢氧化钠滴定液,某同学取澄清氢氧化钠饱和溶液 5.6ml,加蒸馏水使成 1000ml,摇匀。

 【任务内容】

通过该任务的学习,掌握滴定液的配制与标定。

1 简述

1.1 滴定液系指容量分析中用于滴定被测物质含量的标准溶液,具有准确的浓度(取 4 位有效数字)。

1.2 滴定液的浓度值与其名义值之比,称为 F 值,常用于容量分析中的计算。

1.3 滴定液浓度以"mol/L"表示。其他操作要求均应按照《中华人民共和国药典》2010 年版二部附录 ⅩⅤ F 所载方法。

2 仪器与器具

2.1 分析天平 按精度要求选用 0.1mg 或 0.01mg 感量的电子天平;

2.2 滴定管、移液管、容量瓶:均应符合国家 A 级标准,并应附有该滴定管的校正值。

3 试药与试液 均应按照《中华人民共和国药典》2010 年版二部附录要求。

4 所用溶剂"水",系指蒸馏水或去离子水,在未注明有其他要求时,应符合《中华人民共和国药典》"纯化水"项下的规定。

5 标定

5.1 标定工作应在室温(10～30℃)下进行,并在记录中注明标定时的室内温度;

5.2 标定中,滴定液应从滴定管的"0"刻度开始;滴定液的消耗量,除另有规定外,一般应大于 20ml,读数应记录到 0.01ml。

5.3 标定工作应在相同条件下由标定者和复标者各做平行试验 3 份,记录数据保留 4 位有效数据,分别计算,各自 3 份平行数据除另有规定外,其相对标准偏差不得大于 0.1%,标定者与复标者的平均值的相对平均偏差也不得大于 0.1%。

6 贮藏与使用

6.1 滴定液在配制后应按药典规定的【贮藏】条件贮存,一般应放置于具玻璃塞的玻瓶中。(除氢氧化钠滴定液以外)

6.2 应在滴定液贮存瓶外的醒目处贴上标签,写明滴定液名称、表示浓度、F 值、配制日期、配制者、标定者、复标者姓名以及有效期。

6.3 除另有规定外,滴定液一般有效期为 3 个月;过期应重新标定。

7 盐酸滴定液(0.1mol/L)的配制与标定

本滴定液应照《中华人民共和国药典》2010 年版二部附录 ⅩⅤ F 所载方法配制及标定。

7.1 配制 取盐酸 9.0ml,加水适量至 1000ml,摇匀。

7.2 标定 取在 270～300℃干燥至恒重的基准无水碳酸钠约 0.15g,精密称定,加水 50ml 使溶解,加甲基红-溴甲酚绿混合指示液 10 滴,用本液滴定至溶液由绿色转变为紫红色时,煮沸 2min,冷却至室温,继续滴定至溶液由绿色变为暗紫色,每 1ml 盐酸滴定液(0.1mol/L)相当于 5.30mg 的无水碳酸钠。根据本液的消耗量与无水碳酸钠的取用量,算出本滴定液的浓度。

$$c(\text{mol/L}) = \frac{m}{V \times 5.30} \tag{2-1}$$

式中:$m$——基准无水碳酸钠的称取量(mg);

　　$V$——本滴定液的消耗量(ml);

　　5.30——与每 1ml 盐酸滴定液(0.1mol/L)相当的以毫克表示的无水碳酸钠质量。

8　氢氧化钠滴定液(0.1mol/L)的配制与标定

本滴定液应照《中华人民共和国药典》2010 年版二部附录 ⅩⅤ F 所载方法配制及标定。

8.1　配制　取澄清氢氧化钠饱和溶液 5.6ml,加新沸过的冷水使成 1000ml,摇匀。

8.2　标定　取在 105℃ 干燥至恒重的基准邻苯二甲酸氢钾约 0.6g,精密称定,加新沸过的冷水 50ml,振摇,使其尽量溶解,加酚酞指示液 2 滴,用本滴定液滴定,临近终点时应使邻苯二甲酸氢钾完全溶解,滴定至溶液显粉红色即为终点。每 1ml 氢氧化钠滴定液(0.1mol/L)相当于 20.42mg 的邻苯二甲酸氢钾。根据本液的消耗量与邻苯二甲酸氢钾的取用量,算出本滴定液的浓度。

$$c(\text{mol/L}) = \frac{m}{V \times 20.42} \tag{2-2}$$

式中:$m$——基准邻苯二甲酸氢钾的称取量(mg);

　　$V$——本滴定液的消耗量(ml);

　　20.42——与每 1ml 氢氧化钠滴定液(0.1mol/L)相当的以毫克表示的邻苯二甲酸氢钾质量。

 【习题与思考】

1. 基准物质可以用分析纯的试药替代吗? 为什么?

2. 氢氧化钠饱和溶液配好后可否立即用于配制氢氧化钠滴定液?

# 项目三　仪器操作训练

# 任务一　旋光仪的使用

★ 学习目标

**知识目标**
- 掌握旋光仪的使用方法;
- 掌握比旋度的计算。

**技能目标**
- 能用旋光仪测定样品旋光度;
- 能计算比旋度。

【案例导入】

实验室的药品柜存放有两瓶白色粉末,一瓶标签掉落,一瓶标签已被腐蚀,已知可能有一瓶是维生素 C,另一瓶可能是葡萄糖。如何区分?

【任务内容】

请根据下列方法,使用旋光仪测定上述两瓶白色粉末的旋光度(旋光度测定法),并计算出比旋度,以此区分出维生素 C 与葡萄糖。

1　维生素 C 的比旋度测定

1.1　实验仪器　旋光仪。

1.2　试药与试液　维生素 C。

1.3　操作方法

1.3.1　样品溶液的制备　取维生素 C 适量,精密称定,加水溶解并稀释制成每 1ml 中约含 0.10g 的溶液。

1.3.2　仪器准备、调试　将旋光仪按仪器操作规程启动后,检查钠光灯是否正常启亮,预热。

1.3.3　测定　将装有水的试样管放入样品室,盖上箱盖,调零。取出试样管,用少量样品溶液冲洗后,缓缓注入样品溶液,按相同的位置和方向放入样品室,盖好箱盖。重复测 3 次,取平均值,记录数据(具体操作方法详见附录七《旋光度测定法标准操作程序》)。

1.3.4　数据处理与计算　按下列公式计算本品比旋度：

$$[\alpha]_D^t = \frac{100\alpha}{lc} \tag{3-1}$$

式中：$[\alpha]$——比旋度；

　　　D——钠光谱的 D 线；

　　　$t$——测定时的温度（℃）；

　　　$l$——测定管长度（dm）；

　　　$\alpha$——测得的旋光度；

　　　$c$——每 100ml 溶液中含有被测物质的质量（按干燥品或无水物计算，g）。

维生素 C 比旋度为＋20.5°～＋21.5°。

1.3.5　清洗与关机　将试样管中样品倒出，用蒸馏水清洗、晾干备用。按仪器操作要求关闭仪器，做好使用记录。

2　葡萄糖的比旋度测定

2.1　实验仪器　旋光仪。

2.2　试药与试液　葡萄糖。

2.3　操作方法

2.3.1　溶液的制备　取本品约 10g，精密称定，置 100ml 容量瓶中，加水适量与氨试液 0.2ml，溶解后，用水稀释至刻度，摇匀，放置 10min。

2.3.2　仪器准备、调试　同 1.3.2。

2.3.3　测定　在 25℃时，操作同 1.3.3。

2.3.4　数据处理与计算　同 1.3.4。葡萄糖比旋度为＋52.6°～＋53.2°。

2.3.5　清洗与关机　同 1.3.5。

# 任务二　紫外分光光度计的使用

## 学习目标

**知识目标**

● 掌握紫外分光光度计的使用方法；

● 掌握紫外分光光度法鉴别药品；

● 掌握紫外分光光度法检查药品杂质。

**技能目标**

● 能用紫外分光光度计鉴别样品；

● 能用紫外分光光度计检查样品杂质。

### 一、盐酸氨溴索口服溶液的鉴别

【案例导入】

小李家的药箱里有一个棕色塑料瓶，内装液体，瓶子外面标签已破损，无法看清药名，外包装盒上印刷有盐酸氨溴索口服溶液。

 【任务内容】

请根据下列方法,使用紫外分光光度计鉴别上面棕色瓶子里的液体是不是盐酸氨溴索口服溶液。

1 实验操作

1.1 实验仪器 紫外分光光度计。

1.2 试药与试液 盐酸氨溴索口服溶液。

1.3 操作方法

1.3.1 样品溶液的制备 取本品适量,用 0.1mol/L 盐酸溶液稀释制成每 1ml 中约含盐酸氨溴索 30μg 的溶液。

1.3.2 仪器准备、调试 检查样品室内的物品遗留,并关闭样品室。打开仪器电源开关,仪器进入初始化并预热。仪器预热好后,设置参数,校正基线。

1.3.3 测定 将装有两个参比溶液的比色皿放入测定室中,盖上箱盖,调零;结束后,将样品池的参比溶液换上样品溶液,测定(具体操作方法详见附录一《紫外-可见分光光度法标准操作程序》)。

1.3.4 数据处理 盐酸氨溴索在 308nm 波长处有最大吸收峰。

1.3.5 清洗与关机 将比色皿中溶液倒出,用蒸馏水清洗,用擦镜纸擦干,放在盒子里。按仪器操作要求关闭仪器,做好使用记录。

# 二、双水杨酸酯片中水杨酸的检查

 【案例导入】

小赵牙痛,从药店买来双水杨酸酯片,服用后症状减轻了。过了几个月,小赵牙痛复发,上回买的双水杨酸酯片还剩几片,想再服用,由于时间太长,包装有些破损,小赵不知还能不能服用?

 【任务内容】

请你分析包装破损是否会引起药品质量变化? 并且根据下列方法,用紫外分光光度计检查双水杨酸酯片中的游离水杨酸。

1 实验操作

1.1 实验仪器 紫外分光光度计。

1.2 试药与试液 双水杨酸酯片。

1.3 操作方法

1.3.1 溶液的制备 取本品的细粉适量(约相当于双水杨酸酯 0.3g),精密称定,置分液漏斗中,加三氯甲烷 50ml 使溶解,加 1mol/L 盐酸溶液 2.5ml,水 7.5ml,振摇,分取三氯甲烷层,滤过,并用三氯甲烷 10ml 洗涤,合并三氯甲烷液,作为供试品溶液;另取水杨酸约 45mg,精密称定,置 50ml 量瓶中,加三氯甲烷溶解,并稀释至刻度,摇匀,精密量取 5ml,加三氯甲烷 50ml,作为对照溶液。分别将上述两种溶液置于分液漏斗中,各用硝酸铁溶液〔取硝酸铁 1g,加硝酸溶液(0.1→100)溶解,并稀释成 1000ml]提取 4 次,每次 20ml,分取硝酸铁溶液,滤过,置 100ml 量瓶中,并用硝酸铁溶液稀释至刻度,摇匀,即得。

1.3.2　仪器准备、调试　同"盐酸氨溴索口服溶液的鉴别"项下 1.3.2。

1.3.3　测定　照附录一《紫外-可见分光光度法标准操作程序》,在 530nm 波长处分别测定吸光度。

1.3.4　数据处理与计算　供试品溶液的吸光度不得大于对照溶液的吸光度。

1.3.5　清洗与关机　同"盐酸氨溴索口服溶液的鉴别"项下 1.3.5。

# 任务三　红外分光光度计的使用

## 学习目标

知识目标
- ●掌握红外分光光度计的使用方法;
- ●掌握溴化钾压片法。

技能目标
- ●能操作红外分光光度计;
- ●能使用红外分光光度计鉴别固体样品。

 【案例导入】

实验室里有两包白色粉末,没有任何标签、记号,只知道可能是药品,但不知具体名称。

 【任务内容】

请根据下列方法,使用红外分光光度计测定上述两包白色粉末的红外光谱,与标准对照图谱比较,鉴别出其是何药品。

1　维生素 C 的红外光谱鉴别

1.1　实验仪器　红外分光光度计。

1.2　试药与试液　维生素 C。

1.3　操作方法。

1.3.1　样品的制备　取维生素 C 2mg,采用 KBr 压片法制备片子。

1.3.2　仪器准备、调试　检查仪器室内的温度及湿度,应符合要求;检查样品室内有无异物。将红外分光光度计按仪器操作规程启动,待仪器自检完毕后,预热 30min。设置参数,检查信号,确认在正常状态。

1.3.3　测定　将压好的空白片放入样品室的样品架上,盖上箱盖,测量背景光谱。打开样品室盖,取出空白片,将样品片放入样品架上,关盖,测量样品光谱,记录图谱(具体操作方法详见附录二《红外分光光度法(压片法)标准操作程序》)。

1.3.4　数据处理与计算　根据需要处理图谱后,确定打印格式,打印红外光谱图,应与对照图谱(光谱集 450 图)一致,如图 3-1 所示。

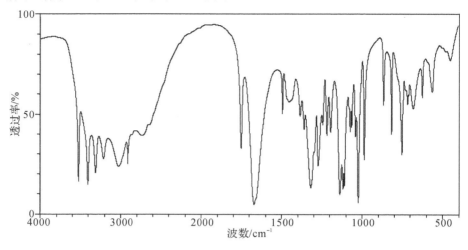

图 3-1　光谱集 450 图

1.3.5　清洗与关机　将样品取出,清洗压片模具,用无水乙醇擦试后,晾干。按仪器操作要求关闭仪器,做好使用记录。

2　葡萄糖的红外光谱鉴别

2.1　实验仪器　红外分光光度计。

2.2　试药与试液　葡萄糖。

2.3　操作方法

2.3.1　溶液的制备　取葡萄糖 2mg,采用 KBr 压片法制备片子。

2.3.2　仪器准备、调试　同 1.3.2。

2.3.3　测定　操作同 1.3.3。

2.3.4　数据处理与计算　同 1.3.4,应与对照图谱(光谱集 702 图)一致,如图 3-2 所示。

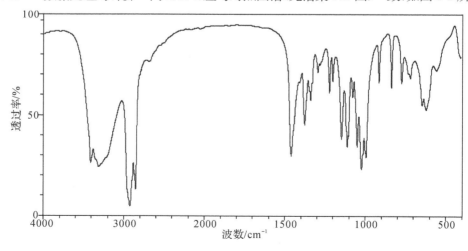

图 3-2　光谱集 702 图

2.3.5　清洗与关机　同 1.3.5。

# 任务四　原子吸收分光光度计的使用

## 学习目标

**知识目标**

● 掌握原子吸收分光光度计的使用;

● 掌握标准加入法。

**技能目标**

● 能操作原子吸收分光光度计;

● 能用原子吸收分光光度计检测样品中的金属元素。

## 一、维生素 C 中铜、铁的检查

**【案例导入】**

某药品生产企业新购进一批维生素 C 原料药,根据规定必须对购进的原料药进行检验。

**【任务内容】**

请照附录三《原子吸收分光光度法标准操作规程》中第二法标准加入法,检查维生素 C 中铜与铁是否符合规定。

1　实验仪器　原子吸收分光光度计(火焰法)(铜元素灯、铁元素灯)。

2　试药与试液　0.1mol/L 硝酸、1mol/L 硫酸、硫酸铜、硫酸铁铵。

3　操作方法

3.1　对照溶液的制备

铜:称取维生素 C 样品 2.0g,置于 25ml 量瓶中,加入标准铜溶液(精密称取硫酸铜 393mg,置 1000ml 量瓶中,加水溶解并稀释至刻度,摇匀,精密量取 10ml,置 100ml 量瓶中,用水稀释至刻度,摇匀)1.0ml,加 0.1mol/L 硝酸溶液溶解并稀释至刻度。

铁:称取维生素 C 样品 5.0g,置于 25ml 量瓶中,加入标准铁溶液(精密称取硫酸铁铵 863mg,置 1000ml 量瓶中,加 1mol/L 硫酸溶液 25ml,用水稀释至刻度,摇匀,精密量取 10ml,置 100ml 量瓶中,用水稀释至刻度,摇匀)1.0ml,加 0.1mol/L 硝酸溶解并稀释至刻度。

3.2　供试溶液的制备

铜:称取维生素 C 样品 2.0g,置于 25ml 量瓶中,加 0.1mol/L 硝酸溶解并稀释至刻度,摇匀。

铁:称取维生素 C 样品 5.0g,置于 25ml 量瓶中,加 0.1mol/L 硝酸溶解并稀释至刻度,摇匀。

3.3　仪器准备、调试　将仪器(原子吸收分光光度计)按仪器操作规定启动后,调整波长至324.8nm(铜)或248.3nm(铁),将去离子水喷入火焰,调读数为零。

3.4　进样操作　将0.1mol/L硝酸喷入火焰,调零,再将对照品液喷入火焰,记录读数($a$),连续3次,取平均值。在相同的条件下喷入供试品溶液,记录读数($b$),取平均值。对照品和供试品喷入间隔应用0.1mol/L硝酸喷入清洗过渡。

3.5　数据处理(杂质检查法)　$b$ 值应小于($a-b$)值

3.6　清洗与关机　用0.1mol/L硝酸喷入火焰,燃烧,清洗3min,再用去离子水喷入火焰,燃烧,清洗5min,最后把进样针提起,空烧约10s,熄灭乙炔火焰,按仪器操作要求关闭仪器,做好使用记录。

## 二、碳酸氢钠中铝盐、铜盐的检查(供血液透析用)

【案例导入】

某药品生产企业购进一批碳酸氢钠原料药,根据规定必须对购进的碳酸氢钠进行检验。

【任务内容】

请照附录三《原子吸收分光光度法标准操作规程》中第二法标准加入法,检查碳酸氢钠中铜与铝是否符合规定。

1　实验仪器　原子吸收分光光度计(火焰法)(铝元素灯、铜元素灯)。

2　试药与试液　硝酸、4%硝酸。

3　操作方法

3.1　对照溶液的制备

铝:称取碳酸氢钠样品1.0g,置于100ml聚乙烯量瓶中,小心加入硝酸4ml,超声处理30min使溶解,加入标准铝溶液(精密量取铝单元素标准溶液适量,用水定量稀释制成每1ml中含铝(Al)1μg的溶液)2.0ml,用水稀释至刻度,摇匀。

铜:称取碳酸氢钠样品1.0g,置于100ml聚乙烯量瓶中,小心加入硝酸4ml,超声处理30min使溶解,加入标准铜溶液(精密量取铜单元素标准溶液适量,用水定量稀释制成每1ml中含铜(Cu)1μg的溶液)1.0ml,用水稀释至刻度,摇匀。

3.2　供试溶液的制备

铝:称取碳酸氢钠样品1.0g,置于100ml聚乙烯量瓶中,小心加入硝酸4ml,超声处理30min使溶解,用水稀释至刻度,摇匀。

铜:称取碳酸氢钠样品1.0g,置于100ml聚乙烯量瓶中,小心加入硝酸4ml,超声处理30min使溶解,用水稀释至刻度,摇匀。

3.3　仪器准备、调试　将仪器(原子吸收分光光度计)按仪器操作规定启动后,调整波长至309.8nm(铝)或324.8nm(铜),将去离子水喷入火焰,调读数为零。

3.4　进样操作　将4%硝酸喷入火焰,调零,再将对照品液喷入火焰,记录读数($a$),连续3次,取平均值。在相同的条件下喷入供试品溶液,记录读数($b$),取平均值。对照品和供试品喷入间隔应用4%硝酸喷入清洗过渡。

3.5  数据处理（杂质检查法）  $b$ 值应小于（$a-b$）值（铝：$0.0002\%$；铜：$0.0001\%$）

3.6  清洗与关机  用 $4\%$ 硝酸喷入火焰，燃烧，清洗 3min，再用去离子水喷入火焰，燃烧，清洗 5min，最后把进样针提起，空烧约 10s，熄灭乙炔火焰，按仪器操作要求关闭仪器，做好使用记录。

# 任务五  高效液相色谱仪的使用

☆ 学习目标

**知识目标**
- 掌握高效液相色谱仪的使用；
- 掌握外标法计算。

**技能目标**
- 能配制、过滤流动相；
- 能熟练操作高效液相色谱仪；
- 能运用外标法计算样品中被测组分的含量；
- 能装卸色谱柱。

## 一、磺胺嘧啶片的鉴别与含量测定

【案例导入】

某药厂对该厂生产的磺胺嘧啶片进行稳定性考察，对留样一年的产品进行检验。

【任务内容】

请按照附录五《高效液相色谱法标准操作规程》（外标法），对磺胺嘧啶片进行鉴别和含量测定。

1  实验仪器  高效液相色谱仪，十八烷基硅烷键合硅胶（$C_{18}$）色谱柱。

2  试药与试液  乙腈、$0.3\%$ 醋酸铵、$0.1mol/L$ 氢氧化钠、磺胺嘧啶对照品。

3  操作方法

3.1  流动相的制备  $0.3\%$ 醋酸铵溶液：乙腈（$80:20$）混合，$0.45\mu m$ 滤膜抽滤，超声脱气（$15\sim30min$）。

3.2  对照溶液的制备  取磺胺嘧啶对照品约 25mg，精密称定（$m_{对照品}$），置 50ml 量瓶中，加 $0.1mol/L$ 氢氧化钠 2.5ml 溶解后，用流动相稀释至刻度，摇匀，精密量取 10ml，置 50ml 量瓶中，用流动相稀释至刻度，摇匀。

3.3  供试溶液的制备  取样品 20 片，精密称定，研细，精密称取适量（$m_{样品}$，约相当于磺胺嘧啶 0.1g）置 100ml 量瓶中，加 $0.1mol/L$ 氢氧化钠 10ml，振摇使磺胺嘧啶溶解，用流动相稀释至刻度，摇匀，$0.45\mu m$ 滤膜过滤，精密量取续滤液 5ml，置 50ml 量瓶中，用流动相稀释至刻度,摇匀。

3.4 仪器准备、调试 开启高效液相色谱仪,先用超纯水(或 10%甲醇水溶液)冲洗系统 20～30min,换流动相冲洗系统,设定检测波长为 260nm,观察基线,待基线平稳后,调整基线至"0"点。精密注射对照品溶液 10μl,观察色谱图,理论塔板数按磺胺嘧啶计算不低于 3000。

3.5 进样操作 精密注射对照品溶液 10μl,重复 3 次,得 $A_1$、$A_2$、$A_3$ 三个峰面积,计算对照品平均峰面积 $A_{对照品}$,RSD 应小于 1.5%。同样,取样品溶液 10μl,重复 3 次,分别记录峰面积,计算供试品平均峰面积 $A_{样品}$,RSD 应小于 1.5%。

3.6 数据处理

3.6.1 鉴别 色谱图中,供试品溶液主峰的保留时间应与对照品溶液主峰的保留时间一致。

3.6.2 含量测定 取对照品、供试品称量及峰面积平均值,按外标法以峰面积计算,含磺胺嘧啶 $C_{10}H_{10}N_4O_2S$ 应为标示量的 95.0%～105.0%。

$$标示量\% = \frac{A_{样品}}{m_{样品}/样品稀释倍数} \times \frac{m_{对照品}/对照品稀释倍数}{A_{对照品}} \times \frac{平均片重}{规格} \times 100\% \qquad (3\text{-}2)$$

3.7 清洗与关机 实验结束后,先用超纯水(或 10%色谱甲醇水溶液)冲洗系统 20～30min,换色谱甲醇(或 90%色谱甲醇水溶液)冲洗系统,至系统压力稳定,关闭检测器,关闭输液泵,关闭工作站,关闭仪器所有电源,做好使用记录。

注:在实际工作中,对照溶液和供试品溶液均应平行配制 2 份。

## 二、双黄连口服液中黄芩的含量测定

【案例导入】

某制药厂对其产品双黄连口服液进行出厂前检验。

【任务内容】

请按照附录五《高效液相色谱法标准操作规程》(外标法),测定双黄连口服液中黄芩的含量。

1 实验仪器 高效液相色谱仪,十八烷基硅烷键合硅胶($C_{18}$色谱柱)。

2 试药与试液 甲醇、冰醋酸、黄芩苷对照品。

3 操作方法

3.1 流动相的制备 甲醇:水:冰醋酸(50:50:1)混合,0.45μm 滤膜抽滤,超声脱气(15～30min)。

3.2 对照溶液的制备 取黄芩苷对照品约 10mg,精密称定,置 100ml 量瓶中,加 50%甲醇溶解,稀释至刻度,摇匀(约 0.1mg/ml)。

3.3 供试溶液的制备 精密量取样品 2.0ml,置 100ml 量瓶中,加 50%甲醇适量,超声处理 20min,放置至室温,加 50%甲醇至刻度,摇匀。0.45μm 滤膜过滤,取续滤液至密闭容器内,备用。

3.4 仪器准备、调试 开启高效液相色谱仪,先用超纯水(或10%甲醇水溶液)冲洗系统20～30min,换流动相冲洗系统,设定检测波长为260nm,观察基线,待基线平稳后,调整基线至"0"点。精密注射对照品溶液10μl,观察色谱图,理论塔板数按黄芩苷计算不低于1500。

3.5 进样操作 精密注射对照品溶液10μl,重复3次,得$A_1$、$A_2$、$A_3$三个峰面积,计算对照品平均峰面积$A_{对照品}$,RSD应小于1.5%。同样,取样品溶液10μl,各重复3次,分别记录峰面积,计算供试品平均峰面积$A_{样品}$,RSD应小于1.5%。

3.6 数据处理

含量测定:取对照品、供试品称量及峰面积平均值,按外标法以峰面积计算,每1ml含黄芩按黄芩苷$C_{21}H_{18}O_{11}$计,不得少于10.0mg。

$$含量\% = \frac{A_{样品}}{2/100} \times \frac{m_{对照品}/100}{A_{对照品}} \times 100\% \tag{3-3}$$

3.7 清洗与关机 实验结束后,先用超纯水(或10%色谱甲醇水溶液)冲洗系统20～30min,换色谱甲醇(或90%色谱甲醇水溶液)冲洗系统,至系统压力稳定,关闭检测器,关闭输液泵,关闭工作站,关闭仪器所有电源,做好使用记录。

注:在实际工作中,对照溶液和供试品溶液均应平行配制2份。

# 三、贝诺酯片的杂质检查

【案例导入】

某医药公司仓库工作人员在检查药品时,发现该库存放的贝诺酯片颜色有所变深,于是进行登记并上报领导。

【任务内容】

请按照附录五《高效液相色谱法标准操作规程》,检查贝诺酯片中有关物质。

1 实验仪器 高效液相色谱仪,十八烷基硅烷键合硅胶($C_{18}$)色谱柱。

2 试药与试液 甲醇、磷酸、对乙酰氨基酚对照品。

3 操作方法

3.1 流动相的制备 甲醇:水(用磷酸调pH值至3.5)=56:44,0.45μm滤膜抽滤,超声脱气(15～30min)。

3.2 供试品溶液的制备 取贝诺酯片,研细,加甲醇溶液制成每1ml中约含贝诺酯0.4mg的溶液,滤过,取续滤液,即为供试品溶液(临用新配)。

3.3 参照溶液配制

3.3.1 对照品溶液(主峰为对乙酰氨基酚)的制备 精密称取对乙酰氨基酚对照品约10mg,置100ml量瓶中,用甲醇溶解稀释至刻度,吸取1.0ml至100ml量瓶中,加甲醇稀释至刻度(浓度约为10μg/ml),即得。

3.3.2 对照溶液(主峰为贝诺酯)的制备 取供试品溶液1.0ml,置100ml量瓶中,用甲醇稀释至刻度,摇匀,即为对照溶液。

3.4　仪器准备、调试　开启高效液相色谱仪,先用超纯水(或10％甲醇水溶液)冲洗系统20～30min,换流动相冲洗系统,设定检测波长为240nm,观察基线,待基线平稳后,调整基线至"0"点。

3.5　进样操作　精密注射对照溶液10μl,重复2次,得主峰峰面积$A_1$、$A_2$,计算平均峰面积$A_{对照}$,相对偏差小于1.5％。取供试品溶液10μl和对照品溶液10μl,进样,运行至主峰出峰时间的2.5倍,记录各峰面积。

3.6　数据处理

3.6.1　对乙酰氨基酚　供试品溶液中若有与对照品(对乙酰氨基酚)溶液主峰出峰时间一致的色谱峰,其峰面积不得大于对照(贝诺酯)溶液主峰峰面积的0.2倍(0.2％)。

3.6.2　其他杂质　供试品溶液色谱图中其他杂质峰单个峰面积不得大于对照(贝诺酯)溶液主峰峰面积的1倍(1.0％),各杂质峰面积的和不得大于对照(贝诺酯)溶液主峰峰面积的1.5倍(1.5％)。

3.7　清洗与关机　实验结束后,先用超纯水(或10％色谱甲醇水溶液)冲洗系统20～30min,换色谱甲醇(或90％色谱甲醇水溶液)冲洗系统,至系统压力稳定,关闭检测器,关闭输液泵,关闭工作站,关闭仪器所有电源,做好使用记录。

# 任务六　气相色谱仪的使用

**学习目标**

**知识目标**
- 掌握气相色谱仪的使用;
- 掌握内标法计算。

**技能目标**
- 能熟练操作气相色谱仪;
- 能运用内标法计算样品中被测成分的含量;
- 能装卸色谱柱。

## 一、藿香正气水中乙醇量的检查

**【案例导入】**

夏季来临,某医药公司对去年采购的库存藿香正气水(在有效期内)进行例行检查时发现有浑浊现象,于是,委托当地药检部门对该批次藿香正气水进行检验。

**【任务内容】**

请按照附录六《气相色谱法标准操作程序》、附录十一《乙醇量测定法(气相色谱法)标准操作程序》(内标法),检查藿香正气水中乙醇的量。

1　实验仪器　气相色谱仪,FID检测器,键合交联聚乙二醇为固定液毛细管柱。

2　试药与试液　乙醇、正丙醇。

3　操作方法

3.1　色谱条件　设定载气流速:1~1.5ml/min,分流比:20:1;空气流速:320ml/min,氢气流速:30ml/min,补充气(氮气)流速:25ml/min。柱温箱起始温度:50℃,保持7min,然后升温,升温速率10℃/min,升温至110℃。进样口温度:190℃,检测器温度:220℃。理论塔板数按正丙醇峰计不得低于8000,乙醇峰和正丙醇(内标)峰分离度应大于2.0。

注:正丙醇、乙醇溶液应先分别进样,以确定峰的位置。

3.2　对照溶液的制备　20℃恒温下,精密量取无水乙醇4.0、5.0、6.0ml,分别置于100ml的容量瓶中,分别精密加入正丙醇(内标)5.0ml,加水稀释至刻度,分别量取上述溶液各1.0ml,置100ml容量瓶中,加水稀释至刻度,摇匀,即为对照品溶液。

3.3　供试溶液的制备　20℃恒温下,精密量取藿香正气水10.0ml(相当于乙醇5ml),置于100ml的容量瓶中,精密加入正丙醇(内标)5.0ml,加水稀释至刻度,量取上述溶液1.0ml,置100ml容量瓶中,加水稀释至刻度,摇匀,即为供试品溶液(平行2份)。

3.4　仪器准备、调试　开启载气气源(氮气),开启气相色谱仪,按"3.1色谱条件"设置色谱条件,待进样口温度、检测器温度到达设定温度后,开启燃烧气(氢气)、助燃气(空气),启动点火开关,点火成功后,观察基线,待基线稳定后,吸取对照品溶液$1.0\mu l$,注入气相色谱仪中,观察色谱图,按"3.1色谱条件"判断是否符合要求。

3.5　进样操作　精密吸取对照品溶液$1.0\mu l$注入气相色谱仪(各3次),记录正丙醇(内标)峰面积$A_{正丙醇}$、乙醇峰面积$A_{乙醇}$。计算9次$F$值的相对标准偏差(RSD%)不得大于2.0%。另精密吸取供试品溶液$1.0\mu l$注入气相色谱仪(各2次),记录正丙醇(内标)峰面积$A_{正丙醇}$、乙醇峰面积$A_{样品}$。计算4次$F$值的相对平均偏差(RSD%)不得大于2.0%

3.6　数据处理

校正因子:乙醇浓度$C_{乙醇}$分别为0.4、0.5、0.6$\mu l/ml$,正丙醇浓度$C_{正丙醇}$为0.5$\mu l/ml$。记录正丙醇(内标)峰面积$A_{正丙醇}$、乙醇峰面积$A_{乙醇}$。

$$F(校正因子)=\frac{A_{正丙醇}/C_{正丙醇}}{A_{乙醇}/C_{乙醇}}\qquad(3-4)$$

藿香正气水中乙醇量:正丙醇浓度$C_{正丙醇}$为0.5$\mu l/ml$。记录正丙醇(内标)峰面积$A_{正丙醇}$、乙醇峰面积$A_{样品}$。

$$乙醇量\%=F\times\frac{A_{样品}}{A_{正丙醇}/C_{正丙醇}}\times\frac{100\times100}{10}\times100\%\qquad(3-5)$$

3.7　清洗与关机　实验结束后,在不进样的情况下,运行程序1~2次,待基线平稳后,关闭进样口、柱温箱、检测器的加热开关,并关闭氢气和空气。待所有温度低于100℃后,关闭仪器电源,关闭工作站,关闭载气(氮气)开关,做好仪器使用记录(顺序不能颠倒)。

## 二、酮洛芬搽剂中乙醇量的检查

【案例导入】

某患者到药店购买的酮洛芬搽剂,使用后出现过敏现象,遂向当地药监部门举报,要求对酮洛芬搽剂进行检验。

【任务内容】

请按照附录六《气相色谱法标准操作程序》、附录十一《乙醇量测定法(气相色谱法)标准操作程序》(内标法),检查酮洛芬搽剂中的乙醇量。

1 实验仪器 气相色谱仪,FID检测器,键合交联聚乙二醇为固定液毛细管柱。

2 试药与试液 乙醇、正丙醇。

3 操作方法

3.1 色谱条件 设定载气流速:1~1.5ml/min,分流比:20∶1。空气流速:320ml/min,氢气流速:30ml/min,补充气(氮气)流速:25ml/min。柱温箱起始温度:50℃,保持7min,然后升温,升温速率10℃/min,升温至110℃。进样口温度:190℃,检测器温度:220℃。理论塔板数按正丙醇峰计不得低于8000,乙醇峰和正丙醇(内标)峰分离度应大于2.0。

注:正丙醇、乙醇溶液应先分别进样,以确定峰的位置。

3.2 对照溶液的制备 20℃恒温下,精密量取无水乙醇4.0、5.0、6.0ml,分别置于100ml的容量瓶中,分别精密加入正丙醇(内标)5.0ml,加水稀释至刻度,分别量取上述溶液各1.0ml,置100ml容量瓶中,加水稀释至刻度,摇匀,即为对照品溶液。

3.3 供试溶液的制备 20℃恒温下,精密量取酮洛芬搽剂7.0ml,置于100ml容量瓶中,精密加入正丙醇(内标)5.0ml,加水稀释至刻度,量取上述溶液1.0ml,置100ml容量瓶中,加水稀释至刻度,摇匀,即为供试品溶液(平行2份)。

3.4 仪器准备、调试 开启载气气源(氮气),开启气相色谱仪,按"3.1 色谱条件"设置色谱条件,待进样口温度、检测器温度到达设定温度后,开启燃烧气(氢气)、助燃气(空气),启动点火开关,点火成功后,观察基线,待基线稳定后,吸取对照品溶液1.0μl,注入气相色谱仪中,观察色谱图,按"3.1 色谱条件"判断是否符合要求。

3.5 进样操作 精密吸取对照品溶液1.0μl注入气相色谱仪(各3次),记录正丙醇(内标)峰面积$A_{正丙醇}$、乙醇峰面积$A_{乙醇}$。计算9次F值的相对标准偏差(RSD%)不得大于2.0%。另精密吸取供试品溶液1.0μl注入气相色谱仪(各2次),记录正丙醇(内标)峰面积$A_{正丙醇}$、乙醇峰面积$A_{样品}$。计算4次F值的相对平均偏差(RSD%)不得大于2.0%

3.6 数据处理

校正因子:乙醇浓度$C_{乙醇}$分别为0.4、0.5、0.6μl/ml,正丙醇浓度$C_{正丙醇}$为0.5μl/ml。记录正丙醇(内标)峰面积$A_{正丙醇}$、乙醇峰面积$A_{乙醇}$。

$$F(校正因子)=\frac{A_{正丙醇}/C_{正丙醇}}{A_{乙醇}/C_{乙醇}} \tag{3-6}$$

酮洛芬搽剂中乙醇量:正丙醇浓度$C_{正丙醇}$为0.5μl/ml。记录正丙醇(内标)峰面积$A_{正丙醇}$、乙醇峰面积$A_{样品}$。

$$乙醇量\%=F\times\frac{A_{样品}}{A_{正丙醇}/C_{正丙醇}}\times\frac{100\times100}{7}\times100\% \tag{3-7}$$

3.7 清洗与关机 实验结束后,在不进样的情况下,运行程序1~2次,待基线平稳后,关闭进样口、柱温箱、检测器的加热开关,并关闭氢气和空气。待所有温度低于100℃后,关闭仪器电源,关闭工作站,关闭载气(氮气)开关,做好仪器使用记录(顺序不能颠倒)。

# 项目四　原料药的质量检验

## 任务一　阿司匹林的检验

### 学习目标

**知识目标**

- 掌握原料药检验前处理的方法；
- 掌握原料药含量计算的方法；
- 掌握阿司匹林检验的方法。

**技能目标**

- 能根据SOP文件正确配制溶液、试液；
- 能根据检验的方法与内容，正确选择仪器与用具；
- 能正确处理实验数据并写出报告；
- 能将阿司匹林的结构、理化性质与检验方法相联系。

【案例导入】

　　2011年3月某药品企业购进3批阿司匹林原料药，质检人员检验后出具合格的检验报告；2012年3月质检人员再次检验该3批原料药时，发现有一批次原料药表面有些发黄。

【任务内容】

　　请依据《阿司匹林质量标准与检验规程》，对上述阿司匹林原料药进行检验，并出具检验报告，判定该原料药是否合格，可否投入生产制剂。

### 阿司匹林质量标准与检验规程

| 技术标准——原料质量标准 | 起草人： | 日期 | 年 | 月 | 日 |
|---|---|---|---|---|---|
| 起草部门：质量控制室 | 审核人： | 日期 | 年 | 月 | 日 |
| 颁发部门：质管部 | 批准人： | 日期 | 年 | 月 | 日 |
| 文件编码： | 生效日期：　年　月　日 | | 总页数： | | |
| 文件标题：阿司匹林质量标准与检验规程 | | | | | |
| 分发部门： | | | | | |

　　1　目的　建立阿司匹林原料药质量标准与检验规程，保证阿司匹林质量。

2　适用范围　本规程适用于阿司匹林入库检验,也适用于留样观察检验。

3　职责　质量控制人员、质量保证人员执行本规程,质管部部长负责监督本规程的实施。

4　内容

4.1　技术标准

4.1.1　本标准引用《中华人民共和国药典》2010 年版二部。

4.1.2　质量指标

| 项　目 | | 标　准 |
|---|---|---|
| 性　状 | | 本品为白色结晶或结晶性粉末,无臭或微带醋酸臭,味微酸;遇湿气即缓缓水解 |
| 溶解度 | | 本品在乙醇中易溶,在三氯甲烷或乙醚中溶解,在水或无水乙醚中微溶;在氢氧化钠溶液或碳酸钠溶液中溶解,但同时分解 |
| 鉴别 | 显色反应 | 应呈正反应 |
| | 红外图谱 | 本品的红外光吸收图谱应与对照图谱一致 |
| 检查 | 溶液澄清度 | 应澄清 |
| | 游离水杨酸 | 不得过 0.1% |
| | 易炭化物 | 不得更深 |
| | 有关物质 | 除水杨酸峰外,其他各杂质峰面积的和不得大于 0.5% |
| | 干燥失重 | 不得过 0.5% |
| | 炽灼残渣 | 不得过 0.1% |
| | 重金属 | 不得过百万分之十 |
| 含量测定 | | 按干燥品计算,含 $C_9H_8O_4$ 不得少于 99.5% |

4.2　准备工作　仪器、试剂的准备。

4.2.1　玻璃仪器　移液管、锥形瓶、碱式滴定管。

4.2.2　氢氧化钠滴定液(0.1mol/L)。

4.2.3　乙醇(分析纯)、水杨酸对照品。

4.2.4　酚酞指示液、三氯化铁试液、碳酸钠试液。

4.3　操作

4.3.1　性状　本品为白色结晶或结晶性粉末;无臭或微带醋酸臭,味微酸;遇湿气即缓缓水解。

溶解度　本品在乙醇中易溶,在三氯甲烷或乙醚中溶解,在水或无水乙醚中微溶;在氢氧化钠溶液或碳酸钠溶液中溶解,但同时分解。

4.3.2　鉴别

4.3.2.1　取本品约 0.1g,加水 10ml,煮沸、放冷,加三氯化铁试液 1 滴,即显紫堇色。

4.3.2.2　取本品约 0.5g,加碳酸钠试液 10ml,煮沸 2min 后,放冷,加过量的稀硫酸,即析出白色沉淀,并发出醋酸的臭味。

4.3.2.3　本品的红外光吸收图谱应与对照图谱(光谱集 5 图)一致。

4.3.3　检查

4.3.3.1　溶液的澄清度　取本品 0.50g,加温热至约 45℃的碳酸钠试液 10ml 溶解后,溶液应澄清。

4.3.3.2　游离水杨酸　取本品 0.1g,精密称定,置 10ml 量瓶中,加 1％冰醋酸甲醇溶液适量,振摇使溶解,并稀释至刻度,摇匀,作为供试品溶液(临用新制);取水杨酸对照品约 10mg,精密称定,置 100ml 量瓶中,加 1％冰醋酸甲醇溶液适量使溶解并稀释至刻度,摇匀,精密量取 5ml,置 50ml 量瓶中,用 1％冰醋酸甲醇溶液稀释至刻度,摇匀,作为对照品溶液。照附录五《高效液相色谱法标准操作程序》测定,用十八烷基硅烷键合硅胶为填充剂;以乙腈-四氢呋喃-冰醋酸-水(20：5：5：70)为流动相;检测波长为 303nm。理论板数按水杨酸峰计算不低于 5000,阿司匹林峰与水杨酸峰的分离度应符合要求。立即精密量取供试品溶液、对照品溶液各 10μl,分别注入液相色谱仪,记录色谱图。供试品溶液色谱图中如有与水杨酸峰保留时间一致的色谱峰,按外标法以峰面积计算,不得过(0.1％)。

4.3.3.3　易炭化物　取本品 0.5g,照附录二十《易炭化物检查法标准操作程序》检查,与对照液(取比色用氯化钴溶液 0.25ml、比色用重铬酸钾溶液 0.25ml、比色用硫酸铜溶液 0.40ml,加水使成 5ml)比较,不得更深。

4.3.3.4　有关物质　取本品约 0.1g,置 10ml 量瓶中,加 1％冰醋酸甲醇溶液适量,振摇使溶解并稀释至刻度,摇匀,作为供试品溶液;精密量取 1ml,置 200ml 量瓶中,用 1％冰醋酸甲醇溶液稀释至刻度,摇匀,作为对照溶液;精密量取对照溶液 1ml,置 10ml 量瓶中,用 1％冰醋酸甲醇溶液稀释至刻度,摇匀,作为灵敏度试验溶液。照附录五《高效液相色谱法标准操作程序》测定。用十八烷基硅烷键合硅胶为填充剂;以乙腈-四氢呋喃-冰醋酸-水(20：5：5：70)为流动相 A,乙腈为流动相 B,按右表所示参数进行梯度洗脱;检测波长为 276nm。阿司匹林峰的保留时间约为 8min,理论板数按阿司匹林峰计算不得低于 5000,阿司匹林峰与

表　梯度洗脱参数

| 时间(min) | 流动相 A(％) | 流动相 B(％) |
|---|---|---|
| 0 | 100 | 0 |
| 60 | 20 | 80 |

水杨酸峰的分离度应符合要求。分别精密量取供试品溶液、对照品溶液、灵敏度试验溶液及水杨酸检查项下的水杨酸对照品溶液各 10μl,注入液相色谱仪,记录色谱图。供试品溶液色谱图中如有杂质峰,除水杨酸峰外,其他各杂质峰面积的和不得大于对照溶液主峰面积(0.5％)。供试品溶液色谱图中任何小于灵敏度试验溶液主峰面积的峰可忽略不计。

4.3.3.5　干燥失重　取本品,置五氧化二磷为干燥剂的干燥器中,照附录十八《干燥失重检查法标准操作程序》测定,在 60℃减压干燥至恒重,减失重量不得过 0.5％。

4.3.3.6　炽灼残渣　照附录十七《炽灼残渣检查法标准操作程序》检查,不得过 0.1％。

4.3.3.7　重金属　取本品 1.0g,加乙醇 23ml 溶解后,加醋酸盐缓冲液(pH3.5)2ml,依照附录十五《重金属检查法(一法、二法)标准操作程序》检查,含重金属不得过百万分之十。

4.3.4　含量测定　取本品约 0.4g,精密称定,加中性乙醇(对酚酞指示液显中性)20ml 溶解后,加酚酞指示液 3 滴,用氢氧化钠滴定液(0.1mol/L)滴定,每 1ml 氢氧化钠滴定液(0.1mol/L)相当于 18.02mg 的 $C_9H_8O_4$。

4.3.4.1　计算　本品含阿司匹林的百分含量($X％$)按干品计算,计算式为:

$$X\% = \frac{V \times F \times 0.01802}{W \times (1-\text{水分}\%)} \times 100\%$$ 　　　　(4-1)

式中:$F$——氢氧化钠滴定液(0.1mol/L)的校正因子;

　　$V$——供试品消耗氢氧化钠滴定液(0.1mol/L)的体积(ml);

　　0.01802——每1ml氢氧化钠滴定液(0.1mol/L)相当于$C_9H_8O_4$的质量(g);

　　$W$——供试品的质量(g)。

4.4　检验规则

4.4.1　阿司匹林应由本厂的质量管理部门按本质量标准与检验规程的要求进行检验,并附有标明产品名称、生产日期、生产企业和"合格"字样的检验报告书。

4.4.2　不得采购非定点供应商生产的阿司匹林。特殊情况时,应遵照《物料紧急非定点供应商采购管理规程》(省略)的规定。

4.4.3　每批阿司匹林到库后,由仓储部门填写请验单,质管部派员到现场取样。

4.4.4　质管部必须按本质量标准与检验规程的规定,对到库的阿司匹林进行检验,判定是否符合本标准的要求。

4.4.5　按批取样,一批少于4个包装时,每个包装均应取样;4～300包装数时,由每批总包装数($n$)中抽取($\sqrt{n}+1$)包装数;大于300个包装时,由每批总包装数($n$)中抽取($\sqrt{n}/2+1$)包装数。取样操作应符合《取样管理规程》(省略)的规定。

4.4.6　入库的阿司匹林除了应符合本质量标准与检验规程的要求外,还应符合《原辅料监控管理规程》(省略)的规定。

4.4.7　检验结果如有一项或一项以上项目不合格,应重新取样,重新进行检验。第二次检验仍有一项或一项以上项目不合格的,整批产品判为不合格。检验结果如符合本标准的要求,质管部应开具合格检验报告书,一式三份,由仓储部门、使用部门各存档一份。质管部同时发给与总包数相等的合格证,由仓储部门粘贴在包装上。

4.5　标志与贮存

4.5.1　标志　本品外包装上应印有或粘贴牢固醒目的标志,内容须标注产品名称、规格、批准文号、数量、生产日期、生产批号、有效期和公司名称,并视标志大小,尽可能有适应症、用法用量、贮藏及注册商标等内容。

4.5.2　贮存　本品应密封,在干燥处保存。贮存期超过12个月的阿司匹林,使用前应重新按本质量标准与检验规程的要求进行检验,合格的方可使用。

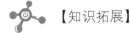【知识拓展】

阿司匹林是常用的解热镇痛药,主要用于感冒引起的发热、头痛、牙痛、关节痛、不稳定型心绞痛等症的治疗,是治疗风湿热的首选药,临床上也可用于预防暂时性脑缺血发作、心肌梗死、心房颤动、人工心脏瓣膜或其他手术后的血栓形成。

因结构中具有酯键,阿司匹林不稳定,容易水解,水解产物易被氧化变色。

【习题与思考】

1.阿司匹林的两个鉴别反应分别与其哪部分结构有关? 其原理是什么?

2.阿司匹林为什么要检查游离水杨酸?

3.含量测定时为何要用中性乙醇作溶剂?

# 任务二 对乙酰氨基酚的检验

## 学习目标

### 知识目标

- 掌握原料药检验前处理的方法;
- 掌握原料药含量计算的方法;
- 掌握对乙酰氨基酚检验的方法。

### 技能目标

- 能根据SOP文件正确配制溶液、试液;
- 能根据检验的方法与内容,正确选择仪器与用具;
- 能正确处理实验数据并写出报告;
- 能将对乙酰氨基酚的结构、理化性质与检验方法相联系。

【案例导入】

某药厂生产的对乙酰氨基酚专门供应其他药厂做制剂。2011 年 10 月东北某药厂反映其购买的某批次对乙酰氨基酚含量未达要求,2011 年 12 月江苏某药厂也反映其购买的相同批次对乙酰氨基酚含量不合格。

【任务内容】

请依据《对乙酰氨基酚质量标准与检验规程》,对实验室购进的某批次对乙酰氨基酚原料药进行检验,判定该原料药是否合格,并出具检验报告。

## 对乙酰氨基酚质量标准与检验规程

| 技术标准——原料质量标准 | 起草人: | 日期 | 年 | 月 | 日 |
|---|---|---|---|---|---|
| 起草部门:质量控制室 | 审核人: | 日期 | 年 | 月 | 日 |
| 颁发部门:质管部 | 批准人: | 日期 | 年 | 月 | 日 |
| 文件编码: | 生效日期: | 年 | 月 | 日 | 总页数: |
| 文件标题:对乙酰氨基酚质量标准与检验规程 | | | | | |
| 分发部门: | | | | | |

1 目的 建立对乙酰氨基酚质量标准与检验规程,保证对乙酰氨基酚质量。

2 适用范围 本规程适用于对乙酰氨基酚入库检验,也适用于留样观察检验。

3 职责 质量控制人员、质量保证人员执行本规程,质管部部长负责监督本规程的实施。

4 内容

4.1 技术标准

4.1.1 本标准引用《中华人民共和国药典》2010 年版二部。

### 4.1.2 质量指标

| 项　目 | | 标　　准 |
| --- | --- | --- |
| 性　状 | | 本品为白色结晶或结晶性粉末，无臭，味微苦 |
| 溶解度 | | 本品在热水或乙醇中易溶，在丙酮中溶解，在水中略溶 |
| 熔　点 | | 168～172℃ |
| 鉴别 | 显色反应 | 应呈正反应 |
| | 红外图谱 | 本品的红外光吸收图谱应与对照图谱一致 |
| 检查 | 酸　度 | pH 为 5.5～6.5 |
| | 乙醇溶液澄清度与颜色 | 应澄清无色 |
| | 氯化物 | 不得过 0.01% |
| | 硫酸盐 | 不得过 0.02% |
| | 对氨基酚及有关物质 | 含对氨基酚不得过 0.005%；其他杂质不得大于 0.1%；杂质总量不得过 0.5% |
| | 对氯苯乙酰胺 | 含对氯苯乙酰胺不得过 0.005% |
| | 干燥失重 | 不得过 0.5% |
| | 炽灼残渣 | 不得过 0.1% |
| | 重金属 | 不得过百万分之十 |
| 含量测定 | | 按干燥品计算，含 $C_9H_8O_4$ 应为 98.0%～102.0% |

4.2　准备工作　仪器、试剂的准备。

4.2.1　仪器　移液管、锥形瓶、比色管、分析天平、熔点仪、pH 计、红外分光光度计、紫外分光光度计、高效液相色谱仪。

4.2.2　乙醇(分析纯)、水杨酸对照品。

4.2.3　三氯化铁试液、亚硝酸钠试液、稀盐酸、β-萘酚试液、0.4%氢氧化钠溶液。

4.3　操作

4.3.1　性状　本品为白色结晶或结晶性粉末，无臭，味微苦。

溶解度　本品在热水或乙醇中易溶，在丙酮中溶解，在水中略溶。

熔点　本品的熔点，照附录八《熔点测定法(第一法)标准操作程序》测定，熔点为 168～172℃。

4.3.2　鉴别

4.3.2.1　本品的水溶液加三氯化铁试液，即显蓝紫色。

4.3.2.2　取本品约 0.1g，加稀盐酸 5ml，置水浴中加热 40min，放冷；取 0.5ml，滴加亚硝酸钠试液 5 滴，摇匀，用水 3ml 稀释后，加碱性 β-萘酚试液 2ml，振摇，即显红色。

4.3.2.3　本品的红外光吸收图谱应与对照图谱(光谱图集 131 图)一致。

4.3.3　检查

4.3.3.1　酸度　取本品 0.10g，加水 10ml 使溶解，依附录十《pH 值测定法标准操作程序》测定，pH 值应为 5.5～6.5。

4.3.3.2　乙醇溶液的澄清度与颜色　取本品 1.0g，加乙醇 10ml 溶解后，溶液应澄清无色；如显浑浊，与 1 号浊度标准液(附录二十四《溶液澄清度检查法标准操作程序》)比较，不得更浓;如显色,与棕红色 2 号或橙红色 2 号标准比色液[附录二十五《溶液颜色检查法(第一法)标准操作程序》]比较,不得更深。

4.3.3.3 **氯化物** 取本品 2.0g,加水 100ml,加热溶解后,冷却,滤过,取滤液 25ml,依附录十二《氯化物检查法标准操作程序》检查,与标准氯化钠溶液 5.0ml 制成的对照液比较,不得更浓(0.01%)。

4.3.3.4 **硫酸盐** 取氯化物项下剩余的滤液 25ml,依附录十三《硫酸盐检查法标准操作程序》检查,与标准硫酸钾溶液 1.0ml 制成的对照液比较,不得更浓(0.02%)。

4.3.3.5 **对氨基酚及有关物质** 临用新制。取本品适量,精密称定,加溶剂[甲醇-水(4∶6)]制成每 1ml 中约含 20mg 的溶液,作为供试品溶液;另取对氨基酚对照品和对乙酰氨基酚对照品适量,精密称定,加上述溶剂溶解并制成每 1ml 中约含对氨基酚 1μg 和对乙酰氨基酚 20μg 的混合溶液,作为对照品溶液。照附录五《高效液相色谱法标准操作程序》测定,用辛烷基硅烷键合硅胶为填充剂;以磷酸盐缓冲液(取磷酸氢二钠 8.95g,磷酸二氢钠 3.9g,加水溶解至 1000ml,加 10%四丁基氢氧化铵溶液 12ml)-甲醇(90∶10)为流动相;检测波长为 245nm;柱温为 40℃;理论板数按对乙酰氨基酚计算不低于 2000,对氨基酚峰与对乙酰氨基酚峰的分离度应符合要求。取对照品溶液 20μl,注入液相色谱仪,调节检测灵敏度,使对氨基酚色谱峰的峰高约为满量程的 10%,再精密量取供试品溶液与对照品溶液各 20μl,分别注入液相色谱仪,记录色谱图至主成分峰保留时间的 4 倍;供试品溶液的色谱图中如有与对照品溶液中对氨基酚保留时间一致的色谱峰,按外标法以峰面积计算,含对氨基酚不得过 0.005%;其他杂质峰面积均不得大于对照品溶液中对乙酰氨基酚的峰面积(0.1%);杂质总量不得过 0.5%。

4.3.3.6 **对氯苯乙酰胺** 临用新制。取对氨基酚及有关物质项下供试品溶液作为供试品溶液;另取对氯苯乙酰胺对照品适量,精密称定,加上述溶剂溶解并制成每 1ml 中约含 1μg 的溶液,作为对照品溶液。照附录五《高效液相色谱法标准操作程序》测定,用辛烷基硅烷键合硅胶为填充剂;以磷酸盐缓冲液(取磷酸氢二钠 8.95g,磷酸二氢钠 3.9g,加水溶解至 1000ml,加 10%四丁基氢氧化铵溶液 12ml)-甲醇(60∶40)为流动相;检测波长为 245nm;柱温为 40℃;理论板数按对乙酰氨基酚峰计算不低于 2000,对氯苯乙酰胺与对乙酰氨基酚峰的分离度应符合要求。取对照品溶液 20μl,注入液相色谱仪,调节检测灵敏度,使对氯苯乙酰胺峰色谱峰的峰高约为满量程的 10%,再精密量取供试品溶液与对照品溶液各 20μl,分别注入液相色谱仪,记录色谱图;按外标法以峰面积计算,含对氯苯乙酰胺不得过 0.005%。

4.3.3.7 **干燥失重** 取本品,在 105℃干燥至恒重,照附录十八《干燥失重检查法标准操作程序》测定,减失重量不得过 0.5%。

4.3.3.8 **炽灼残渣** 照附录十七《炽灼残渣检查法标准操作程序》检查,不得过 0.1%。

4.3.3.9 **重金属** 取本品 1.0g,加水 20ml,置水浴中加热使溶解,放冷,滤过,取滤液加醋酸盐缓冲液(pH3.5)2ml 与水适量使成 25ml,依照附录十五《重金属检查法(第一法)标准操作程序》检查,含重金属不得过百万分之十。

4.3.4 **含量测定** 取本品约 40mg,精密称定,置 250ml 量瓶中,加 0.4%氢氧化钠溶液 50ml 溶解后,加水至刻度,摇匀,精密量取 5ml,置 100ml 量瓶中,加 0.4%氢氧化钠溶液 10ml,加水至刻度,摇匀,照附录一《紫外-可见分光光度法标准操作程序》,在 257nm 的波长处测定吸光度,按 $C_8H_9NO_2$ 的吸光系数($E_{1cm}^{1\%}$)为 715 计算,即得。

4.3.4.1 计算:本品含对乙酰氨基酚的百分含量($X\%$)按干品计算,计算式为:

$$X\% = \frac{A_{样}}{715 \times 100 \times W \times 1/250 \times 5/100 \times (1-水分\%)} \times 100\% \tag{4-2}$$

式中:$A_{样}$——供试品的吸光度;

$\qquad W$——供试品的质量(g);

$\qquad E_{1cm}^{1\%}$——715。

4.4 检验规则

4.4.1 对乙酰氨基酚应由本厂的质量管理部门按本质量标准与检验规程的要求进行检验,并附有标明产品名称、生产日期、生产企业和"合格"字样的检验报告书。

4.4.2 不得采购非定点供应商生产的对乙酰氨基酚。特殊情况时,应遵照《物料紧急非定点供应商采购管理规程》(省略)的规定。

4.4.3 每批对乙酰氨基酚到库后,由仓储部门填写请验单,质管部派员到现场取样。

4.4.4 质管部必须按本质量标准与检验规程的规定,对到库的阿司匹林进行检验,判定是否符合本标准的要求。

4.4.5 按批取样,一批少于 4 个包装时,每个包装均应取样;4～300 包装数时,由每批总包装数($n$)中抽取($\sqrt{n}+1$)包装数;大于 300 个包装时,由每批总包装数($n$)中抽取($\sqrt{n}/2+1$)包装数。取样操作应符合《取样管理规程》(省略)的规定。

4.4.6 入库的对乙酰氨基酚除了应符合本质量标准与检验规程的要求外,还应符合《原辅料监控管理规程》(省略)的规定。

4.4.7 检验结果如有一项或一项以上项目不合格,应重新取样、重新进行检验。第二次检验仍有一项或一项以上项目不合格的,整批产品判为不合格。检验结果如符合本标准的要求,质管部应开具合格检验报告书,一式三份,由仓储部门、使用部门各存档一份。质管部同时发给与总包数相等的合格证,由仓储部门粘贴在包装上。

4.5 标志与贮存

4.5.1 标志 本品外包装上应印有或粘贴牢固醒目的标志,内容须标注产品名称、规格、批准文号、数量、生产日期、生产批号、有效期和公司名称,并视标志大小,尽可能有适应症、用法用量、贮藏及注册商标等内容。

4.5.2 贮存 本品应密封,在干燥处保存。贮存期超过 12 个月的对乙酰氨基酚,使用前应重新按本质量标准与检验规程的要求进行检验,合格的方可使用。

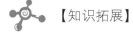 【知识拓展】

对乙酰氨基酚是常用的解热镇痛药,主要用于感冒引起的发热、头痛、牙痛、关节痛、不稳定型心绞痛等症的治疗,是治疗风湿热的首选药,临床也可用于预防暂时性脑缺血发作、心肌梗死、心房颤动、人工心脏瓣膜或其他手术后的血栓形成。

 【习题与思考】

1. 对乙酰氨基酚的两个显色反应原理分别是什么?分别与其哪个结构有关?

2. 对乙酰氨基酚为何要扣除水分后计算含量?

# 任务三　纯化水的检验

## 学习目标

### 知识目标

● 掌握纯化水检验前处理的方法；

● 掌握原料药含量计算的方法；

● 掌握纯化水检验的方法。

### 技能目标

● 能根据SOP文件正确配制溶液、试液；

● 能根据检验的方法与内容，正确选择仪器与用具；

● 能正确处理实验数据并写出报告。

**【案例导入】**

某药厂的制水系统制备。每天化验员都必须检验制药用水。

**【任务内容】**

请依据《纯化水质量标准与检验规程》，对学校制水室的纯化水进行检验，判定其是否合格，并出具检验报告。

### 纯化水质量标准与检验规程

| 技术标准——工艺用水质量标准 | 起草人：　日期　年　月　日 |
|---|---|
| 起草部门:质量控制室 | 审核人：　日期　年　月　日 |
| 颁发部门:质管部 | 批准人：　日期　年　月　日 |
| 文件编码： | 生效日期：　年　月　日　　总页数： |
| 文件标题:纯化水质量标准与检验规程 | |
| 分发部门： | |

1　目 的　建立纯化水质量标准与检验规程,保证纯化水的质量。

2　适用范围　本规程适用于纯化水的检验。

3　职 责　质量控制人员、质量保证人员执行本规程,质管部部长负责监督本规程的实施。

4　内容

4.1　技术标准

4.1.1　本标准引用《中华人民共和国药典》2010 年版二部。

4.1.2　质量指标

| 项　目 | | 标　准 |
|---|---|---|
| 性　状 | | 本品为无色的澄明液体,无臭,无味 |
| 检查 | 酸碱度 | 应符合规定 |
| | 硝酸盐 | 不得过 0.000 006% |
| | 亚硝酸盐 | 不得过 0.000 002% |
| | 氨 | 不得过 0.000 03% |
| | 电导率 | 应符合规定 |
| | 总有机碳 | 不得过 0.50mg/L |
| | 易氧化物 | 粉红色不得完全消失 |
| | 不挥发物 | 不得过 1mg |
| | 重金属 | 不得过 0.000 01% |
| | 微生物限度 | 应符合规定 |

4.2　准备工作　仪器、试剂的准备。

4.2.1　玻璃仪器　比色管、蒸发皿、刻度吸管、量杯。

4.2.2　试剂　草酸铵试液、碱性碘化汞钾试液、氢氧化钙试液、醋酸盐缓冲液(pH3.5)、10%氯化钾溶液、0.1%二苯胺硫酸溶液、标准硝酸盐溶液、标准亚硝酸盐溶液、对氨基苯磺酰胺的稀盐酸溶液(1→100ml)、盐酸萘乙二胺溶液(0.1→100ml)、氯化铵溶液、甲基红指示液、溴麝香草酚蓝指示液。

4.3　操作

4.3.1　性状　本品为无色的澄明液体,无臭,无味。

4.3.2　检查

4.3.2.1　酸碱度　取本品 10ml,加甲基红指示液 2 滴,不得显红色;另取 10ml,加溴麝香草酚蓝指示液 5 滴,不得显蓝色。

4.3.2.2　硝酸盐　取本品 5ml 置试管中,于冰浴中冷却,加 10%氯化钾溶液 0.4ml 与 0.1%二苯胺硫酸溶液 0.1ml,摇匀,缓缓滴加硫酸 5ml,摇匀,将试管于 50℃ 水浴中放置 15min,溶液产生的蓝色与标准硝酸盐溶液[取硝酸钾 0.163g,加水溶解并稀释至 100ml,摇匀,精密量取 1ml,加水稀释成 100ml,再精密量取 10ml,加水稀释成 100ml,摇匀,即得(每 1ml 相当于 $1\mu g\ NO_3^-$)]0.3ml,加无硝酸盐的水 4.7ml,用同一方法处理后的颜色比较,不得更深(0.000 006%)。

4.3.2.3　亚硝酸盐　取本品 10ml,置纳氏管中,加对氨基苯磺酰胺的稀盐酸溶液(1→100)1ml 与盐酸萘乙二胺溶液(0.1→100ml)1ml,产生的粉红色,与标准亚硝酸盐溶液[取亚硝酸钠 0.750g(按干燥品计算),加水溶解,稀释至 100ml,摇匀,精密量取 1ml,加水稀释成 100ml,摇匀,再精密量取 1ml,加水稀释成 50ml,摇匀,即得(每 1ml 相当于 $1\mu g\ NO_2^-$)]0.2ml,加无亚硝酸盐的水 9.8ml,用同一方法处理后的颜色比较,不得更深(0.000 002%)。

4.3.2.4　氨　取本品 50ml,加碱性碘化汞钾试液 2ml,放置 15min,如显色,与氯化铵溶液(取氯化铵 31.5mg,加无氨水适量使溶解并稀释成 1000ml)1.5ml,加无氨水 48ml,与碱性碘化汞钾试液 2ml 制成的对照液比较,不得更深(0.000 03%)。

4.3.2.5　电导率　照附录二十三《纯化水电导率测定法标准操作程序》检查,应符合规定。

4.3.2.6　总有机碳　照附录二十二《制药用水中总有机碳测定法标准操作程序》检查，不得过 0.50mg/L。

4.3.2.7　易氧化物　取本品 100ml，加稀硫酸 10ml，煮沸后，加高锰酸钾滴定液（0.02mol/L）0.10ml，再煮沸 10min，粉红色不得完全消失。

以上总有机碳和易氧化物两项可选做一项。

4.3.2.8　不挥发物　取本品 100ml，置 105℃ 恒重的蒸发皿中，在水浴上蒸干，并在 105℃ 干燥至恒重，遗留残渣不得过 1mg。

4.3.2.9　重金属　取本品 100ml，加水 19ml，蒸发至 20ml，放冷，加醋酸盐缓冲液（pH3.5）2ml 与水适量使成 25ml，加硫代乙酰胺试液 2ml，摇匀，放置 2min，与标准铅溶液 1.0ml 加水 19ml 用同一法处理后的颜色比较，不得更深（0.000 01%）。

4.3.2.10　微生物限度　取本品，采用薄膜过滤法处理后，照附录三十七《细菌、霉菌、酵母菌数测定法标准操作程序》，细菌、霉菌和酵母菌总数每 1ml 不得过 100 个。

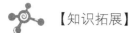【知识拓展】

纯化水是制药用水的一种。制药用水还包括饮用水、注射用水及灭菌注射用水。纯化水是指以饮用水为原料，经过蒸馏法、反渗透法、离子交换法或其他适宜方法制备的制药用水。不含任何附加剂，其质量应符合纯化水项下的规定。

纯化水主要用于制药设备中接触药品表面的清洗、工位器具清洗、洁净区（室）、工作台面清洗、消毒液配制、内包装清洗及作为配料水。

【习题与思考】

1. 简述《中华人民共和国药典》收载的制药用水的分类。
2. 请查找《中华人民共和国药典》，简述纯化水的用途。

# 项目五 药用中间体的质量检验

## 任务一 阿司匹林中间体(水杨酸)的检验

 学习目标

**知识目标**

● 掌握水杨酸检验的方法;

● 掌握酸碱法测定水杨酸含量的原理及方法;

● 了解作为原料药阿司匹林中间体(水杨酸)质量标准项目指标制定的方法。

**技能目标**

● 能根据SOP文件正确配制溶液;

● 能根据检验的方法、准确度,正确选择仪器和用具;

● 能正确地处理实验数据,并写出报告。

【案例导入】

某企业生产阿司匹林原料药,采用苯酸作为起始原料,制得水杨酸后,再加醋酐反应后制得阿司匹林,其反应式如下:

$$OH + NaOH \xrightarrow[\triangle]{真空} ONa + H_2O$$

$$ONa + CO_2 \xrightarrow{608kPa} OH—COONa$$

$$OH—COONa + \frac{1}{2} H_2SO_4 \longrightarrow OH—COOH$$

$$\begin{array}{c} COOH \\ —OH \end{array} + (CH_3CO)_2O \longrightarrow \begin{array}{c} COOH \\ —OCOCH_3 \end{array} + H_2O$$

水杨酸是该原料药生产的主要中间体,其质量状况对后续生产和最终成品的质量有直接的影响。该企业对中间体(水杨酸)质量进行了控制。

【任务内容】

请根据《原料药阿司匹林中间体(水杨酸)质量标准及检验规程》对上述中间体进行检验,并根据报告书,判定该中间体是否合格。

### 原料药阿司匹林中间体(水杨酸)质量标准与检验规程

| 技术标准——中间体质量标准 | 起草人: | 日期 | 年 | 月 | 日 |
|---|---|---|---|---|---|
| 起草部门:质量控制室 | 审核人: | 日期 | 年 | 月 | 日 |
| 颁发部门:质管部 | 批准人: | 日期 | 年 | 月 | 日 |
| 文件编码: | 生效日期: | 年 | 月 | 日 | 总页数: |
| 文件标题:原料药阿司匹林中间体(水杨酸)质量标准与检验规程 | | | | | |
| 分发部门: | | | | | |

1  主题内容与适用范围

本规程规定了原料药阿司匹林中间体(水杨酸)的技术要求、试验方法、检验规则。

本规程适用于原料药阿司匹林中间体(水杨酸)检验。

2  依据  《中华人民共和国药典》2010 年版二部。

3  技术要求

4  试验方法  除特别注明外,试验中所用的试剂均为分析纯试剂,水为纯化水,溶液为水溶液。

4.1  性状  本品为白色细微的针状结晶或白色至类白色结晶性粉末,几乎无臭。

4.2  熔点及熔距  取本品,照附录八《熔点测定法(第一法)标准操作程序》测定,熔点为 156~162℃,熔距不得过 3℃。

4.3  干燥失重  取本品,在 105℃干燥 2h,照附录十八《干燥失重检查法标准操作程序》检查,减失重量不得过 2.0%。

4.4  4-羟基苯甲酸

**表  技术指标**

| 项　目 | 指　标 |
|---|---|
| 性　状 | 本品为白色细微的针状结晶或白色至类白色结晶性粉末,几乎无臭 |
| 熔点及熔距 | 156~162℃,≤3℃ |
| 干燥失重 | ≤2.0% |
| 对羟基苯甲酸 | ≤0.2% |
| 含　量 | ≥95.0% |

4.4.1  测定方法  取本品 0.5g,精密称定,置 100ml 量瓶中,加流动相溶解并稀释至刻度作为供试品溶液,取 4-羟基苯甲酸对照品,加流动相溶解并稀释至每 1ml 中含 4-羟基苯甲酸 5μg 的溶液,作为对照品溶液。照附录五《高效液相色谱法标准操作程序》测定,用十八烷基硅烷键合硅胶为填充剂;以甲醇-水-冰醋酸(50:40:1)为流动相;检测波长为 270nm。取对照品溶液 20μl 注入液相色谱仪,调节检测灵敏度,使 4-羟基苯甲酸色谱峰的峰高为满量程的 10%;再精密量取供试品溶液和对照品溶液各 20μl,分别注入液相色谱仪,记录色谱图至主成分峰保留时间的 2 倍。供试品溶液的色谱图中如有与对照品溶液保留时间一致的色谱峰,按外标法计算,4-羟基苯甲酸不得过 0.2%。

**4.4.2 结果计算** 按下式计算 4-羟基苯甲酸的杂质含量（$X\%$）：

$$X\% = \frac{A_1}{A_0} \times \frac{C_0 \times 100}{W_1} \times 100\% \qquad (5-1)$$

式中：$A_1$——供试品溶液 4-羟基苯甲酸的峰面积；

$\quad A_0$——对照品溶液 4-羟基苯甲酸的峰面积；

$\quad W_1$——样品的取用量（g）；

$\quad C_0$——所配制的对照品溶液浓度（g/ml，约 $5 \times 10^{-6}$ g/ml）。

**4.5 含量测定**

**4.5.1 测定方法** 取本品约 0.3g，精密称定，加中性乙醇（对酚酞指示液显中性）25ml 溶解后，加酚酞指示液 3 滴，用氢氧化钠滴定液（0.1mol/L）滴定。每 1ml 氢氧化钠滴定液 0.1mol/L 相当于 0.01381g 的 $C_7H_8O_3$。

**4.5.2 结果计算** 按下式计算水杨酸的含量（$X\%$）：

$$X\% = \frac{F \times V \times 0.01381}{W} \times 100\% \qquad (5-2)$$

式中：$F$——氢氧化钠滴定液（0.1mol/L）的校正因子；

$\quad V$——氢氧化钠滴定液（0.1mol/L）的消耗量（ml）；

$\quad W$——供试品的取用量（g）。

**5 检验规则**

**5.1** 同一混合锅一次所混合的均质产品为一个批号。

**5.2** 供试品由车间化验员在质量监控员的监督下，照《取样管理规程》（省略）取样。

**5.3** 凡符合技术要求项下各指标要求的，判为合格。如有一项或一项以上项目不合格，应重新取样、重新进行检验。第二次检验仍有项目不合格的，则判为不合格。

**5.4** 检验结束后，车间化验员根据检验结果开具检验报告书。

【知识拓展】

原料药生产工艺各不相同，但精烘包工序相差不大，如图 5-1 所示，其中溶剂多为药用乙醇。

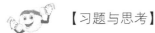【习题与思考】

1. 根据 2010 年版《中华人民共和国药典》二部附录 ⅥC 和附录 Ⅷ L，起草《熔点测定标准操作程序》和《干燥失重测定法标准操作程序》。

2. 在水杨酸含量测定过程中，为何须用中性乙醇溶解？

3. 为什么须进行熔点及熔距的控制？

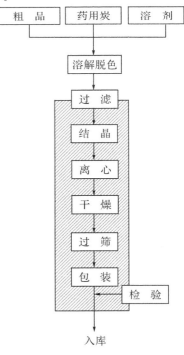

图 5-1 原料药生产精烘包常见工艺流程

# 任务二　对乙酰氨基酚片中间体的检验

 **学习目标**

**知识目标**

● 掌握对乙酰氨基酚片中间体含量计算的方法；

● 掌握对乙酰氨基酚片中间体检验的方法。

**技能目标**

● 能根据SOP文件正确配制溶液、试液；

● 能根据检验的方法与内容，正确选择仪器与用具；

● 能正确处理实验数据并写出报告；

● 能正确理解各工序中间体质量指标的含义。

 【案例导入】

　　某药品生产企业生产对乙酰氨基酚片，规定颗粒、素片的中间体应检验合格后才能到下道工序生产。

【任务内容】

　　请依据《对乙酰氨基酚片中间体质量标准与检验规程》，对对乙酰氨基酚片中间体进行检验，并出具检验报告，判定该中间体是否合格，可否投入下道工序生产。

### 对乙酰氨基酚片中间体质量标准与检验规程

| 技术标准——中间体质量标准 | 起草人： | 日期 | 年 | 月 | 日 |
|---|---|---|---|---|---|
| 起草部门:质量控制室 | 审核人： | 日期 | 年 | 月 | 日 |
| 颁发部门:质管部 | 批准人： | 日期 | 年 | 月 | 日 |
| 文件编码: | 生效日期： | 年 | 月 | 日 | 总页数： |
| 文件标题:对乙酰氨基酚片中间体质量标准与检验规程 | | | | | |
| 分发部门: | | | | | |

1　主题内容与适用范围

本规程规定了对乙酰氨基酚片中间体的技术要求、试验方法、检验规则。

本规程适用于对乙酰氨基酚片中间体检验。

2　依据　《中华人民共和国药典》2010 年版二部。

3　技术要求

3.1　颗粒

| 项　目 | 指　标 |
| --- | --- |
| 性　状 | 本品为白色颗粒 |
| 水分范围 | 1.0%～4.0% |
| 含　量 | 80.1%～88.5% |

### 3.2　对乙酰氨基酚片

| 项　目 | 指　标 |
| --- | --- |
| 性　状 | 本品为白色片 |
| 重量差异 | ≤3.0% |
| 崩解时限 | ≤10min |
| 脆碎度 | ≤0.8% |

4　试验方法　除特别注明外,试验中所用的试剂均为分析纯试剂,水为纯化水,溶液为水溶液。

4.1　水分测定　取本品适量,研细,照附录四十三《SH-10A 型水分快速测试仪标准操作程序》操作、测定,即得。

4.2　含量测定

4.2.1　取本品,精密称定,研细,精密称取适量(相当于对乙酰氨基酚 150mg),置 200ml 量瓶中,加 0.1mol/L 氢氧化钠溶液 50ml 和水 100ml,振摇 15min,加水至刻度,摇匀,过滤。精密量取续滤液 10ml,置 100ml 量瓶中用水稀释至刻度,摇匀。再精密量取续滤液 10ml,置 100ml 量瓶中,加入 0.1mol/L 氢氧化钠溶液 10ml,加水至刻度,摇匀。照附录一《紫外-可见分光光度法标准操作程序》在 257nm 波长下测吸光度,按 $C_8H_9NO_2$ 的吸收系数为 715 计算,即得。

4.2.2　结果计算　按下式计算本品含对乙酰氨基酚($C_8H_9NO_2$)的含量($X\%$):

$$X\% = \frac{A}{W/200 \times 10/100 \times 10/100 \times 715} \times 100\% \tag{5-3}$$

式中:$A$——供试品溶液在 257nm 波长处测得的吸光度;

　　　$W$——供试品取用质量(g);

　　　715——本品的吸收系数。

4.3　重量差异　取本品,照附录三十一《片剂重量差异检查法标准操作程序》操作、测定,即得。

4.4　崩解时限　取本品,照附录二十九《崩解时限检查法标准操作程序》操作、测定,即得。

4.5　脆碎度　取本品,照附录三十二《片剂脆碎度检查法标准操作程序》操作、测定,即得。

5　检验规则

5.1　同一混合锅一次所混合的均质产品为一个批号。

5.2　由车间化验员在质量监控员的监督下,照《取样管理规程》(省略)取样。

5.3　凡符合技术要求项下各指标要求的,判为合格。如有一项或一项以上项目不合格,应重新取样、重新进行检验。第二次检验仍有项目不合格的,则判为不合格。

5.4　检验结束后,车间化验员根据检验结果开具检验报告书。

【知识拓展】

　　了解生产工艺对中间体检验人员来说是必需的。生产工艺规程是企业的纲领性技术文件,其中生产工艺的流程图能直观反映产品的生产工艺。图 5-2 为常见的片剂生产工艺流程图。

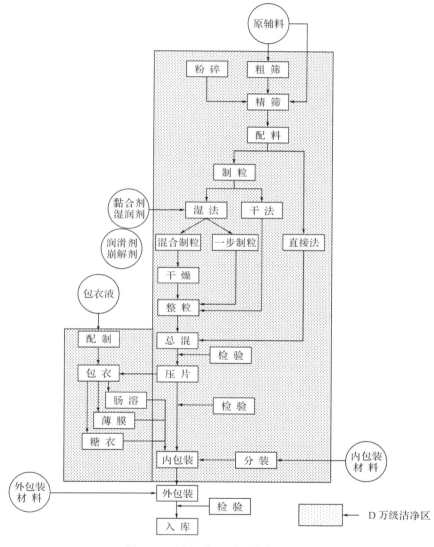

图 5-2　片剂一般生产工艺的流程图

【习题与思考】

　　1. 查阅 2010 年版《中华人民共和国药典》二部附录第 5 页,掌握药典对片剂通则的要求,掌握重量差异的测定方法。

　　2. 查阅 2010 年版《中华人民共和国药典》二部附录第 83、89 页,掌握片剂的崩解时限检查法和脆碎度检查法。

3. 以标示量为 100％,规格为 0.5g/片,根据所测含量的结果,确定该批号产品应压的片重。

# 任务三　维生素C注射液中间体的检验

## 学习目标

### 知识目标
● 掌握维生素C注射液中间体含量计算的方法;
● 掌握维生素C注射液中间体检验的方法。

### 技能目标
● 能根据SOP文件正确配制溶液、试液;
● 能根据检验的方法与内容,正确选择仪器与用具;
● 能正确处理实验数据并写出报告;
● 能正确理解各工序中间体质量指标的含义。

【案例导入】

某药品生产企业生产维生素C注射液,规定了灌装前药液、灯检工序的中间体应检验、合格后才能到下道工序生产。

【任务内容】

请依据《维生素C注射液中间体质量标准与检验规程》,对上述维生素C注射液中间体进行检验,并出具检验报告,判定该中间体是否合格,可否投入下道工序生产。

### 维生素C注射液中间体质量标准与检验规程

| 技术标准——中间体质量标准 | 起草人: | 日期 | 年 | 月 | 日 |
|---|---|---|---|---|---|
| 起草部门:质量控制室 | 审核人: | 日期 | 年 | 月 | 日 |
| 颁发部门:质管部 | 批准人: | 日期 | 年 | 月 | 日 |
| 文件编码: | 生效日期: | 年 | 月 | 日 | 总页数: |
| 文件标题:维生素C注射液中间体质量标准与检验规程 | | | | | |
| 分发部门: | | | | | |

1　主题内容与适用范围

本规程规定了维生素C注射液中间体的技术要求、试验方法、检验规则。

本规程适用于维生素C注射液的中间体检验。

2　依据　《中华人民共和国药典》2010年版二部。

3　技术要求

3.1　灌装前药液

| 项　目 | 指　　标 | |
|---|---|---|
| | 2ml：0.5g | 5ml：0.5g |
| 色　泽 | 本品为无色或几乎无色的液体 | |
| pH 值 | 5.8～6.0 | 5.9～6.1 |
| 可见异物 | 应符合规定 | |
| 含　量 | 100.0%～105.0% | 100.0%～105.0% |

### 3.2 灯检

| 项　目 | 指　　标 | |
|---|---|---|
| | 2ml：0.5g | 5ml：0.5g |
| 色　泽 | 本品为无色的澄明液体 | |
| 可见异物 | 应符合规定 | |
| 装　量 | 应符合规定 | |

4　试验方法　除特别注明外,试验中所用的试剂均为分析纯试剂,水为纯化水,溶液为水溶液,试液的配制方法照《试液配制标准操作程序》进行。

4.1　色泽　取本品,目测。

4.2　pH 值　取本品,照附录十《pH 值测定法标准操作程序》测定,pH 值应符合规定。

4.3　可见异物　取本品,照附录二十八《可见异物检查法(灯检法)标准操作程序》检查,应符合规定。

4.4　含量测定

4.4.1　操作方法　精密量取本品适量(约相当于维生素 C 0.2g),加水 15ml 与丙酮 2ml,摇匀,放置 5min,加稀醋酸 4ml 与淀粉指示液 1ml,用碘滴定液(0.1mol/L)滴定,至溶液显蓝色并持续 30s 不褪。

4.4.2　结果计算　按下式计算本品含维生素 C($C_6H_8O_6$)的标示量的百分含量($X\%$):

$$X\% = \frac{0.008806 \times F \times V}{V_1 \times W_0} \times 100\% \tag{5-4}$$

式中：$F$——碘滴定液(0.1mol/L)的校正因子;

$V$——供试品消耗碘滴定液(0.1mol/L)的体积(ml);

$V_1$——供试品取用体积(ml);

0.008806——每 1ml 碘滴定液(0.1mol/L)相当于 $C_6H_8O_6$ 的质量(g);

$W_0$——所配制注射剂规格。

4.4.3　结果判断　本品每 1ml 含维生素 C($C_6H_8O_6$)应符合规定。

5　检验规则

5.1　同一配液罐一次所配制的药液所生产的均质产品为一个批号。

5.2　药液由车间化验员在质量监控员的监督下,照《取样管理规程》(省略)取样。

5.3　凡符合技术要求项下各指标要求的,判为合格。如有一项或一项以上项目不合格,应重新取样、重新进行检验。第二次检验仍有项目不合格的,则判为不合格。

5.4　检验结束后,车间化验员根据检验结果开具检验报告书。

【知识拓展】

了解生产工艺对中间体检验人员来说是必需的。生产工艺规程是企业的纲领性技术文件,其中生产工艺流程图能直观反映产品的生产工艺。图 5-3 为常见的小容量注射剂生产工艺流程图。

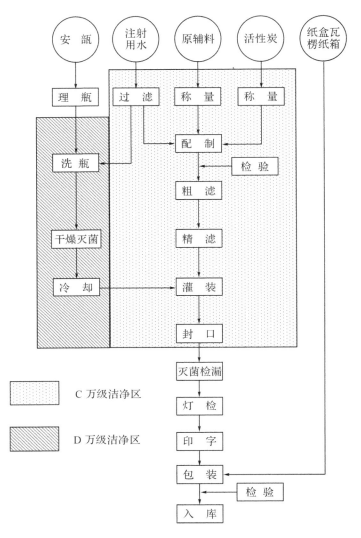

图 5-3  注射剂一般生产工艺流程

 【习题与思考】

1. 查阅 2010 年版《中华人民共和国药典》二部附录,掌握试液配制、pH 值测定法。

2. 根据 2010 年版《中华人民共和国药典》二部附录第 6 页和第 76 页,起草《装量检查标准操作程序》和《注射剂可见异物检查法标准操作程序》。

3. 碘量法测定维生素 C 含量的过程中,加稀醋酸的目的是什么?

# 项目六　片剂的质量检验

## 任务一　氧氟沙星片的检验

### 学习目标

**知识目标**

● 掌握片剂检验前处理的方法;

● 掌握片剂含量计算的方法;

● 掌握溶出度检验方法及结果计算方法;

● 掌握氧氟沙星检验的方法。

**技能目标**

● 能根据SOP文件正确配制溶液、试液;

● 能根据检验的方法与内容,正确选择仪器与用具;

● 能正确处理实验数据,写出报告,并进行结果判断。

【案例导入】

2012年3月药检所抽检某药品企业生产的氧氟沙星片,发现其溶出度不合格。

【任务内容】

请依据《氧氟沙星片质量标准与检验规程》,对上述氧氟沙星片进行检验,并出具检验报告,判定该片剂是否合格。

### 氧氟沙星片质量标准与检验规程

| 技术标准——成品质量标准 | 起草人: | 日期 | 年 | 月 | 日 |
|---|---|---|---|---|---|
| 起草部门:质量控制室 | 审核人: | 日期 | 年 | 月 | 日 |
| 颁发部门:质管部 | 批准人: | 日期 | 年 | 月 | 日 |
| 文件编码: | 生效日期: 年 月 日 总页数: | | | | |
| 文件标题:氧氟沙星片质量标准与检验规程 | | | | | |
| 分发部门: | | | | | |

1　目的　建立氧氟沙星片质量标准与检验规程。

2　适用范围　适用于氧氟沙星片的成品出厂检验和留样观察检验。本规程不作用户验收依据。

3 职责 质管部人员执行本规程,质管部部长负责监督本规程的实施。

4 内容

4.1 技术标准

4.1.1 本品含氧氟沙星为标示量的 90.0%～110.0%。

4.1.2 本标准引用《中华人民共和国药典》2010 年版二部。

4.1.3 技术要求

| 项　目 | | 标　准 |
|---|---|---|
| 性　状 | | 本品为类白色至微黄色片或薄膜衣片,除去包衣后显类白色至微黄色 |
| 鉴别 | 薄层色谱法 | 供试品溶液所显主斑点的位置和颜色应与对照品溶液主斑点的位置和颜色相同 |
| | 高效液相色谱法 | 供试品溶液主峰的保留时间应与对照品溶液主峰的保留时间一致 |
| | 紫外分光光度法 | 在 294nm 的波长处有最大吸收 |
| 检查 | 有关物质 | 杂质 A 不得过 0.3%,其他单个杂质不得大于 0.3%,其他各杂质不得大于 0.7% |
| | 溶出度 | 限度应为标示量的 80% |
| | 片重差异 | 应符合规定 |
| | 微生物限度 | 应符合规定 |
| 含量测定 | | 90.0%～110.0% |

4.1.4 试验方法 除特别注明外,试验中所用的试剂均为分析纯,水为纯化水,溶液为水溶液。

4.2 性状 取本品,目测。

4.3 鉴别

4.3.1 仪器与用具 研钵、烧杯、量筒、容量瓶、移液管。

4.3.2 操作

4.3.2.1 称取本品细粉适量,加 0.1mol/L 盐酸溶液适量(每 5mg 氧氟沙星加 0.1mol/L 盐酸溶液 1ml)使溶解,用乙醇稀释制成每 1ml 中约含氧氟沙星 1mg 的溶液,滤过,取续滤液作为供试品溶液;取氧氟沙星对照品适量,加 0.1mol/L 盐酸溶液适量(每 5mg 氧氟沙星加 0.1mol/L 盐酸溶液 1ml)使溶解,用乙醇稀释制成每 1ml 中约含氧氟沙星 1mg 的溶液,作为对照品溶液;取氧氟沙星对照品与环丙沙星对照品适量,加 0.1mol/L 盐酸溶液适量(每 5mg 氧氟沙星加 0.1mol/L 盐酸溶液 1ml)使溶解,用乙醇稀释制成每 1ml 中约含氧氟沙星 1mg 与环丙沙星 1mg 的溶液,作为系统适用性试验溶液,照附录四《薄层色谱法(二部)标准操作程序》实验,吸取上述三种溶液各 2μl,分别点于同一硅胶 GF$_{254}$ 薄层板上,以乙酸乙酯-甲醇-浓氨溶液(5：6：2)为展开剂,展开,取出,晾干,置紫外灯(254nm 或 365nm)下检视,系统适用性试验溶液应显两个完全分离的斑点,供试品溶液所显主斑点的位置和颜色应与对照品溶液主斑点的位置和颜色相同。

4.3.2.2 在含量测定项下记录的色谱图中,供试品溶液主峰的保留时间应与对照品溶液主峰的保留时间一致。

4.3.2.3 取本品细粉适量,加 0.1mol/L 盐酸溶液溶解,并稀释制成每 1ml 中含氧氟沙星 6μg 的溶液,滤过,滤液照附录一《紫外-可见分光光度法标准操作程序》,在 294nm 波长处有最大吸收。

以上 4.3.2.1、4.3.2.2 两项可选做一项。

4.4　检查

4.4.1　仪器与用具　分析天平、量筒、研钵、容量瓶、移液管、紫外-可见分光光度仪、溶出仪、高效液相色谱仪。

4.4.2　有关物质　取本品细粉适量,精密称定,按标示量加 0.1mol/L 盐酸溶液溶解,并定量稀释制成每 1ml 中约含氧氟沙星 1.2mg 的溶液,滤过,取续滤液作为供试品溶液;精密量取适量,用 0.1mol/L 盐酸溶液定量稀释制成每 1ml 中约含氧氟沙星 2.4μg 的溶液,作为对照溶液。另精密称取杂质 A 对照品约 18mg,置 100ml 量瓶中,加 6mol/L 氨溶液 1ml 与水适量使溶解,用水稀释至刻度,摇匀,精密量取 2ml,置 100ml 量瓶中,用水稀释至刻度,摇匀,作为杂质 A 对照品溶液。照附录五《高效液相色谱法标准操作程序》检查,用十八烷基硅烷键合硅胶为填充剂,以醋酸铵高氯酸钠溶液(取醋酸铵 4.0g 和高氯酸钠 7.0g,加水 1300ml 使溶解,用磷酸调节 pH 值至 2.2)-乙腈(85：15)为流动相 A;乙腈为流动相 B;按右表所示参数进行线性梯度洗脱,柱温为 40℃,流速为每分钟 1ml。

**表　梯渡洗脱参数**

| 时间(min) | 流动相 A(%) | 流动相 B(%) |
|---|---|---|
| 0 | 100 | 0 |
| 18 | 100 | 0 |
| 25 | 70 | 30 |
| 39 | 70 | 30 |
| 40 | 100 | 0 |
| 50 | 100 | 0 |

取氧氟沙星对照品、环丙沙星对照品和杂质 E 对照品各适量,加 0.1mol/L 盐酸溶液溶解,并稀释制成每 1ml 中约含氧氟沙星 1.2mg,环丙沙星和杂质 E 各 6μg 的混合溶液,取 10μl 注入液相色谱仪,以 294nm 为检测波长,记录色谱图。

氧氟沙星的保留时间约为 15min。氧氟沙星峰与杂质 E 峰和氧氟沙星峰与环丙沙星峰的分离度应分别大于 2.0 和 2.5。取对照品溶液 10μl 注入液相色谱仪,以 294nm 为检测波长,调节灵敏度,使主成分色谱峰的峰高约为满量程的 20%。精密量取供试品溶液、对照品溶液和杂质 A 对照品溶液各 10μl,分别注入液相色谱仪,以 294nm 和 238nm 为检测波长,记录色谱图。供试品溶液色谱图中如有杂质峰,杂质 A(238nm 检测)按外标法以峰面积计算,不得过 0.3%,其他单个杂质(294nm 检测)峰面积不得大于对照溶液主峰面积 1.5 倍(0.3%),其他各杂质峰面积的和(294nm 检测)不得大于对照溶液主峰面积 3.5 倍(0.7%)

4.4.3　溶出度　取本品,照附录三十《溶出度测定法标准操作程序》(第一法),以盐酸溶液(9→1000ml)900ml 为溶出介质,转速为每分钟 50 转,依法操作,30min 后取溶液适量,滤过,精密量取续滤液适量,用溶出介质定量稀释制成每 1ml 中约含氧氟沙星 4.5μg 的溶液,摇匀,照附录一《紫外-可见分光光度法标准操作程序》,在 294nm 波长处测定吸收度。另取氧氟沙星对照品适量,精密称定,用溶出介质溶解并定量稀释制成每 1ml 中约含氧氟沙星 4.5μg 的溶液,同法测定,计算每片的溶出量。限度为标示量的 80%,应符合规定。

4.4.4　重量差异　取本品,照附录三十一《片剂重量差异检查法标准操作程序》检查,应符合规定。

4.4.5　微生物限度　取本品,照附录三十七《细菌、霉菌、酵母菌数测定法标准操作程序》和附录三十八《大肠埃希菌检查法标准操作程序》检查,细菌数每 1g 不得过 1000cfu,每

1ml 不得过 100cfu，霉菌、酵母菌每 1g 或每 1ml 不得过 100cfu，大肠埃希菌每 1g 或每 1ml 不得检出。

4.5　含量测定

4.5.1　仪器与用具　分析天平、量筒、研钵、容量瓶、移液管、高效液相色谱仪。

4.5.2　测定法　照附录五《高效液相色谱法标准操作程序》操作。

4.5.2.1　色谱条件与系统适用性试验　用十八烷基硅烷键合硅胶为填充剂，以醋酸铵高氯酸钠溶液（取醋酸铵 4.0g 和高氯酸钠 7.0g，加水 1300ml 使溶解，用磷酸调节 pH 值至 2.2）-乙腈（85：15）为流动相，检测波长为 294nm。取氧氟沙星对照品、环丙沙星对照品和杂质 E 对照品各适量，加 0.1mol/L 盐酸溶液溶解，并稀释制成每 1ml 中约含氧氟沙星 0.12mg，环丙沙星和杂质 E 各 6μg 的混合溶液，取 10μl 注入液相色谱仪，以 294nm 为检测波长，记录色谱图。

氧氟沙星的保留时间约为 15min。氧氟沙星峰与杂质 E 峰和氧氟沙星峰与环丙沙星峰的分离度应分别大于 2.0 和 2.5。

4.5.2.2　测定法　取本品 10 片，精密称定，研细，精密称取适量（相当于氧氟沙星 0.12g），置 100ml 量瓶中，加 0.1mol/L 盐酸溶液溶解并稀释至刻度，摇匀，滤过，精密量取续滤液 5ml，置另一 50ml 量瓶中，再加 0.1mol/L 盐酸溶液稀释至刻度，摇匀，精密量取 10μl 注入液相色谱仪，记录色谱图；另取氧氟沙星对照品适量，同法操作，按外标法以峰面积计算，即得。

4.5.3　结果计算　按下式计算本品含氧氟沙星以标示量为 100 的相对含量（$X\%$）：

$$X\% = \frac{A_X \times D \times \overline{W} \times C_S}{A_S \times W \times 规格} \times 100\% \tag{6-1}$$

式中：$A_X$——供试品溶液的主峰面积；

　　　$A_S$——对照品溶液的主峰面积；

　　　$D$——稀释倍数；

　　　$W$——供试品的取用量（g）；

　　　$\overline{W}$——供试品平均片重（g）；

　　　$C_S$——对照品溶液的浓度。

4.5.4　结果判断　按标示量计算，本品含氧氟沙星应为 90.0%～110.0%。

4.5.5　附　杂质 A：（±）9,10-二氟-3-甲基-7-氧代-2,3-二氢-7H-吡啶并（1,2,3-de）-1,4-苯并噁唑-6-羧酸

杂质 E：（±）9-氟-3-甲基-7-氧代-10-（1-哌嗪基）-2,3-二氢-7H-吡啶并（1,2,3-de）-1,4-苯并噁唑-6-羧酸

4.6　检验规则

4.6.1　本品压片前使用同一台混合设备一次混合量所生产的均质产品为一个批号。

4.6.2　每批产品包装前由生产车间填写请验单，由质管部派人员到现场取样。用于理化检验的检品可在包装前取样。

4.6.3　每批产品的取样量为三倍检品用量，应分别从不同的位置抽取。

4.6.4　入库的氧氟沙星片成品除了按本标准与检验规程进行内在质量检验外，还应按《成品质量标准与检验规程通则》（省略）进行包装检查，均应符合规定，并且还应按《成品监

控管理规程》(省略)的规定通过放行审核。

4.6.5 内在质量检验结果如有一项或一项以上不合格的,整批产品判为不合格。包装质量不符合要求的,应重新包装。重新包装后,须重新进行检验。

4.7 标志、包装、运输、贮存

4.7.1 标志 本品外包装上应印有或粘贴牢固醒目的标志,内容须包括产品名称、规格及生产批号,并视标志大小,尽可能包括产品名称、规格、批准文号、数量、适应症、用法用量、贮藏、产品批号、生产日期、有效期和公司名称及注册商标等内容。

4.7.2 包装

4.7.3 运输 应避免碰撞,防止受潮或受热。

4.7.4 贮存 本品应密闭保存。本公司生产的氧氟沙星片自制粒之日起计有效期为2年。

【知识拓展】

氧氟沙星口服吸收快而完全,血药浓度高而持久,痰中浓度高,胆汁中浓度约为血药浓度的7倍。抗菌作用强,不良反应少而轻微。

【习题与思考】

1. 梯度洗脱的优点是什么?

2. 如何判定氧氟沙星在294nm有最大吸收?

3. 高效液相色谱法中我们常用外标法测定供试品含量,外标法的特点是什么? 在氧氟沙星片剂含量测定中,最后"另取氧氟沙星对照品适量,同法操作,按外标法以峰面积计算,即得",这里的适量是指应该取氧氟沙星多少?

# 任务二 对乙酰氨基酚片的检验

### 学习目标

**知识目标**

● 掌握片剂检验前处理的方法;

● 掌握对乙酰氨基酚片含量计算的方法;

● 掌握对乙酰氨基酚片检验的方法。

**技能目标**

● 能根据SOP文件正确配制溶液、试液;

● 能根据检验的方法与内容,正确选择仪器与用具;

● 能正确处理实验数据并写出报告;

● 能将对乙酰氨基酚的结构、理化性质与检验方法相联系。

【案例导入】

2012 年 5 月某医药公司购进 1 批对乙酰氨基酚片,验收人员验收时发现片剂表面有些发黄。

【任务内容】

请依据《对乙酰氨基酚片质量标准与检验规程》,对上述对乙酰氨基酚片进行检验,并出具检验报告,判定该片剂是否合格。

## 对乙酰氨基酚片质量标准与检验规程

| 技术标准——成品质量标准 | 起草人: 日期 年 月 日 |
| --- | --- |
| 起草部门:质量控制室 | 审核人: 日期 年 月 日 |
| 颁发部门:质管部 | 批准人: 日期 年 月 日 |
| 文件编码: | 生效日期: 年 月 日 总页数: |
| 文件标题:对乙酰氨基酚片质量标准与检验规程 | |
| 分发部门: | |

1 目的 建立对乙酰氨基酚片质量标准与检验规程。

2 适用范围 适用于对乙酰氨基酚片的成品出厂检验和留样观察检验。本规程不作用户验收依据。

3 职责 质管部人员执行本规程,质管部部长负责监督本规程的实施。

4 内容

4.1 技术标准

4.1.1 本品含对乙酰氨基酚为标示量的 95.0%～105.0%。

4.1.2 本标准引用《中华人民共和国药典》2010 年版二部。

4.1.3 技术要求

| 项 目 | | 标 准 |
| --- | --- | --- |
| 性 状 | | 本品为白色片 |
| 鉴 别 | 显色反应 | 应呈正反应 |
| 检 查 | 溶出度 | 应符合规定 |
| | 对氨基酚 | 不得过标示量的 0.1% |
| | 片重差异 | 应符合规定 |
| | 微生物限度 | 应符合规定 |
| 含量测定 | | 95.0%～105.0% |

4.1.4 试验方法除特别注明外,试验中所用的试剂均为分析纯,水为纯化水,溶液为水溶液。

4.2 性状 取本品,目测。

4.3 鉴别

4.3.1 仪器与用具 研钵、烧杯、量筒、分液漏斗。

4.3.2 操作

4.3.2.1 取本品的细粉适量(约相当于对乙酰氨基酚 0.5g),用乙醇 20ml 分次研磨使对乙酰氨基酚溶解,滤过,合并滤液,蒸干,残渣按以下方法检验:

(1)本品的水溶液加三氯化铁试液,即显蓝紫色。

(2)取本品约 0.1g,加稀盐酸 5ml,置水浴中加热 40min,放冷;取 0.5ml,滴加亚硝酸钠试液 5 滴,摇匀,用水 3ml 稀释后,加碱性 β-萘酚试液 2ml,振摇,即显红色。

4.3.2.2 取本品细粉适量(约相当于对乙酰氨基酚 100mg),加丙酮 10ml,研磨溶解,滤过,滤液水浴蒸干,残渣经减压干燥,依法测定,本品的红外光吸收图谱应与对照图谱(光谱集 131 图)一致。

4.4 检查

4.4.1 溶出度 取本品,照附录三十《溶出度测定法标准操作程序》(第一法),以稀盐酸 24ml 加水至 1000ml 为溶剂,转速为每分钟 100 转,依法操作,经 30min 时,取溶液滤过,精密量取续滤液适量,加 0.04%氢氧化钠溶液稀释成每 1ml 中含对乙酰氨基酚 5~10μg 的溶液,摇匀,照附录一《紫外-可见分光光度法标准操作程序》,在 257nm 的波长处测定吸收度,按 $C_8H_9NO_2$ 的吸收系数($E_{1cm}^{1\%}$)为 715 计算出每片的溶出量,限度为标示量的 80%,应符合规定。

4.4.2 对氨基酚 临用新制。取本品细粉适量(约相当于对乙酰氨基酚 0.2g),精密称定,置 10ml 量瓶中,加溶剂[甲醇-水(4:6)]适量,振摇使对乙酰氨基酚溶解,加溶剂稀释至刻度,摇匀,滤过,取续滤液作为供试品溶液;另取对氨基酚对照品和对乙酰氨基酚对照品适量,精密称定,加上述溶剂制成每 1ml 中各约含 20μg 混合的溶液,作为对照品溶液。照对乙酰氨基酚中对氨基酚及有关物质项下的色谱条件试验,供试品溶液的色谱图中如有与对照品溶液中对氨基酚保留时间一致的色谱峰,按外标法以峰面积计算,含对氨基酚不得过标示量的 0.1%。

4.4.3 重量差异 取本品,照附录三十一《片剂重量差异检查法标准操作程序》检查,应符合规定。

4.4.4 微生物限度 取本品,照附录三十七《细菌、霉菌、酵母菌数测定法标准操作程序》和附录三十八《大肠埃希菌检查法标准操作程序》检查,细菌数每 1g 不得过 1000cfu,每 1ml 不得过 100cfu,霉菌、酵母菌每 1g 或每 1ml 不得过 100cfu,大肠埃希菌每 1g 或每 1ml 不得检出。

4.5 含量测定

4.5.1 仪器与用具 分析天平、量筒、研钵、容量瓶、移液管、紫外-可见分光光度仪。

4.5.2 测定法 取本品 20 片,精密称定,研细,精密称取适量(约相当于对乙酰氨基酚 40mg),置 250ml 量瓶中,加 0.4%氢氧化钠溶液 50ml 及水 50ml,振摇 15min,加水至刻度,摇匀,滤过,精密量取续滤液 5ml,置 100ml 量瓶中,加 0.4%氢氧化钠溶液 10ml,加水至刻度,摇匀,照附录一《紫外-可见分光光度法标准操作程序》,在 257nm 波长处测定吸光度,按 $C_8H_9NO_2$ 的吸收系数($E_{1cm}^{1\%}$)为 715 计算,即得。

4.5.3 结果计算 按下式计算本品含对乙酰氨基酚片以标示量为 100 的相对含量($X\%$):

$$X\% = \frac{A \times D \times \overline{W}}{715 \times W \times 规格} \times 100\%$$ 　　(6-2)

式中：$A$——供试品溶液在 257nm 波长处的吸光度；

　　　$D$——稀释倍数；

　　　$W$——供试品的取用量(g)；

　　　$\overline{W}$——供试品平均片重(g)；

　　　715——$E_{1cm}^{1\%}$值。

4.5.4　结果判断　按标示量计算,本品含对乙酰氨基酚应为 $95.0\% \sim 105.0\%$。

4.6　检验规则

4.6.1　本品压片前使用同一台混合设备一次混合量所生产的均质产品为一个批号。

4.6.2　每批产品包装前由生产车间填写请验单,由质管部派员到现场取样。用于理化检验的检品可在包装前取样。

4.6.3　每批产品的取样量为三倍检品用量,应分别从不同的位置抽取。

4.6.4　入库的对乙酰氨基酚片成品除了按本标准与检验规程进行内在质量检验外,还应按《成品质量标准与检验规程通则》(省略)进行包装检查,均应符合规定,并且还应按《成品监控管理规程》(省略)的规定通过放行审核。

4.6.5　内在质量检验结果如有一项或一项以上不合格的,整批产品判为不合格。包装质量不符合要求的,应重新包装,重新包装后,须重新进行检验。

4.7　标志、包装、运输、贮存

4.7.1　标志　本品外包装上应印有或粘贴牢固醒目的标志,内容须标注产品名称、规格及生产批号,并视标志大小,尽可能包括产品名称、规格、批准文号、数量、适应、用法用量、贮藏、产品批号、生产日期、有效期和公司名称及注册商标等内容。

4.7.2　包装

4.7.3　运输　应避免碰撞,防止受潮或受热。

4.7.4　贮存　本品应密闭保存。本公司生产的对乙酰氨基酚片自制粒之日起计有效期为 2 年。

 【知识拓展】

对乙酰氨基酚的解热镇痛作用与阿司匹林相似,几乎不具有抗炎、抗风湿作用。临床可用于感冒发热、关节痛、头痛、神经痛和肌肉痛等。阿司匹林过敏、消化性溃疡、阿司匹林诱发哮喘的患者可选用对乙酰氨基酚代替阿司匹林。

因结构中具有共轭双键,对乙酰氨基酚具有紫外吸收。具有酚羟基及潜在的芳伯胺基,所以具有三氯化铁反应及重氮化偶合反应。

 【习题与思考】

1. 简述对乙酰氨基酚片溶出度计算方法。

2. 重氮化偶合反应适用于哪些物质的鉴别?

3. 简述本品的溶解性质。

# 任务三 维生素 $B_1$ 片的检验

## 学习目标

**知识目标**

● 掌握片剂检验前处理的方法；

● 掌握片剂含量的计算方法；

● 掌握维生素 $B_1$ 片的检验方法。

**技能目标**

● 能根据SOP文件正确配制溶液、试液；

● 能根据检验的方法与内容，正确选择仪器与用具；

● 能正确处理实验数据并写出报告；

● 能将维生素 $B_1$ 的结构、理化性质与检验方法相联系。

【案例导入】

2011 年 6 月某医院购进 1 批维生素 $B_1$ 片，验收人员验收，发现片剂表面有些发黄。

【任务内容】

请依据《维生素 $B_1$ 片质量标准与检验规程》，对上述维生素 $B_1$ 片进行检验，并出具检验报告，判定该片剂是否合格。

### 维生素 $B_1$ 片质量标准与检验规程

| 技术标准——成品质量标准 | 起草人： | 日期 | 年 | 月 | 日 |
|---|---|---|---|---|---|
| 起草部门:质量控制室 | 审核人： | 日期 | 年 | 月 | 日 |
| 颁发部门:质管部 | 批准人： | 日期 | 年 | 月 | 日 |
| 文件编码： | 生效日期： | 年 | 月 | 日 | 总页数： |
| 文件标题:维生素 $B_1$ 片质量标准与检验规程 | | | | | |
| 分发部门： | | | | | |

1 目的 建立维生素 $B_1$ 片质量标准与检验规程。

2 适用范围 适用于维生素 $B_1$ 片的成品出厂检验和留样观察检验。本规程不作用户验收依据。

3 职责 质管部人员执行本规程，质管部部长负责监督本规程的实施。

4 内容

4.1 技术标准

4.1.1 本品含维生素 $B_1$ 为标示量的 $90.0\% \sim 110.0\%$。

4.1.2 本标准引用《中华人民共和国药典》2010 年版二部。

4.1.3 技术要求

| 项　目 | | 标　准 |
|---|---|---|
| 性　状 | | 本品为白色片 |
| 鉴别 | 显色反应 | 应呈正反应 |
| 检查 | 有关物质 | 各杂质峰面积的和不得大于1.5% |
| | 片重差异 | 应符合规定 |
| | 微生物限度 | 应符合规定 |
| 含量测定 | | 90.0%～110.0% |

4.1.4　试验方法除特别注明外,试验中所用的试剂均为分析纯,水为纯化水,溶液为水溶液。

4.2　性状　取本品,目测。

4.3　鉴别

4.3.1　仪器与用具　研钵、烧杯、量筒、分液漏斗。

4.3.2　操作　取本品的细粉适量,加水搅拌,滤过,滤液蒸干后加氢氧化钠试液2.5ml,溶解后加铁氰化钾试液0.5ml与正丁醇5ml,强力振摇2min,放置使分层,上面的醇层显强烈的蓝色荧光;加酸使成酸性,荧光即消失;再加碱使成碱性,荧光又出现。

4.4　检查

4.4.1　有关物质　取本品细粉适量,加流动相适量,振摇使维生素 $B_1$ 溶解,用流动相稀释制成每1ml中含维生素 $B_1$ 1mg的溶液,滤过,取续滤液作为供试品溶液;精密量取1ml,置100ml量瓶中,用流动相稀释至刻度,摇匀,作为对照溶液。照附录五《高效液相色谱法标准操作程序》检查,用十八烷基硅烷键合硅胶为填充剂,以甲醇-乙腈-0.02mol/L庚烷磺酸钠溶液(含1%三乙胺,用磷酸调节 pH 值至5.5)(9:9:82)为流动相;检测波长为254nm,理论板数按维生素 $B_1$ 峰计算不低于2000,维生素 $B_1$ 峰与前后峰的分离度应符合要求。取对照溶液 $20\mu l$ 注入液相色谱仪,调节检测灵敏度,使主成分色谱峰的峰高约为满量程的20%。再精密量取供试品溶液与对照溶液各 $20\mu l$,分别注入液相色谱仪,记录色谱图至主峰保留时间的3倍。供试品溶液色谱图中如有杂质峰,各杂质峰面积的和不得大于对照溶液主峰面积的1.5倍(1.5%)。

4.4.2　重量差异　取本品,照附录三十一《片剂重量差异检查法标准操作程序》检查,应符合规定。

4.4.3　微生物限度　取本品,照附录三十七《细菌、霉菌、酵母菌数测定法标准操作程序》和附录三十八《大肠埃希菌检查法标准操作程序》检查,细菌数每1g不得过1000cfu,每1ml不得过100cfu,霉菌、酵母菌每1g或每1ml不得过100cfu,大肠埃希菌每1g或每1ml不得检出。

4.5　含量测定

4.5.1　仪器与用具　分析天平、量筒、研钵、容量瓶、移液管、紫外-可见分光光度仪。

4.5.2　测定法　取本品 20 片,精密称定,研细,精密称取适量(相当于维生素 $B_1$ 25mg),置100ml量瓶中,加盐酸溶液(9→1000)约70ml,振摇15min使维生素 $B_1$ 溶解,用上述溶剂稀释至刻度,摇匀,用干燥滤纸滤过,精密量取续滤液5ml,置另一 100ml量瓶中,再加上述溶剂稀释至刻度,摇匀,照附录一《紫外-可见分光光度法标准操作程序》测定,在246nm波长处测定吸光度,按 $C_{12}H_{17}ClN_4OS \cdot HCl$ 的吸收系数($E_{1cm}^{1\%}$)为421计算,即得。

4.5.3 结果计算 按下式计算,本品含维生素 $B_1$ 以标示量为 100 的相对含量($X\%$):

$$X\% = \frac{A \times D \times \overline{W}}{421 \times W \times 规格} \times 100\%$$ (6-3)

式中:$A$——供试品溶液在 246nm 波长处的吸光度;

　　　$D$——稀释倍数;

　　　$W$——供试品的取用量(g);

　　　$\overline{W}$——供试品平均片重(g);

　　　421——$E_{1cm}^{1\%}$ 值。

4.5.4 结果判断 按标示量计算,本品含维生素 $B_1$ 应为 90.0%～110.0%。

4.6 检验规则

4.6.1 本品压片前使用同一台混合设备一次混合量所生产的均质产品为一个批号。

4.6.2 每批产品包装前由生产车间填写请验单,由质管部派员到现场取样。用于理化检验的检品可在包装前取样。

4.6.3 每批产品的取样量为三倍检品用量,应分别从不同的位置抽取。

4.6.4 入库的维生素 $B_1$ 成品除了按本标准与检验规程进行内在质量检验外,还应按《成品质量标准与检验规程通则》(省略)进行包装检查,均应符合规定,并且还应按《成品监控管理规程》(省略)的规定通过放行审核。

4.6.5 内在质量检验结果如有一项或一项以上不合格的,整批产品判为不合格。包装质量不符合要求的,应重新包装,重新包装后,须重新进行检验。

4.7 标志、包装、运输、贮存

4.7.1 标志 本品外包装上应印有或粘贴牢固醒目的标志,内容须标注产品名称、规格及生产批号,并视标志大小,尽可能包括产品名称、规格、批准文号、数量、适应症、用法用量、贮藏、产品批号、生产日期、有效期和公司名称及注册商标等内容。

4.7.2 包装

4.7.3 运输 应避免碰撞,防止受潮或受热。

4.7.4 贮存 本品应密闭保存。本公司生产的维生素 $B_1$ 片自制粒之日起计有效期为 2 年。

 【知识拓展】

维生素 $B_1$ 为水溶性维生素,是碳水化合物代谢所必需的辅酶。摄入不足可致维生素 $B_1$ 缺乏,严重缺乏症称为"脚气病",临床上可用于维生素 $B_1$ 缺乏的预防和治疗,如脚气病。亦可用于周围神经炎、消化不良的辅助治疗。

因结构中具有共轭双键,维生素 $B_1$ 具有紫外吸收。

 【习题与思考】

1. 维生素 $B_1$ 的鉴别方法称为"硫色素反应",这个方法能用于维生素 $B_1$ 的含量测定吗? 如何操作?

2. 有关物质检查使用的方法是高效液相色谱法中的自身对照法,该方法有什么特点?

# 项目七  胶囊剂的质量检验

## 任务一  布洛芬胶囊的检验

【案例导入】

2012年1月某药厂完成一批次的布洛芬胶囊的生产，质检人员需对其进行质量检验，出具检验报告后进行销售。

【任务内容】

请依据《布洛芬胶囊成品检验标准操作规程》，对上述布洛芬胶囊进行检验，并出具检验报告，判定该批胶囊是否合格，可否进行销售。

### 布洛芬胶囊成品检验标准操作规程

| 技术标准——胶囊剂质量标准 | 起草人： | 日期 | 年 | 月 | 日 |
|---|---|---|---|---|---|
| 起草部门:质量控制室 | 审核人： | 日期 | 年 | 月 | 日 |
| 颁发部门:质管部 | 批准人： | 日期 | 年 | 月 | 日 |
| 文件编码： | 生效日期： | 年 | 月 | 日 | 总页数： |
| 文件标题:布洛芬胶囊成品检验标准操作规程 | | | | | |
| 分发部门： | | | | | |

1  目的  建立布洛芬胶囊质量标准与检验规程，确保检验结果准确、可靠，确保产品的

质量。

2　适用范围　本规程适用于布洛芬胶囊成品的检验。

3　职责　质量控制人员、质量保证人员执行本规程,质管部部长负责监督本规程的实施。

4　内容

4.1　技术标准

4.1.1　本标准引用《中华人民共和国药典》2010 年版二部。

4.1.2　质量指标

| 项　目 | | 标　　准 |
|---|---|---|
| 性　状 | | 本品内容物为白色结晶性粉末或粉末 |
| 鉴别 | 紫外吸收 | 在 265nm 和 273nm 波长处有最大吸收,在 245nm 与 271nm 波长处有最小吸收,在 259nm 波长处有一肩峰 |
| | 红外图谱 | 本品的红外光吸收图谱应与对照图谱一致 |
| | 液相色谱 | 供试品溶液主峰的保留时间应与对照品溶液主峰的保留时间一致 |
| 检查 | 外观 | 整洁,无黏结、变形、渗透或囊壳破裂现象,无异臭 |
| | 溶出度 | 应符合规定 |
| | 装量差异 | 应符合规定 |
| | 微生物限度 | 应符合规定 |
| 含量测定 | | 93.0%～107.0% |

4.2　准备工作　仪器、试剂的准备。

4.2.1　溶出仪、电子分析天平、量筒、容量瓶、移液管、紫外-可见分光光度计、红外分光光度计、高效液相色谱仪。

4.2.2　0.4%氢氧化钠溶液、1mol/L 盐酸溶液、磷酸盐缓冲液(pH7.2)。

4.2.3　甲醇(色谱纯)、乙腈(色谱纯)、醋酸钠缓冲液(pH2.5)。

4.3　操作

4.3.1　性状　本品为硬胶囊剂,外观应整洁,不得有黏结、变形、渗透或囊壳破裂现象,并应无异臭。本品内容物为白色结晶性粉末或粉末。

取抽取的样品若干粒,观察外观状态;用刀片划破囊壳,观察内容物的颜色及状态,判定并记录。

4.3.2　鉴别

4.3.2.1　取本品内容物适量,加 0.4%氢氧化钠溶液溶解并稀释制成每 1ml 中约含 0.25mg 的溶液,滤过,取续滤液,照附录一《紫外-可见分光光度法标准操作程序》测定,在 265nm 和 273nm 波长处有最大吸收,在 245nm 与 271nm 波长处有最小吸收,在 259nm 波长处有一肩峰。

4.3.2.2　取本品 5 粒,将内容物研细,加丙酮 20ml 使布洛芬溶解,滤过,取滤液挥干,真空干燥后测定。本品的红外光吸收图谱应与对照图谱(光谱集 943 图)一致。

4.3.2.3　在含量测定项下记录的色谱图中,供试品溶液主峰的保留时间应与对照品溶液主峰的保留时间一致。

### 4.3.3 检查

4.3.3.1 溶出度 照附录三十《溶出度测定法标准操作程序》(第一法)进行。

取本品 6 粒投入转篮内,以磷酸盐缓冲液(pH 7.2)900ml 为溶出介质,转速为每分钟 100 转,依法操作,经 30min 时,取溶液 5ml,滤过,取续滤液作为供试品溶液。另取布洛芬对照品,精密称定,加甲醇适量溶解并用溶出介质定量稀释制成每 1ml 中约含 0.2mg 的溶液,作为对照品溶液。取上述两种溶液,照含量测定项下的方法测定,计算每粒的溶出量。限度为标示量的 75%,应符合规定。

4.3.3.2 装量差异 照附录三十三《胶囊剂装量差异检查法标准操作程序》检查,应符合规定。

4.3.3.3 微生物限度 取本品,照附录三十七《细菌、霉菌、酵母菌数测定法标准操作程序》和附录三十八《大肠埃希菌检查法标准操作程序》检查,细菌数每 1g 不得过 1000cfu,每 1ml 不得过 100cfu,霉菌、酵母菌每 1g 或每 1ml 不得过 100cfu,大肠埃希菌每 1g 或每 1ml 不得检出。

4.3.4 含量测定 照附录五《高效液相色谱法标准操作程序》操作。

色谱条件与系统使用性试验 用十八烷基硅烷键合硅胶为填充剂,以醋酸钠缓冲液(取醋酸钠 6.13g,加水 750ml 使溶解,用冰醋酸调节 pH 值至 2.5)-乙腈(40:60)为流动相,检测波长为 263nm。理论板数按布洛芬峰计算不低于 2500。

测定法 取装量差异项下的内容物,混合均匀,精密称取适量(约相当于布洛芬 50mg),置 100ml 量瓶中,加甲醇适量,振摇使布洛芬溶解,用甲醇稀释至刻度,摇匀,滤过,精密量取续滤液 20μl,注入液相色谱仪,记录色谱图;另取布洛芬对照品 25mg,精密称定,置 50ml 量瓶中,加甲醇 2ml 使溶解,用甲醇稀释至刻度,摇匀,同法测定。按外标法峰面积计算,即得。

4.3.4.1 计算:本品含布洛芬的百分含量以标示量为 100 的相对含量($X\%$)计算式:

$$X\% = \frac{A_X \times D \times \overline{W} \times C_S}{A_S \times W \times 规格} \times 100\% \tag{7-1}$$

式中:$A_X$——供试品溶液的主峰面积;

$\quad\quad A_S$——对照品溶液的主峰面积;

$\quad\quad D$——稀释倍数;

$\quad\quad W$——供试品的取用量(g);

$\quad\quad \overline{W}$——供试品平均装量(g);

$\quad\quad C_S$——对照品溶液的浓度。

4.3.4.2 结果判断 本品含布洛芬 $C_{13}H_{18}O_2$ 应为标示量的 93.0%~107.0%。

### 4.4 标志与贮存

4.4.1 标志 本品外包装上应印有或粘贴牢固醒目的标志,内容须标注产品名称、规格及生产批号,并视标志大小,尽可能包括产品名称、规格、批准文号、数量、适应症、用法用量、贮藏、生产日期、生产批号、有效期和公司名称及注册商标等内容。

4.4.2 贮存 本品应密封保存。其存放环境温度不高于 30℃,湿度应适宜,防止受潮、发霉、变质。

【知识拓展】

布洛芬又名异丁苯丙酸,属于芳基丙酸类药物,化学结构上具有苯环和羧基,具有一定酸性,可被碱中和。

布洛芬为解热镇痛非甾体抗炎药,具有抗炎、镇痛、解热作用。治疗风湿性关节炎和类风湿关节炎的疗效稍逊于乙酰水杨酸和保泰松。适用于治疗风湿性关节炎、类风湿关节炎、骨关节炎、强直性脊椎炎和神经炎等。

【习题与思考】

1.胶囊剂项下的检查项目包括崩解时限检查,为什么布洛芬胶囊不进行崩解时限检查?
2.为什么布洛芬可用氢氧化钠滴定液测定含量?

# 任务二　枸橼酸铋钾胶囊的检验

## 学习目标

**知识目标**
- 掌握胶囊剂崩解时限、装量差异检查的方法;
- 熟悉枸橼酸铋钾胶囊的鉴别、检查、含量测定方法;
- 了解枸橼酸铋钾的结构和性质。

**技能目标**
- 能根据SOP文件正确配制溶液、试液;
- 能根据检验的方法与内容,正确选择仪器与用具;
- 能正确处理实验数据并写出报告;
- 能将枸橼酸铋钾的结构、理化性质与检验方法相联系。

【案例导入】

2011 年 10 月某医院购进 1 批枸橼酸铋钾胶囊,质检人员检验后出具合格的检验报告;2012 年 4 月质检人员对其进行留样检验。

【任务内容】

请依据《枸橼酸铋钾胶囊成品检验标准操作规程》,对上述枸橼酸铋钾胶囊进行检验,并出具检验报告,判定该原料药是否合格。

# 枸橼酸铋钾胶囊成品检验标准操作规程

| 技术标准——原料质量标准 | 起草人: | 日期 | 年 | 月 | 日 |
|---|---|---|---|---|---|
| 起草部门:质量控制室 | 审核人: | 日期 | 年 | 月 | 日 |
| 颁发部门:质管部 | 批准人: | 日期 | 年 | 月 | 日 |
| 文件编码: | 生效日期: | 年 | 月 | 日 | 总页数: |
| 文件标题:枸橼酸铋钾胶囊成品检验标准操作规程 | | | | | |
| 分发部门: | | | | | |

1 目的　建立枸橼酸铋钾胶囊质量标准与检验规程,确保检验结果准确、可靠,确保产品的质量。

2 适用范围　本规程适用于枸橼酸铋钾胶囊成品的检验。

3 职责　质量控制人员、质量保证人员执行本规程,质管部部长负责监督本规程的实施。

4　内容

4.1　技术标准

4.1.1　本标准引用《中华人民共和国药典》2010 年版二部。

4.1.2　质量指标

| 项　目 | | 标　准 |
|---|---|---|
| 性　状 | | 本品内容物为白色颗粒 |
| 鉴别 | 显色反应 | 应呈正反应 |
| | 显色反应 | 应呈正反应 |
| | 显色反应 | 应呈正反应 |
| 检查 | 外观 | 整洁,无黏结、变形、渗透或囊壳破裂现象,无异臭 |
| | 装量差异 | 超出限度的不得多于 2 粒,并不得有 1 粒超出 1 倍 |
| | 崩解时限 | 应符合规定 |
| | 微生物限度 | 应符合规定 |
| 含量测定 | | 90.0%～110.0% |

4.2　准备工作　仪器、试剂的准备。

4.2.1　崩解仪、电子分析天平、玻璃仪器、移液管、锥形瓶、碱式滴定管。

4.2.2　乙二胺四醋酸二钠滴定液(0.05mol/L)。

4.2.3　稀硝酸、稀硫酸、二甲酚橙指示液、10%硫脲溶液、高氯酸溶液(1→10)、氢氧化钠试液、吡啶-醋酐(3:1)。

4.3　操作

4.3.1　性状　本品为硬胶囊剂,外观应整洁,不得有黏结、变形、渗透或囊壳破裂现象,并应无异臭。本品内容物为白色颗粒。

取抽取的样品若干粒,观察外观状态;用刀片划破囊壳,观察内容物的颜色及状态,判定并记录。

4.3.2　鉴别　取本品的细粉适量(约相当于铋 220mg),加水 50ml,充分搅拌,使枸橼酸铋钾溶解,滤过,滤液照下述方法试验。

4.3.2.1　取本品约 1ml,加稀硫酸 2～3 滴酸化,加 10%硫脲溶液数滴,即显深黄色。

4.3.2.2　取本品约 10ml,加高氯酸溶液(1→10)10 滴,即发生白色沉淀。

4.3.2.3　取本品约 0.2ml,迅速加新配制的吡啶-醋酐(3∶1)5ml,初显黄色,渐变为红色或紫红色。

4.3.3　检查

4.3.3.1　装量差异　照附录三十三《胶囊剂装量差异检查法标准操作程序》检查,应符合规定。

4.3.3.2　崩解时限　照附录二十九《崩解时限检查法标准操作程序》检查,应符合规定。

4.3.3.3　微生物限度　取本品,照附录三十七《细菌、霉菌、酵母菌数测定法标准操作程序》和附录三十八《大肠埃希菌检查法标准操作程序》检查,细菌数每 1g 不得过 1000cfu,每 1ml 不得过 100cfu,霉菌、酵母菌每 1g 或每 1ml 不得过 100cfu,大肠埃希菌每 1g 或每 1ml 不得检出。

4.3.4　含量测定　取装量差异项下的内容物,混合均匀,精密称取适量(约相当于铋 200mg),加稀硝酸 18ml,充分振摇,使枸橼酸铋钾溶解,加水 50ml,混匀,加二甲酚橙指示液 3 滴,用乙二胺四醋酸二钠滴定液(0.05mol/L)滴定至溶液显黄色。每 1ml 乙二胺四醋酸二钠滴定液(0.05mol/L)相当于 10.45mg 的铋(Bi)。

4.3.4.1　计算　本品含枸橼酸铋钾的百分含量($X\%$),以铋(Bi)计算,计算式为:

$$X\% = \frac{V \times F \times 0.01045}{W \times 0.11/0.13} \times 100\% \qquad (7\text{-}2)$$

式中:$F$——乙二胺四醋酸二钠滴定液(0.05mol/L)的校正因子;

　　　$V$——供试品消耗乙二胺四醋酸二钠滴定液(0.05mol/L)的体积(ml);

　　　0.01045——每 1ml 乙二胺四醋酸二钠滴定液(0.05mol/L)相当于枸橼酸铋钾的质量(g);

　　　$W$——供试品的质量(g);

　　　0.11/0.3——标示量。

4.3.4.2　结果判断　以铋(Bi)计算,应为标示量的 90.0%～110.0%。

4.4　标志与贮存

4.4.1　标志　本品外包装上应印有或粘贴牢固醒目的标志,内容须标注产品名称、规格及生产批号,并视标志大小,尽可能包括产品名称、规格、批准文号、数量、适应症、用法用量、贮藏、生产日期、生产批号、有效期和公司名称及注册商标等内容。

4.4.2　贮存　本品应遮光,密封,在干燥处保存。其存放环境温度不高于 30℃,湿度应适宜,防止受潮、发霉、变质。

【知识拓展】

枸橼酸铋钾是胃黏膜保护药,为组成不定的含铋复合物,含铋量 35%～38.5%,可在溃疡表面形成保护膜;刺激内源性前列腺素释放;改善胃黏膜血流,清除幽门螺杆菌。

【习题与思考】

1. 消化性溃疡的治疗药物除了黏膜保护剂,还有哪些种类?

2. 枸橼酸铋钾的鉴定中,用到的显色剂是什么? 分别发生的是什么反应?

3. 各种不同剂型(如硬胶囊、软胶囊、肠溶衣片、含片、糖衣片、薄膜衣片、舌下片、可溶片)在崩解时限检查上有何异同点?

# 任务三　利巴韦林胶囊的检验

## 学习目标

**知识目标**
- 掌握胶囊剂溶出度检查的方法;
- 熟悉利巴韦林胶囊的鉴别、检查、含量测定方法;
- 了解利巴韦林的结构和性质。

**技能目标**
- 能根据SOP文件正确配制溶液、试液;
- 能根据检验的方法与内容,正确选择仪器与用具;
- 能正确处理实验数据并写出报告;
- 能将利巴韦林的结构、理化性质与检验方法相联系。

 【案例导入】

2010 年 10 月某市药检所对多家药厂的利巴韦林胶囊进行抽检,发现 1 家药厂的利巴韦林胶囊不合格。

 【任务内容】

请依据《利巴韦林胶囊成品检验标准操作规程》,对上述利巴韦林胶囊进行检验,并出具检验报告,判定该批胶囊是否合格。

### 利巴韦林胶囊成品检验标准操作规程

| 技术标准——原料质量标准 | 起草人: | 日期 | 年 | 月 | 日 |
|---|---|---|---|---|---|
| 起草部门:质量控制室 | 审核人: | 日期 | 年 | 月 | 日 |
| 颁发部门:质管部 | 批准人: | 日期 | 年 | 月 | 日 |
| 文件编码: | 生效日期: | 年 | 月 | 日 | 总页数: |
| 文件标题:利巴韦林胶囊成品检验标准操作规程 | | | | | |
| 分发部门: | | | | | |

1　目的　建立利巴韦林胶囊质量标准与检验规程,确保检验结果准确、可靠,确保产品的质量。

2　适用范围　本规程适用于利巴韦林胶囊成品的检验。

3　职责　质量控制人员、质量保证人员执行本规程,质管部部长负责监督本规程的实施。

4 内容

4.1 技术标准

4.1.1 本标准引用《中华人民共和国药典》2010 年版二部。

4.1.2 质量指标

| 项 目 | | 标 准 |
| --- | --- | --- |
| 性 状 | | 本品内容物为白色或类白色的颗粒或粉末 |
| 鉴别 | 显色反应 | 应呈正反应 |
| | 液相色谱 | 供试品溶液的主峰保留时间应与对照品溶液主峰保留时间一致 |
| 检查 | 外观 | 整洁,无黏结、变形、渗透或囊壳破裂现象,无异臭 |
| | 装量差异 | 应符合规定 |
| | 崩解时限 | 应符合规定 |
| | 微生物限度 | 应符合规定 |
| 含量测定 | | 90.0%～110.0% |

4.2 准备工作 仪器、试剂的准备。

4.2.1 崩解仪、电子分析天平、高效液相色谱仪、石蕊试纸。

4.2.2 利巴韦林对照品。

4.2.3 氢氧化钠试液。

4.3 操作

4.3.1 性状 本品为硬胶囊剂,外观应整洁,不得有黏结、变形、渗透或囊壳破裂现象,并应无异臭。本品内容物为白色或类白色的颗粒或粉末。

取抽取的样品若干粒,观察外观状态;用刀片划破囊壳,观察内容物的颜色及状态,判定并记录。

4.3.2 鉴别

4.3.2.1 取本品内容物适量(约相当于利巴韦林 0.1g),加水 10ml 使溶解,加氢氧化钠试液 5ml,加热至沸,即发生氨臭,能使湿润的红色石蕊试纸变蓝色。

4.3.2.2 在含量测定项下记录的色谱图中,供试品溶液的主峰保留时间应与对照品溶液主峰的保留时间一致。

4.3.3 检查

4.3.3.1 装量差异 照附录三十三《胶囊剂装量差异检查法标准操作程序》检查,应符合规定。

4.3.3.2 崩解时限 照附录二十九《崩解时限检查法标准操作程序》检查,应符合规定。

4.3.3.3 微生物限度 取本品,照附录三十七《细菌、霉菌、酵母菌数测定法标准操作程序》和附录三十八《大肠埃希菌检查法标准操作程序》检查,细菌数每 1g 不得过 1000cfu,每 1ml 不得过 100cfu,霉菌、酵母菌每 1g 或每 1ml 不得过 100cfu,大肠埃希菌每 1g 或每 1ml 不得检出。

4.3.4 含量测定 照附录五《高效液相色谱法标准操作程序》测定。

4.3.4.1 色谱条件与系统 适用性试验用磺化交联的苯乙烯-二乙烯基共聚物的氢型阳离子交换树脂为填充剂;以水(用稀硫酸调节 pH 值至 2.5±0.1)为流动相;检测波长为

207nm。理论板数按利巴韦林峰计算不低于 2000。

4.3.4.2 测定法 取装量差异项下的内容物,混合均匀,精密称取适量(约相当于利巴韦林 100mg),加流动相溶解并定量稀释成每 1ml 中含利巴韦林 50μg 的溶液,摇匀,滤过,取滤液作为供试品溶液。精密量取 20μl 注入液相色谱仪,记录色谱图;另取利巴韦林对照品适量,同法测定。按外标法以峰面积计算,即得。

4.3.4.1 计算:本品含利巴韦林的百分含量($X\%$),计算式:

$$X\% = \frac{A_S \times m_R \times \overline{m}}{m_S \times A_R \times 标示量} \times 100\% \tag{7-3}$$

式中:$A_S$——供试品的峰面积;

$A_R$——对照品的峰面积;

$m_R$——对照品的质量;

$m_S$——供试品的取样量;

标示量——本品规格为 0.15g。

4.3.4.2 结果判断 应为标示量的 90.0%~110.0%。

4.4 标志与贮存

4.4.1 标志 本品外包装上应印有或粘贴牢固醒目的标志,内容须标注产品名称、规格及生产批号,并视标志大小,尽可能包括产品名称、规格、批准文号、数量、适应症、用法用量、贮藏、生产日期、生产批号、有效期和公司名称及注册商标等内容。

4.4.2 贮存 本品应密封保存。其存放环境温度不高于 30℃,湿度应适宜,防止受潮、发霉、变质。

 【知识拓展】

利巴韦林为抗病毒药,又名三氮唑核苷、病毒唑,临床上用于多种病毒的治疗,对病毒性上呼吸道感染、乙型脑炎、腮腺炎、带状疱疹、病毒性肺炎和流行性出血热有特效,近年来应用于治疗甲型肝炎、乙型肝炎取得一定疗效。

本品口服或吸入给药,吸收迅速、完全。可透过胎盘,能进入乳汁,具有致畸和胚胎毒性,妊娠期妇女禁用。

 【习题与思考】

1. 2010 版《中华人民共和国药典》收载的利巴韦林制剂,除了利巴韦林胶囊,还有哪些?

2. 适宜和不适宜制成胶囊剂的情况各有哪些?

# 项目八 注射剂的质量检验

## 任务一 维生素 C 注射液的检验

### 学习目标

**知识目标**

- 掌握注射液含量计算的方法;
- 掌握维生素C注射液检验的方法;
- 掌握维生素C注射液检验方法的原理。

**技能目标**

- 能根据SOP文件正确配制溶液、试液;
- 能根据检验的方法与内容，正确选择仪器与用具;
- 能正确处理实验数据并写出报告;
- 能正确使用仪器和用具按照SOP文件进行检测。

 【案例导入】

2011 年 3 月某药品企业生产 3 批维生素 C 注射液,质检人员检验合格;销售之后收到投诉,其中有一批样品颜色偏黄。

 【任务内容】

请依据《维生素 C 注射液质量标准与检验规程》,对上述维生素 C 注射液进行检验,并出具检验报告,判定该维生素 C 注射液是否合格。

### 维生素 C 注射液质量标准与检验规程

| 技术标准——注射液质量标准 | 起草人: | 日期 | 年 | 月 | 日 |
|---|---|---|---|---|---|
| 起草部门:质量控制室 | 审核人: | 日期 | 年 | 月 | 日 |
| 颁发部门:质管部 | 批准人: | 日期 | 年 | 月 | 日 |
| 文件编码: | 生效日期: | 年 | 月 日 | 总页数: | |
| 文件标题:维生素 C 注射液质量标准与检验规程 | | | | | |
| 分发部门: | | | | | |

1 目的 建立维生素 C 注射液质量标准与检验规程,保证维生素 C 注射液质量。

2  适用范围  本规程适用于维生素 C 注射液入库检验,也适用于留样观察检验。

3  职责  质量控制人员、质量保证人员执行本规程,质管部部长负责监督本规程的实施。

4  内容

4.1  技术标准

4.1.1  本标准引用《中华人民共和国药典》2010 年版二部。

4.1.2  质量指标

| 项目 | | 标准 |
|---|---|---|
| 性状 | | 本品为无色至微黄色的澄明液体 |
| 鉴别 | 显色反应 | 应呈正反应 |
| | 薄层色谱 | 供试品溶液所显主斑点的颜色与位置应与对照品的主斑点相同 |
| 检查 | pH | 5.0～7.0 |
| | 颜色 | 吸光度不得过 0.06 |
| | 草酸 | 不得过 0.3% |
| | 细菌内毒素 | 每 1mg 维生素 C 中含内毒素量应小于 0.020EU |
| | 装量 | 每支装量不得少于其标示量 |
| | 不溶性微粒 | 应符合规定 |
| | 无菌 | 应符合规定 |
| | 可见异物 | 应符合规定 |
| 含量测定 | | 93.0%～107.0% |

4.2  准备工作  仪器、试剂的准备。

4.2.1  玻璃仪器  移液管、锥形瓶、碱式滴定管、烧杯、量筒、滴管。

4.2.2  碘滴定液(0.05mol/L)。

4.2.3  乙醇、乙酸乙酯、蒸馏水、醋酸、氯化钙、草酸、盐酸、亚甲蓝、丙酮。

4.2.4  淀粉指示液、薄层板 $GF_{254}$。

4.2.5  仪器  紫外-可见分光光度计、紫外灯、澄明度检测仪。

4.3  操作

4.3.1  性状  本品为无色至微黄色的澄明液体。

4.3.2  鉴别

4.3.2.1  取本品,用水稀释制成 1ml 中含维生素 C 10mg 的溶液,取 4ml,加 0.1mol/L 盐酸溶液 4ml,混匀,加 0.05% 亚甲蓝乙醇溶液 4 滴,置 40℃ 水浴中加热,3min 内溶液应由深蓝色变为浅蓝色或完全褪色。

4.3.2.2  取本品,用水稀释制成 1ml 中含维生素 C 1mg 的溶液,作为供试品溶液;另取维生素 C 对照品,加水溶解并稀释制成 1ml 中约含 1mg 的溶液,作为对照品溶液。照附录四《薄层色谱法标准操作程序》试验,吸取上述两种溶液各 $2\mu l$,分别点于同一硅胶 $GF_{254}$ 薄层板上,以乙酸乙酯-乙醇-水(5：4：1)为展开剂,展开,晾干,立即(1h 内)置紫外光灯(254nm)下检视。供试品溶液所显主斑点的位置和颜色应与对照品溶液的主斑点相同。

4.3.3  检查

4.3.3.1  pH  取本品适量,按照附录十《pH 值测定法标准操作程序》测定,应为 5.0～7.0。

4.3.3.2　颜色　取本品,用水稀释制成每 1ml 中含维生素 C 50mg 的溶液,照附录一《紫外-可见分光光度法标准操作程序》在 420nm 波长处测定,吸光度不得过 0.06。

4.3.3.3　草酸　取本品,用水稀释制成每 1ml 中含维生素 C 50mg 的溶液,精密量取 5ml,加稀醋酸 1ml 与氯化钙试液 0.5ml,摇匀,放置 1h,作为供试品溶液;精密称取草酸 75mg,置 500ml 量瓶中,加水溶解并稀释至刻度,摇匀,精密量取 5ml,加稀醋酸 1ml 与氯化钙试液 0.5ml,摇匀,放置 1h,作为对照溶液。供试品溶液产生的浑浊不得浓于对照溶液（0.3%）。

4.3.3.4　细菌内毒素　取本品,照附录三十六《细菌内毒素检查法（凝胶限量法）标准操作程序》检查,每 1mg 维生素 C 中含内毒素量应小于 0.020EU。

4.3.3.5　装量　取本品,照附录三十四《注射剂装量检查法标准操作程序》测定,应符合规定。

4.3.3.6　不溶性微粒　取本品,照附录二十六《不溶性微粒检查法操作程序》检查,应符合规定。

4.3.3.7　无菌　取本品,照附录四十一《无菌检查法（薄膜过滤法）标准操作程序》检查,应符合规定。

4.3.3.8　可见异物　取本品,照附录二十八《可见异物检查法（灯检法）标准操作程序》检查,应符合规定。

4.3.4　含量测定　精密量取本品适量（约相当于维生素 C 0.2g）,加水 15ml 与丙酮 2ml,摇匀,放置 5min,加稀醋酸 4ml 与淀粉指示液 1ml,用碘滴定液（0.05mol/L）滴定,至溶液显蓝色并持续 30s 不褪。每 1ml 碘滴定液（0.05mol/L）相当于 8.806mg 的 $C_6H_8O_6$。

4.3.4.1　计算　维生素 C 注射液的标示百分含量（$X\%$）计算式:

$$X\% = \frac{V \times F \times 8.806 \times 每支容量}{取样量 \times 标示量} \times 100\% \tag{8-1}$$

式中:$F$——碘滴定液（0.05mol/L）的校正因子;

　　$V$——供试品消耗碘滴定液（0.05mol/L）的体积（ml）;

　　8.806——每 1ml 碘滴定液（0.05mol/L）相当于 $C_6H_8O_6$ 的质量（mg）;

　　取样量单位:ml;

　　标示量单位:mg;

　　每支容量单位:ml。

4.3.4.2　结果判断　本品含维生素 C（$C_6H_8O_6$）应为标示量的 93.0%~107.0%。

4.4　取样

4.4.1　成品在入库前,生产车间应填写成品请验单,送交质管部门,请验单内容包括品名、批号、规格、数量等。

4.4.2　由检验室指派专人到成品存放地、在线包装地按批取样,每批成品在不同的包装内抽取一定的小包装,使抽取的样品具有代表性并可供三次检验量。

4.4.3　按请验单的内容与成品的标签进行核对无误后方可取样,随机取样后登记取样台账。

4.4.4　在取样的准备工作、取样过程、结束阶段均应执行《取样管理规程》（省略）和《取样操作规程》（省略）。

【知识拓展】

维生素 C 注射液为维生素类药。维生素 C 参与氨基酸代谢、神经递质的合成、胶原蛋白和组织细胞间质的合成,可降低毛细血管的通透性,加速血液的凝固,刺激凝血功能,促进铁在肠内吸收,促使血脂下降,增加对感染的抵抗力,参与解毒功能,且有抗组胺的作用及阻止致癌物质(亚硝胺)生成的作用。

本品应遮光、密闭保存。

 【习题与思考】

1. 维生素 C 注射液为什么要用碘量法测定含量?

2. 含量测定时为何要加入丙酮?

# 任务二　葡萄糖注射液的检验

## 学习目标

**知识目标**

● 掌握葡萄糖注射液检验的方法;

● 掌握葡萄糖注射液检验方法的原理。

**技能目标**

● 能根据SOP文件正确配制溶液、试液;

● 能根据检验的方法与内容,正确选择仪器与用具;

● 能正确处理实验数据并写出报告;

● 能正确使用仪器和用具按照SOP文件进行检测。

 【案例导入】

某药品生产企业接到有关葡萄糖注射液的投诉,医生反映有 1 瓶注射液出现絮状沉淀。

 【任务内容】

请依据《葡萄糖注射液质量标准与检验规程》,对上述葡萄糖注射液进行检验,并出具检验报告,判定该葡萄糖注射液是否合格。

### 葡萄糖注射液质量标准与检验规程

| 技术标准——注射液质量标准 | 起草人: | 日期 | 年 | 月 | 日 |
|---|---|---|---|---|---|
| 起草部门:质量控制室 | 审核人: | 日期 | 年 | 月 | 日 |
| 颁发部门:质管部 | 批准人: | 日期 | 年 | 月 | 日 |
| 文件编码: | 生效日期: | 年 | 月 | 日 | 总页数: |
| 文件标题:葡萄糖注射液质量标准与检验规程 | | | | | |
| 分发部门: | | | | | |

1　目的　建立葡萄糖注射液质量标准与检验规程,保证葡萄糖注射液质量。

2　适用范围　本规程适用于葡萄糖注射液入库检验,也适用于留样观察检验。

3　职责　质量控制人员、质量保证人员执行本规程,质管部部长负责监督本规程的实施。

4　内容

4.1　技术标准

4.1.1　本标准引用《中华人民共和国药典》2010 年版二部。

4.1.2　质量指标

| 项　目 | | 标　准 |
|---|---|---|
| | 性　状 | 本品为无色或几乎无色的澄明液体;味甜 |
| 鉴别 | 显色反应 | 应呈正反应 |
| 检查 | pH | 3.2~6.5 |
| | 5-羟甲基糠醛 | 吸光度不得大于 0.32 |
| | 重金属 | 少于百万分之五 |
| | 无菌 | 应符合规定 |
| | 细菌内毒素 | 每 1mg 中含内毒素量应小于 0.50EU |
| | 不溶性微粒 | 应符合规定 |
| | 装量 | 每支装量不得少于其标示量 |
| | 可见异物 | 应符合规定 |
| 含量测定 | | 95.0%~105.0% |

4.2　准备工作　仪器、试剂的准备。

4.2.1　玻璃仪器　试管、滴管、移液管、量瓶、量筒。

4.2.2　试剂　碱性酒石酸铜试液、氨试液、醋酸盐缓冲液(pH3.5)。

4.2.3　蒸馏水。

4.2.4　仪器　酸度计、紫外-可见分光光度计、可见异物检测仪、不溶性微粒检测仪、自动指示旋光仪。

4.3　操作

4.3.1　性状　本品为无色或几乎无色的澄明液体;味甜。

4.3.2　鉴别　取本品,缓缓滴入微温的碱性酒石酸铜试液中,即生成红色的氧化亚铜沉淀。

4.3.3　检查

4.3.3.1　pH　取本品适量,加水稀释制成 5% 浓度的溶液,每 100ml 加饱和氯化钾溶液 0.3ml,照附录十《pH 值测定法标准操作程序》检查,pH 值应为 3.2~6.5。

4.3.3.2　5-羟甲基糠醛　精密量取本品适量(约相当于葡萄糖 1.0g),置 100ml 量瓶中,用水稀释至刻度,摇匀,照附录一《紫外-可见分光光度法标准操作程序》,在 284nm 波长处测定,吸光度不得过 0.32。

4.3.3.3　重金属　取本品适量(约相当于葡萄糖 3g),必要时蒸发至约 20ml,放冷,加醋酸盐缓冲液(pH3.5)2ml 与水适量使成 25ml,依照附录十五《重金属检查法(一法、二法)标准操作程序》检查,按葡萄糖含量计算,含重金属不得过百万分之五。

4.3.3.4　无菌　取本品,采用薄膜过滤法,以金黄色葡萄球菌为阳性对照菌,依照附录四十一《无菌检查法(薄膜过滤法)标准操作程序》检查,应符合规定。

4.3.3.5　细菌内毒素　取本品,依照附录三十六《细菌内毒素检查法(凝胶限量法)标准操作程序》检查,每 1mg 葡萄糖中含内毒素量应小于 0.50EU。

4.3.3.6　装量　取本品,照附录三十四《注射剂装量检查法标准操作程序》或附录三十五《最低装量检查法标准操作程序》测定,应符合规定。

4.3.3.7　不溶性微粒　取本品,照附录二十六《不溶性微粒检查法标准操作程序》检查,应符合规定。

4.3.3.8　可见异物　取本品,照附录二十八《可见异物检查法(灯检法)标准操作程序》检查,应符合规定。

4.3.4　含量测定　精密量取本品适量(约相当于葡萄糖 10g),置 100ml 量瓶中,加氨试液 0.2ml(10%或 10%以下规格的本品可直接取样测定),用水稀释至刻度,摇匀,静置 10min,在 25℃时依照附录七《旋光度测定法标准操作程序》测定;与 2.0852 相乘,即得供试品中含有 $C_6H_{12}O_6$ 的质量(g)。

4.3.4.1　计算　葡萄糖注射液的标示百分含量($X\%$)计算式为:

$$X\% = \frac{\alpha \times 2.0852 \times 每支容量}{取样量 \times 标示量} \times 100\% \qquad (8\text{-}2)$$

式中:$\alpha$——旋光度;

取样量单位:ml;

标示量单位:g;

每支容量单位:ml。

4.3.4.2　结果判断　本品含葡萄糖($C_6H_{12}O_6 \cdot H_2O$)应为标示量的 95.0%～105.0%。

4.4　取样

4.4.1　成品在入库前　生产车间应填写成品请验单送交质管部门,请验单内容包括品名、批号、规格、数量等。

4.4.2　由检验室指派专人到成品存放地(在线包装地)按批取样,每批成品在不同的包装内抽取一定的小包装,使抽取的样品具有代表性,并可供 3 次检验。

4.4.3　按请验单的内容与成品的标签核对无误后方可取样,随机取样后登记取样台账。

4.4.4　在取样的准备工作、取样过程、结束阶段均应执行《取样管理规程》(省略)和《取样操作规程》(省略)。

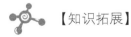【知识拓展】

葡萄糖注射液属注射剂,是调节水钠、电解质及酸碱平衡药,可以补充能量和体液,用于各种原因引起的进食不足或大量体液丢失(如呕吐、腹泻等)、全静脉内营养、饥饿性酮症,亦可用于治疗低血糖症、高钾血症,可作为高渗溶液用作组织脱水剂,配制腹膜透析液,药物稀释剂,静脉法葡萄糖耐量试验,供配制 GIK(极化液)液用。

本品应密闭保存。

【习题与思考】

1. 葡萄糖注射液用旋光度法测定含量的原理是什么?
2. 酸度测定时为何要配成5%浓度的溶液,为什么不直接测定?

# 任务三　氯化钠注射液的检验

学习目标

知识目标

● 掌握氯化钠注射液检验的方法;
● 掌握氯化钠注射液检验方法的原理。

技能目标

● 能根据SOP文件正确配制溶液、试液;
● 能根据检验的方法与内容,正确选择仪器与用具;
● 能正确处理实验数据并写出报告;
● 能正确使用仪器和用具按照SOP文件进行检测。

【案例导入】

　　某药品生产企业接到社区医院对氯化钠注射液的投诉,称有2瓶注射液内发现微小昆虫。

【任务内容】

　　请依据《氯化钠注射液质量标准与检验规程》,对上述氯化钠注射液进行检验,并出具检验报告,判定该氯化钠注射液是否合格。

## 氯化钠注射液质量标准与检验规程

| 技术标准——注射液质量标准 | 起草人: | 日期 | 年 | 月 | 日 |
|---|---|---|---|---|---|
| 起草部门:质量控制室 | 审核人: | 日期 | 年 | 月 | 日 |
| 颁发部门:质管部 | 批准人: | 日期 | 年 | 月 | 日 |
| 文件编码: | 生效日期: | 年 | 月 | 日 | 总页数: |
| 文件标题:氯化钠注射液质量标准与检验规程 | | | | | |
| 分发部门: | | | | | |

　　1　目的　建立氯化钠注射液质量标准与检验规程,保证氯化钠注射液质量。
　　2　适用范围　本规程适用于氯化钠注射液入库检验,也适用于留样观察检验。
　　3　职责　质量控制人员、质量保证人员执行本规程,质管部部长负责监督本规程的实施。
　　4　内容

## 4.1 技术标准

4.1.1 本标准引用《中华人民共和国药典》2010 年版二部。

4.1.2 质量指标

| 项　目 | | 标　准 |
|---|---|---|
| 性　状 | | 本品为无色的澄明液体;味微咸 |
| 鉴别 | 焰色反应 | 黄色 |
| | 氯离子反应 | 应呈正反应 |
| 检查 | pH | 4.5～7.0 |
| | 重金属 | 少于千万分之三 |
| | 渗透压摩尔浓度 | 260～320mOsmol/kg |
| | 细菌内毒素 | 每 1mg 中含内毒素量应小于 0.50EU |
| | 无菌 | 应符合规定 |
| | 不溶性微粒 | 应符合规定 |
| | 装量 | 每瓶装量不得少于其标示量 |
| | 可见异物 | 应符合规定 |
| 含量测定 | | 0.850%～0.950%(g/ml) |

4.2 准备工作　仪器、试剂的准备。

4.2.1 玻璃仪器　试管、滴管、移液管、量瓶、量筒、锥形瓶。

4.2.2 试剂　硝酸银试液、荧光黄指示液、醋酸盐缓冲液(pH3.5)、硼砂溶液(pH2.5)、糊精溶液(2%)。

4.2.3 蒸馏水。

4.2.4 硝酸银滴定液(0.1mol/L)。

4.2.5 仪器　酸度计、可见异物检测仪、不溶性微粒检测仪。

4.3 操作

4.3.1 性状　本品为无色的澄明液体;味微咸。

4.3.2 鉴别

4.3.2.1 取铂丝,用盐酸湿润后,蘸取本品,在无色火焰中燃烧,火焰即显鲜黄色。

4.3.2.2 取本品,加稀硝酸使成酸性后,滴加硝酸银试液,即生成白色凝乳状沉淀;分离,沉淀加氨试液即溶解,再加稀硝酸酸化后,沉淀复生成。

4.3.3 检查

4.3.3.1 pH　取本品适量,依照附录十《pH 值测定法标准操作程序》检查,pH 值应为 4.5～7.0。

4.3.3.2 重金属　取本品 50ml,蒸发至约 20ml,放冷,加醋酸盐缓冲液(pH3.5)2ml与水适量使成 25ml,依照附录十五《重金属检查法(一法、二法)标准操作程序法》检查,含重金属不得过千万分之三。

4.3.3.3 渗透压摩尔浓度　取本品,依照附录二十七《渗透压摩尔浓度测定法标准操作程序》检查渗透压摩尔浓度应为 260～320mOsmol/kg。

4.3.3.4 无菌　取本品,采用薄膜过滤法,以金黄色葡萄球菌为阳性对照菌,依照附录四十一《无菌检查法(薄膜过滤法)标准操作程序》检查,应符合规定。

4.3.3.5　细菌内毒素　取本品,照附录三十六《细菌内毒素检查法(凝胶限量法)标准操作程序》检查,每 1mg 氯化钠中含内毒素量应小于 0.50EU。

4.3.3.6　装量　取本品,照附录三十四《注射剂装量检查法标准操作程序》或附录三十五《最低装量检查法标准操作程序》测定,应符合规定。

4.3.3.7　不溶性微粒　取本品,照附录二十六《不溶性微粒检查法标准操作程序》检查,应符合规定。

4.3.3.8　可见异物　取本品,照附录二十八《可见异物检查法(灯检法)标准操作程序》检查,应符合规定。

4.3.4　含量测定　精密量取本品 10ml,加水 40ml、2% 糊精溶液 5ml、2.5% 硼砂溶液 2ml 与荧光黄指示液 5～8 滴,用硝酸银滴定液(0.1mol/L)滴定。每 1ml 硝酸银滴定液(0.1mol/L)相当于 5.844mg 的 NaCl。

4.3.4.1　计算　氯化钠注射液的含量计算式:

$$m(\mathrm{g/ml}) = \frac{V \times F \times 0.005844}{10} \times 100\% \tag{8-3}$$

式中:$V$——消耗硝酸银滴定液的体积(ml);

　$F$——硝酸银滴定液的浓度校正因子。

4.3.4.2　结果判断　本品含氯化钠(NaCl)应为 0.850%～0.950%(g/ml)

4.4　取样

4.4.1　成品在入库前,生产车间应填写成品请验单,送交质管部门,请验单内容包括品名、批号、规格、数量等。

4.4.2　由检验室指派专人到成品存放地(在线包装地)按批取样,每批成品在不同的包装内抽取一定的小包装,使抽取的样品具有代表性,并可供三次检验。

4.4.3　按请验单的内容与成品的标签核对无误后方可取样,随机取样后登记取样台账。

4.4.4　在取样的准备工作、取样过程、结束阶段均应执行《取样管理规定》(省略)和《取样操作规程》(省略)。

【知识拓展】

氯化钠静脉注射后直接进入血液循环,在体内广泛分布,但主要存在于细胞外液。钠离子、氯离子均可被肾小球滤过,并部分被肾小管重吸收。由肾脏随尿排泄,仅少部分从汗排出。心、肾功能不全者慎用。类别属于电解质补充药。

本品应密闭保存。

【习题与思考】

1. 氯化钠注射液含量测定方法的原理是什么?

2. 为什么氯化钠注射液要检测渗透压摩尔浓度?

# 项目九　药用辅料的质量检验

## 任务一　硫酸钙的检验

　学习目标

**知识目标**

● 掌握硫酸钙检验的方法。

**技能目标**

● 能根据SOP文件正确配制溶液、试液；

● 能根据检验的方法与内容，正确选择仪器与用具；

● 能正确处理实验数据并写出报告。

　【案例导入】

　　某药品生产企业从一新供应商购进一批硫酸钙，根据规定必须对购进的辅料进行检验。

【任务内容】

　　请依据《硫酸钙质量标准与检验规程》，对购买的硫酸钙进行检验，判定其是否合格，并出具检验报告。

### 硫酸钙质量标准与检验规程

| 技术标准——药用辅料质量标准 | 起草人： | 日期 | 年 | 月 | 日 |
|---|---|---|---|---|---|
| 起草部门:质量控制室 | 审核人： | 日期 | 年 | 月 | 日 |
| 颁发部门:质管部 | 批准人： | 日期 | 年 | 月 | 日 |
| 文件编码: | 生效日期： | 年 | 月 | 日 | 总页数： |
| 文件标题:硫酸钙质量标准与检验规程 | | | | | |
| 分发部门: | | | | | |

　　1　目的　建立硫酸钙质量标准与检验规程,保证硫酸钙的质量。

　　2　适用范围　本规程适用于硫酸钙的检验。

　　3　职责　质管部、中心化验室检查硫酸钙,物料部购买硫酸钙,生产部使用硫酸钙均应按此标准。

　　4　内容

4.1 技术标准

4.1.1 本标准引用《中华人民共和国药典》2010 年版二部。

4.1.2 质量指标

| 项 目 | | 标 准 |
|---|---|---|
| 性 状 | | 本品为白色粉末;无臭,无味。<br>本品在水中微溶,在乙醇中不溶,在稀盐酸中溶解 |
| 鉴别 | 鉴别 | 应符合规定 |
| 检查 | 氯化物 | 应符合规定 |
| | 碳酸盐 | 应符合规定 |
| | 炽灼失重 | 19.0%～23.0% |
| | 铁盐 | ≤0.01% |
| | 重金属 | 不得过百万分之十五 |
| | 砷盐 | 不得过 0.001% |
| 含量测定 | | 本品以炽灼品计算,含 $CaSO_4$ 不得少于 99.0% |

4.2 准备工作 仪器、试剂的准备。

4.2.1 玻璃仪器 比色管、坩埚、纳氏比色管、滴定管、刻度吸管、量杯。

4.2.2 试液 硝酸溶液(1→2)、标准氯化钠溶液、稀盐酸、硫氰酸铵试液、醋酸盐缓冲液(pH3.5)、乙二胺四醋酸二钠滴定液(0.05mol/L)。

4.3 操作

4.3.1 性状 本品为白色粉末;无臭,无味。

本品在水中微溶,在乙醇中不溶,在稀盐酸中溶解。

4.3.2 鉴别 取本品,加稀盐酸使溶解,溶液显钙盐与硫酸盐的鉴别反应。

4.3.3 检查

4.3.3.1 氯化物 取本品 0.50g,加硝酸溶液(1→2)5ml 与水 40ml,振摇使溶解,依照附录十二《氯化物检查法标准操作程序》检查,与标准氯化钠溶液 9.0ml 制成的对照溶液比较,不更浓(0.018%)。

4.3.3.2 碳酸盐 取本品 1g,加水 5ml,混匀,滴加稀盐酸,不得发生泡沸。

4.3.3.3 炽灼失重 取本品 1.0g,在 700～800℃炽灼至恒重,减失重量应为 19.0%～23.0%。

4.3.3.4 铁盐 取本品 0.20g,加过硫酸铵 50mg 与稀盐酸 10ml,振摇溶解后,加水稀释使成 50ml,加硫氰酸铵试液 5.0ml,摇匀,依照附录十四《铁盐检查法标准操作程序》检查,与标准铁溶液 3.0ml 用同一方法制成的对照液比较,不得更深(0.01%)。

4.3.3.5 重金属 取本品 2.5g,加稀盐酸 2ml 与水 15ml,加热煮沸,放冷,加酚酞指示液 2 滴,滴加浓氨溶液至溶液颜色恰变为粉红色,加冰醋酸 0.5ml,加水稀释至 25ml,滤过,取滤液 12ml,作为供试品溶液;另取滤液 2ml,加水 10ml,作为空白溶液。将上述三种溶液分别置 25ml 纳氏比色管中,加醋酸盐缓冲液(pH3.5)2ml,摇匀,分别加硫代乙酰胺试液 1.2ml,摇匀,放置 2min。空白溶液所显的颜色应浅于对照溶液所显的颜色,供试品溶液如显色,与对照溶液比较,不得更深(0.0015%)。

4.3.3.6　砷盐　取本品 0.20g,加 10% 盐酸溶液 10ml,置 50℃ 水浴加热 5min 使溶解,加盐酸 5ml 与水 21ml,照附录十六《砷盐检查法标准操作程序》(第一法)检查,应符合规定(0.001%)。

4.3.4　含量测定　取本品约 0.2g,精密称定,加稀盐酸 10ml 与水 100ml,加热并振摇使溶解,放冷,在搅拌下精密加入乙二胺四醋酸二钠滴定液(0.05mol/L)20ml,摇匀,再加入氢氧化钠溶液(1→5)15ml 与钙紫红素指示剂 0.1g,继以乙二胺四醋酸二钠滴定液(0.05mol/L)滴定至溶液由紫色变为蓝色。每 1ml 乙二胺四醋酸二钠滴定液(0.05mol/L)相当于 6.807mg 的 $CaSO_4$。

【知识拓展】

硫酸钙有无水物、半水物和二水物三种形态,作为片剂辅料,国内一般采用二水物。半水物遇水后易硬结,不宜作片剂的辅料,无水物亦很少用。可广泛用作维生素类和其他对水分敏感药物的填充剂。这类与水紧密结合而又不吸湿的物料,较之其他无水物,具有更大的优越性。硫酸钙二水物虽含有 21% 的水分,但因其紧密结合在分子中,在 80℃ 时也不易释出,不易再吸收外界的水,故无引湿性。

【习题与思考】

1. 解释滴定度的概念。
2. 药典收载的重金属检查法有哪几种?

# 任务二　枸橼酸的检验

学习目标

**知识目标**
● 掌握枸橼酸检验的方法。

**技能目标**
● 能根据SOP文件正确配制溶液、试液;
● 能根据检验的方法与内容,正确选择仪器与用具;
● 能正确处理实验数据并写出报告。

【案例导入】

枸橼酸是有机酸中第一大酸,由于物理性能、化学性能、衍生物的性能,是广泛应用于食品、医药、日化等行业最重要的有机酸之一。现有一医药企业新购进一批枸橼酸,根据规定必须对购进的药用辅料进行检验。

【任务内容】

请依据《枸橼酸质量标准与检验规程》,对购买的枸橼酸进行检验,判定其是否合格,并出具检验报告。

## 枸橼酸质量标准与检验规程

| 技术标准——药用辅料质量标准 | 起草人:　日期　　年　　月　　日 |
|---|---|
| 颁发部门:质管部 | 批准人:　日期　　年　　月　　日 |
| 文件编码: | 生效日期:　　年　　月　　日　　总页数: |
| 文件标题:枸橼酸质量标准与检验规程 | |
| 分发部门: | |

1　目的　建立枸橼酸质量标准与检验规程,保证枸橼酸的质量。

2　适用范围　本规程适用于枸橼酸的检验。

3　职责　质管部、中心化验室检查枸橼酸,物料部购买枸橼酸,生产部使用枸橼酸均应按此标准。

4　内容

4.1　技术标准

4.1.1　本标准引用《中华人民共和国药典》2010 年版二部。

4.1.2　质量指标

| 项　　目 | | 标　　准 |
|---|---|---|
| 性　状 | | 无色的半透明结晶、白色颗粒或白色结晶性粉末;无臭,味极酸;在干燥空气中微有风化性;水溶液显酸性。本品在水中极易溶解,在乙醇中易溶,在乙醚中略溶 |
| 鉴别 | 一般鉴别 | 显枸橼酸盐的鉴别反应 |
| | 红外图谱 | 本品的红外光吸收图谱应与对照图谱一致 |
| 检查 | 溶液的澄清度与颜色 | 不得更深 |
| | 氯化物 | 不得过 0.0005% |
| | 硫酸盐 | 不得过 0.015% |
| | 草酸盐 | 应符合规定 |
| | 易炭化物 | 应符合规定 |
| | 水分 | 7.5%～9.0% |
| | 炽灼残渣 | ≤0.1% |
| | 钙盐 | 应符合规定 |
| | 铁盐 | 应符合规定 |
| | 重金属 | 不得过百万分之五 |
| | 砷盐 | ≤0.0001% |
| 含量测定 | | 按无水物计算,含 $C_6H_8O_7$ 不得少于 99.5% |

4.2　准备工作　仪器、试剂的准备。

4.2.1　玻璃仪器　比色管、坩埚、纳氏比色管、检砷瓶、滴定管、刻度吸管、量杯。

4.2.2　试液　标准硫酸钾、氨试液、氯化钙试液、95%硫酸、比色用氯化钴液、比色用重铬酸钾液、比色用硫酸铜液、草酸铵试液、标准铁溶液、酚酞指示液、醋酸盐缓冲液(pH3.5)、氢氧化钠滴定液(1mol/L)。

### 4.3　操作

4.3.1　性状　本品为无色的半透明结晶、白色颗粒或白色结晶性粉末;无臭,味极酸;在干燥空气中微有风化性;水溶液显酸性。

本品在水中极易溶解,在乙醇中易溶,在乙醚中略溶。

4.3.2　鉴别

4.3.2.1　本品显枸橼酸盐的鉴别反应。

4.3.2.2　本品在105℃干燥2h,其红外光吸收图谱与对照图谱(光谱集263图)一致。

4.3.3　检查

4.3.3.1　溶液澄清度与颜色　取本品2.0g,加水10ml使溶解后,照附录二十四《溶液澄清度检查法标准操作程序》检查,溶液应澄清无色;如显色,照附录二十五《溶液颜色检查法标准操作程序》(第一法)检查,与黄色2号或黄绿色2号标准比色液比较,不得更深。

4.3.3.2　氯化物　取本品10.0g,照附录十二《氯化物检查法标准操作程序》检查,与标准氯化钠溶液5.0ml制成的对照液比较,不得更浓(0.0005%)。

4.3.3.3　硫酸盐　取本品1.0g,依照附录十三《硫酸盐检查法标准操作程序》检查,与标准硫酸钾溶液1.5ml制成的对照液比较不得更浓(0.015%)。

4.3.3.4　草酸盐　取本品1.0g,加水10ml溶解后,加氨试液中和,加氯化钙试液2ml,在室温放置30min,不得发生浑浊。

4.3.3.5　易炭化物　取本品1.0g,置比色管中,加95%(g/g)硫酸10ml,在90±1℃温度下加热1h,立即冷却,如显色,与对照液(取比色用氯化钴液0.9ml、比色用重铬酸钾液8.9ml与比色用硫酸铜液0.2ml混匀)比较,不得更深。

4.3.3.6　水分　取本品,照附录十九《水分测定法(第一法)标准操作程序》测定,含水分为7.5%～9.0%。

4.3.3.7　炽灼残渣　照附录十七《炽灼残渣检查法标准操作程序》检查,不得过0.1%。

4.3.3.8　钙盐　取本品1.0g,加水10ml溶解后,加氨试液中和,加草酸铵试液数滴,不得发生浑浊。

4.3.3.9　铁盐　取本品1.0g,依照附录十四《铁盐检查法标准操作程序》检查,加正丁醇提取后,与标准铁溶液1.0ml用同一方法制成的对照液比较,不得更深(0.001%)。

4.3.3.10　重金属　取本品4.0g,加水10ml溶解后,加酚酞指示液1滴,滴加氨试液适量至溶液显粉红色,加醋酸盐缓冲液(pH3.5)2ml与水适量使成25ml,依照附录十五《重金属检查法标准操作程序》(第一法)检查,含重金属不得过百万分之五。

4.3.3.11　砷盐　取本品2.0g,加水23ml溶解后,加盐酸5ml,依附录十六《砷盐检查法标准操作程序》检查,应符合规定(0.0001%)。

4.3.4　含量测定　取本品约1.5g,精密称定,加新沸过的冷水40ml溶解后,加酚酞指示液3滴,用氢氧化钠滴定液(1mol/L)滴定。每1ml氢氧化钠滴定液(1mol/L)相当于64.04mg的$C_6H_8O_7$。

**【知识拓展】**

　　枸橼酸在药剂中主要用作矫味剂、缓冲剂、抗氧增效剂、酸性泡腾剂、稳定剂和助溶剂。本品也是食品添加剂,在食品制造中用作酸味剂、螯合剂、增香剂等,用于制造饮料、糖果、果酱、果冻、糕点等多种食品。

**【习题与思考】**

　　铁盐检查法的原理是什么?

# 任务三　明胶空心胶囊的检验

## 学习目标

**知识目标**
- 掌握明胶空心胶囊检验的方法。

**技能目标**
- 能根据SOP文件正确配制溶液、试液;
- 能根据检验的方法与内容,正确选择仪器与用具;
- 能正确处理实验数据并写出报告。

**【案例导入】**

　　2012年4月15日,中央电视台《每周质量报告》播出节目《胶囊里的秘密》,曝光河北一些企业用生石灰处理皮革废料,熬制成工业明胶,卖给绍兴新昌一些企业制成药用胶囊,最终流入药品企业,进入患者腹中。由于皮革在工业加工时,要使用含铬的鞣制剂,因此这样制成的胶囊,往往重金属铬超标。经检测,共有9家药厂13个批次的药品所用胶囊重金属铬含量超标。

**【任务内容】**

　　请依据《明胶空心胶囊质量标准与检验规程》,对购买的空心胶囊进行检验,判定其是否合格,并出具检验报告。

### 明胶空心胶囊质量标准与检验规程

| 技术标准——药用辅料质量标准 | 起草人: | 日期 | 年 | 月 | 日 |
|---|---|---|---|---|---|
| 起草部门:质量控制室 | 审核人: | 日期 | 年 | 月 | 日 |
| 颁发部门:质管部 | 批准人: | 日期 | 年 | 月 | 日 |
| 文件编码: | 生效日期: | 年 | 月 | 日 | 总页数: |
| 文件标题:明胶空心胶囊质量标准与检验规程 | | | | | |
| 分发部门: | | | | | |

1 目的　建立明胶空心胶囊质量标准与检验规程,保证明胶空心胶囊的质量。

2 适用范围　本规程适用于明胶空心胶囊的检验。

3 职责　质管部、中心化验室检查空心胶囊,物料部购买空心胶囊,生产部使用空心胶囊均应按此标准。

4 内容

4.1 技术标准

4.1.1 本标准引用《中华人民共和国药典》2010 年版二部。

4.1.2 质量指标

| 项　目 | | | 标　准 |
|---|---|---|---|
| 性　状 | | | 本品呈圆筒状,囊体应光洁,色泽均匀,切口平整,<br>无变形,无异臭 |
| 鉴别 | 沉淀反应 | | 应呈正反应 |
| | 变色反应 | | 应呈正反应 |
| 检<br><br>查 | 松紧度 | | 应符合规定 |
| | 脆碎度 | | 应符合规定 |
| | 崩解时限 | | ≤10min |
| | 亚硫酸盐(以 $SO_2$ 计) | | ≤0.01% |
| | 对羟基苯甲酸酯类 | | 不得过 0.05% |
| | 氯乙醇 | | 供试品溶液中氯乙醇的峰面积不得超过对照液峰面积 |
| | 环氧乙烷 | | 供试品溶液中环氧乙烷的峰面积不得超过对照液主峰面积 |
| | 干燥失重 | | 12.5%～17.5% |
| | 炽<br>灼<br>残<br>渣 | 透明 | ≤2.0% |
| | | 半透明或一节透明另一节不透明 | ≤3.0% |
| | | 一节半透明另一节不透明 | ≤4.0% |
| | | 不透明 | ≤5.0% |
| | 重金属 | | 不得过百万分之四十 ppm |
| | 铬 | | 不得过百万分之二 |
| | 黏度 | | ≥60mm²/s |
| 微生物限度检查 | 细菌数 | | ≤1000 个/g |
| | 霉菌、酵母菌数 | | ≤100 个/g |
| | 大肠埃希菌 | | 不得检出 |
| | 沙门菌 | | 不得检出/10g |

4.2 准备工作　仪器、试剂的准备。

4.2.1 玻璃仪器　纳氏比色管、表面皿、长颈圆底烧瓶、冷凝管、100ml 烧杯、刻度吸管、量杯。

4.2.2 试液　重铬酸钾试液、稀盐酸、鞣酸试液、0.1mol/L 碘溶液、硝酸镁饱和溶液、醋酸盐缓冲液(pH3.5)。

4.3 操作

4.3.1 性状　本品呈圆筒状,系由可套合和锁合的帽和体两节组成的质硬且具有弹性的空囊。囊体应光洁、色泽均匀、切口平整、无变形、无异臭。本品分透明、半透明、不透明三种。

### 4.3.2　鉴别

4.3.2.1　取本品 0.25g,加水 50ml,加热使溶化,放冷,取溶液 5ml,加重铬酸钾试液-稀盐酸(4∶1)数滴,即生成橘黄色絮状沉淀。

4.3.2.2　取上述剩余的溶液 1ml,加水 50ml,摇匀,加鞣酸试液数滴,即发生浑浊。

4.3.2.3　取本品约 0.3g,置试管中,加钠石灰少许,产生的气体能使湿润的红色石蕊试纸变蓝色。

### 4.3.3　检查

4.3.3.1　松紧度　取本品 10 粒,用拇指和食指轻捏胶囊两端,旋转拔开,不得有粘结、变形或破裂,然后装满滑石粉,将帽、体套合,逐粒在 1m 高度处直坠于厚度为 2cm 的木板上,应不漏粉;如有少量漏粉,不得超过 2 粒。如超过,应另取 10 粒复试,均应符合规定。

4.3.3.2　脆碎度　取本品 50 粒,置表面皿中,移入盛有硝酸镁饱和溶液的干燥器内,置 25±1℃恒温 24h,取出,立即分别逐粒放入直立在木板(厚度 2cm)上的玻璃管(内径为 24mm,长为 200mm)内,将圆柱形砝码(材质为聚四氟乙烯,直径为 22mm,重 20±0.1g)从玻璃管口处自由落下,视胶囊是否破裂,如有破裂,不得超过 5 粒。

4.3.3.3　崩解时限　取本品 6 粒,装满滑石粉,照附录二十九《崩解时限检查法标准操作程序》,加挡板进行检查,各粒均应在 10min 内全部溶化或崩解。如有 1 粒不能全部溶化或崩解,应另取 6 粒复试,均应符合规定。

4.3.3.4　亚硫酸盐(以 $SO_2^-$ 计)　取本品 5.0g,置长颈圆底烧瓶中,加热水 100ml 使溶解,加磷酸 2ml 与碳酸氢钠 0.5g,即时连接冷凝管,加热蒸馏,以 0.05mol/L 碘溶液 15ml 为接收液,收集馏出液 50ml,用水稀释至 100ml,摇匀,量取 50ml,置水浴上蒸发,随时补充水适量,蒸至溶液几乎无色,用水稀释至 40ml,照附录十三《硫酸盐检查法标准操作程序》检查,如显浑浊,与标准硫酸钾溶液 3.75ml 制成的对照液比较,不得更浓(0.01%)。

4.3.3.5　对羟基苯甲酸酯类　取本品约 0.5g,精密分取称定,置已加热水 30ml 的分液漏斗中,振摇使溶解,放冷,精密加乙醚 50ml,小心振摇,静置分层,精密分取乙醚层 25ml,置蒸发皿中,蒸干乙醚,用流动相转移至 5ml 量瓶中并稀释至刻度,摇匀,作为供试品溶液;另精密称取羟苯甲酯、羟苯乙酯、羟苯丙酯、羟苯丁酯对照品各 25mg,置同一 250ml 量瓶中,加流动相溶解并稀释至刻度,摇匀,精密量取上述溶液 5ml 置 25ml 量瓶中,用流动相稀释至刻度,摇匀,作为对照品溶液。照附录五《高效液相色谱法标准操作程序》试验,用十八烷基硅烷键合硅胶为填充剂,以甲醇-0.02mol/L 醋酸铵(58∶42)为流动相,检测波长为 254nm,理论板数按羟苯乙酯峰计算应不低于 1600。精密量取供试品溶液与对照品溶液各 10μl,分别注入液相色谱仪,记录色谱图;供试品溶液如出现与对照品溶液相应的峰,按外标法以峰面积计算,含羟苯甲酯、羟苯乙酯、羟苯丙酯、羟苯丁酯的总量不得 0.05%(此项适用于以对羟基苯甲酸酯类作为抑菌剂的工艺)。

4.3.3.6　氯乙醇　取本品适量,剪碎,称取 2.5g,置具塞锥形瓶中,加正己烷 25ml,浸渍过液,将正己烷液移至分液漏斗中,精密加水 2ml,振摇提取,取水溶液作为供试品溶液。另取氯乙醇适量,精密称定,加正己烷溶解并定量稀释成每 1ml 中约含 22μg 的溶液;精密量取 2ml,置盛有正己烷 24ml 的分液漏斗中,精密加水 2ml,振摇提取,取水溶液作为对照溶液。照附录六《气相色谱法标准操作程序》检查,用 10％聚乙二醇柱,在柱温 110℃下测定。供试品溶液中氯乙醇的峰面积不得超过对照液峰面积(此项适用于环氧乙烷灭菌工艺)。

4.3.3.7 环氧乙烷 取本品约 2.0g,精密称定,置 20ml 顶空瓶中,精密加 60℃的水 10ml,密封,不断振摇使溶解,作为供试品溶液;取外部干燥的 100ml 量瓶,加水约 60ml,加瓶塞,称重,用注射器注入环氧乙烷对照品约 0.3ml,不加瓶塞,振摇,盖好瓶塞,称重,前后两次称重之差即为溶液中环氧乙烷的重量,用水稀释至刻度,摇匀,精密量取适量,用水定量稀释制成每 1ml 中约含 2μg 的溶液,精密量取 1ml,置 20ml 顶空瓶中,精密加水 9ml,密封,作为对照品溶液;照附录二十一《残留溶剂检查法标准操作程序》试验,用 5％甲基聚硅氧烷或聚乙二醇为固定液(或其他性质近似的固定液)的毛细管柱,柱温 45℃,顶空瓶平衡温度为 80℃,平衡时间为 15min。取供试品溶液与对照品溶液分别顶空进样,记录色谱图。供试品溶液中环氧乙烷的峰面积不得大于对照品溶液主峰面积(0.0001％)(此项适用于环氧乙烷灭菌工艺)。

4.3.3.8 干燥失重 取本品 1.0g,将帽、体分开,在 105℃干燥 6h,减失重量应为 12.5％～17.5％。

4.3.3.9 炽灼残渣 取本品 1.0g,依照附录十七《炽灼残渣检查法标准操作程序》检查,遗留残渣分别不得过 2.0％(透明)、3.0％(半透明或一节透明,另一节不透明)、4.0％(一节半透明,另一节不透明)、5.0％(不透明)。

4.3.3.10 重金属 取炽灼残渣项下遗留的残渣,依附录十五《重金属检查法标准操作程序》第二法检查,含重金属不得过百万分之四十。

4.3.3.11 铬 取本品 0.5g,置聚四氟乙烯消解罐内,加硝酸 5～10ml,混匀,浸泡过夜,盖上内盖,旋紧外套,置适宜的微波消解炉内,进行消解。消解完全后,取消解内罐置电热板上缓缓加热至红棕色蒸气挥尽并近干,用 2％硝酸转移至 50ml 量瓶中,并用 2％硝酸稀释至刻度,摇匀,作为供试品溶液。同法制备试剂空白溶液;另取铬单元素标准溶液,用 2％硝酸稀释制成每 1ml 含铬 1.0μg 的铬标准贮备液,临用时,分别精密量取铬标准贮备液适量,用 2％硝酸溶液稀释制成每 1ml 含铬 0～80mg 的对照品溶液。取供试品溶液与对照品溶液,以石墨炉为原子化器,照附录三《原子吸收分光光度法标准操作程序》,在 357.9nm 的波长处测定,计算,即得。含铬不得过百万分之二。

4.3.3.12 黏度 取本品 4.50g,置已称定重量的 100ml 烧杯中,加温水 20ml,置 60℃水浴中搅拌,使溶化。取出烧杯,擦干外壁,加水使胶液总重量达到利用下列计算式计算得的重量(含干燥品 15.0％),将胶液搅匀后倒入干燥的具塞锥形瓶中,密塞,置 40±0.1℃水浴中,约 10min 后移至平氏黏度计内,照附录九《黏度测定法标准操作程序》第一法检查,于 40±0.1℃水浴中测定。本品运动黏度不得低于 60mm²/s。

$$胶液总重量(g) = \frac{(1-干燥失重) \times 4.50 \times 100}{15.0}$$  (9-1)

4.3.3.13 微生物限度 取本品适量,按附录三十七《细菌、霉菌、酵母菌数测定法标准操作程序》、附录三十八《大肠埃希菌检查法标准操作程序》和附录三十九《沙门菌检查法标准操作程序》检查,细菌数每克不得过 1000 个、霉菌及酵母菌数不得过 100 个,不得检出大肠埃希菌;每 10g 供试品中不得检出沙门菌。

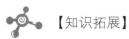【知识拓展】

1. 用途　药用辅料，用于胶囊剂的制备。
2. 贮藏　密闭，在温度 10～25℃、相对湿度 35％～65％条件下保存。

【习题与思考】

试分析空胶囊的质量在药品检验工作中的重要地位。

# 项目十　包装材料的质量检验

## 任务一　　　药品包装用铝箔的检验

 **学习目标**

**知识目标**
- 掌握药品包装用铝箔检验前处理的方法；
- 掌握药品包装用铝箔的质量检验方法。

**技能目标**
- 能根据SOP文件正确配制溶液、试液；
- 能根据检验的方法与内容，正确选择仪器与用具；
- 能正确处理实验数据并写出报告。

 **【案例导入】**

目前各种片剂、丸剂、胶囊剂、颗粒剂等药品均采用铝塑泡罩的方式包装，这种包装除了能较好地保护药品的质量性能外，还具有包装生产速度快、成本低、质量轻、储存空间小、运输和使用方便等特点。药用铝箔的质量直接影响到药品的质量，所以药厂对药用铝箔的要求越来越高。

某县药品生产企业库存一批药品包装用铝箔，在使用前要对其进行严格的检验方可使用。

**【任务内容】**

请依据《药品包装用铝箔质量标准与检验规程》，对购买的药品包装用铝箔进行检验，判定其是否合格，并出具检验报告。

### 药品包装用铝箔质量标准与检验规程

| 技术标准——药品包装用铝箔质量标准 | 起草人： | 日期 | 年 | 月 | 日 |
|---|---|---|---|---|---|
| 起草部门：质量控制室 | 审核人： | 日期 | 年 | 月 | 日 |
| 颁发部门：质管部 | 批准人： | 日期 | 年 | 月 | 日 |
| 文件编码： | 生效日期： | 年 | 月 | 日 | 总页数： |
| 文件标题：药品包装用铝箔质量标准与检验规程 | | | | | |
| 分发部门： | | | | | |

1　目的　建立药品包装用铝箔质量标准与检验规程。

2　适用范围　适用于药品包装用铝箔的入库检验，也适用于近贮存期的再检验。

3　职责　质量检验人员执行本规程，质管部部长负责监督本规程的实施。

4　内容

4.1　技术标准

4.1.1　本标准引用国家食品药品监督管理局《国家药品包装容器（材料）标准（试行）（YBB00152002，药品包装用铝箔）》。微生物限度检查照《中华人民共和国药典》2010 年版二部微生物限度检查法检查。

4.1.2　质量指标

| 项　目 | | 标　准 |
|---|---|---|
| 外　观 | | 表面应洁净、平整、涂层均匀。<br>文字、图案印刷应正确、清晰、牢固 |
| 尺寸 | 厚度 | 应为 0.021～0.027mm |
| | 宽度偏差 | 不得过标示宽度的 ±0.5mm |
| 针孔度 | | 不应有密集的、连续性的、周期性的针孔；<br>每一平方米中，直径大于 0.3mm 的针孔不允许有；<br>直径为 0.1～0.3mm 的针孔数不得过 1 个 |
| 阻隔性能 | | 水蒸气透过量不得过 $0.5g/(m^2 \cdot 24h)$ |
| 黏合层热合强度 | | 聚氯乙烯（PVC）：不得低于 7.0N/15mm<br>聚偏二氯乙烯（PVDC）：不得低于 6.0N/15mm |
| 保护层黏合性 | | 保护层表面应无明显脱落 |
| 保护层耐热性 | | 保护层表面应无明显粘落 |
| 黏合剂涂布量差异 | | 涂布量差异不得过 10.0% |
| 开卷性能 | | 黏合层面与保护层面不得黏合 |
| 破裂强度 | | 不得低于 98kPa |
| 荧光物质 | | 保护层及黏合层的荧光均不得呈片状 |
| 溶出物试验 | 挥发物 | 干燥前后试样质量之差不得过 4mg |
| | 易氧化物 | 消耗滴定液之差不得过 1.5ml |
| | 重金属 | 不得过百万分之零点二五 |
| 微生物限度 | 细菌数 | 不得过 1000 个 $/100cm^2$ |
| | 霉菌、酵母菌数 | 不得过 100 个 $/100cm^2$ |
| | 大肠埃希菌 | 不得检出 |
| 异常毒性 | | 应符合规定 |

4.2　准备工作　除特别注明外，试验中所用的试剂均为分析纯试剂，水为纯化水，试液的配制方法照《试液配制标准操作程序》（省略）的规定。

4.3　操作

4.3.1　外观　取本品适量，在自然光线明亮处，正视目测。表面应洁净、平整、涂层均匀。文字、图案印刷应正确、清晰、牢固。

4.3.2　尺寸

4.3.2.1　厚度检验　取本品适量，用精度为 $0.5～1.0\mu m$ 的千分卡测定。本品的厚度应为 0.024mm，允许偏差 ±0.003mm。

4.3.2.2 宽度检验 取本品适量,用分度值为 0.5mm 的钢直尺测量。本品的宽度偏差不得过标示宽度的 250mm,允许偏差±0.5mm。

4.3.2.3 长度检验 取本品适量,用分度值为 1.0mm 的钢直尺测量。本品的长度偏差不得过标示长度的 1000mm,允许偏差±20mm。

4.3.3 针孔度 取长 400mm、宽 250mm(当宽小于 250mm 时,取卷幅宽)试样 10 片,逐张置于针孔检查台(800mm×600mm×300mm 或适当体积的木箱,木箱内安装 30W 日光灯,木箱上面放一块玻璃板,玻璃板衬黑纸并留有 400mm×250mm 空间以检查试样的针孔)上,在暗处检查其针孔。不应有密集的、连续性的、周期性的针孔;每一平方米中,直径大于 0.3mm 的针孔不允许有;直径为 0.1~0.3mm 的针孔数不得过 1 个。

4.3.4 阻隔性能

4.3.4.1 水蒸气透过量 取本品,照国家标准水蒸气透过量测定法(杯式法)(附录四十八)试验,试验时热封面向湿度低的一侧,试验温度 38±2℃,相对湿度 85%~95%。水蒸气透过量不得过 0.5g/(m²·24h)。

4.3.5 黏合层热合强度 除另有规定外,取 100mm×100mm 的本品 2 片,另取 100mm×100mm 的标准聚氯乙烯固体药用硬片(或聚氯乙烯/聚偏二氯乙烯固体药用复合硬片)2 片。将试样的黏合层面,向 PVC 面(或 PVC/PVDC 复合硬片的 PVDC 面)进行叠合。置于热封仪进行热合,热合条件为:温度 155±5℃,压强 0.2MPa,时间 1s,热合后取出放冷,用标准裁切器切成 15mm 宽的试样,取中间三条供试验,试样应在温度 23±2℃、相对湿度 50%±5% 的环境中放置 4h 以上,并在上述条件下进行试验。调整好拉力试验机并使记录器指针为零点。设定拉伸速度每分钟 200±20mm。将 PVC(或 PVDC)片夹在试验机的上夹,铝箔夹在试验机的下夹。开动拉力试验机进行 180°角方向剥离。黏合层热合强度 PVC 不得低于 7.0N/15mm,PVDC 不得低于 6.0N/15mm。

4.3.6 保护层黏合 取一张纵向长 90mm、宽为全幅的试样(注意试样不应有皱折)。将试样平放在玻璃板上,保护层向上,取聚酯胶黏带(与铝箔的剥离力不小于 2.94 N/20mm)1 片,横向均匀地贴压试样表面,以 160~180°方向迅速地剥离(见图 10-1),保护层表面应无明显脱落。

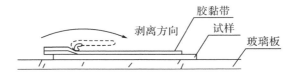

图 10-1 保护层黏合性

4.3.7 保护层耐热性 取 100mm×100mm 试样 3 片,分别将试样的保护层面与铝箔原材叠合,置于热封仪中,进行热封(热封条件:温度 200℃,压强 0.2MPa,时间 1s),取出放冷,将试样与铝箔原材分开,观察保护层的耐热情况,保护层表面应无明显脱落。

4.3.8 黏合剂涂布量差异 取 100mm×100mm 试样 5 片,分别精密称定(质量 $m_1$),用乙酸乙酯或其他溶剂擦去黏合剂,再精密称定(质量 $m_2$)。$m_1$ 与 $m_2$ 之差即为黏合剂的涂布量,同时计算 5 片涂布量的平均值,各片涂布量与平均值之间的差异均应在 ±10.0% 以内。

4.3.9 开卷性能 取 100mm×100mm 试样 4 片,将试样黏合层与保护层叠合,置于一块大小适宜的平板上,依次在试样上放置 20mm×20mm 的小平板与 1.0kg 砝码(见图 10-2),于 40℃烘箱中保温 2h 后取出,观察,黏合层面与保护层面不得黏合。

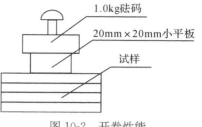

图 10-2 开卷性能

4.3.10 破裂强度 取 40mm×40mm 试样 3 片,分置破裂强度仪上,测定,均不得低于 98kPa。

4.3.11 荧光物质 取 100mm×100mm 试样 5 片,分别置于紫外灯下,在 254nm 和 365nm 波长处观察,其保护层及黏合层的荧光均不得呈片状。

4.3.12 挥发物 取 100mm×100mm 试样 1 片,精密称定(质量 $m_a$),130℃干燥 20min 后,置于干燥器中,放置 30min,再精密称定(质量 $m_b$),干燥前后试样质量之差($m_a - m_b$)不得过 4mg。

4.3.13 溶出物试验 取本品内表面积 300cm$^2$,切成 3cm×0.3cm 的小片,水洗,室温干燥后,置于 500ml 锥形瓶中,加水 200ml,以适当的方法封口后,置高压蒸汽灭菌器内,110±2℃维持 30min,放冷至室温,作为供试液;另取水同法操作,作为空白液,进行以下试验:

4.3.13.1 易氧化物 精密量取水浸液 20ml,精密加入高锰酸钾滴定液(0.002mol/L) 20ml 与稀硫酸 1ml,煮沸 3min,迅速冷却,加入碘化钾 0.1g,在暗处放置 5min,用硫代硫酸钠(0.01mol/L)滴定,滴定至近终点时,加入淀粉指示液 0.25ml,继续滴定至无色。取水空白液同法操作,两者消耗滴定液之差不得过 1.5ml。

4.3.13.2 重金属 精密量取试验液 40ml,加醋酸盐缓冲液(pH3.5)2ml,照附录十五《重金属检查法(第一法)标准操作程序》检查,含重金属不得过百万分之零点二五。

4.3.14 微生物限度 取本品,用开孔面积为 20cm$^2$ 消毒过的金属模板压在内层面上,将无菌棉签用 0.9%无菌氯化钠溶液稍沾湿,在板孔范围内擦抹 5 次,换 1 支棉签再擦抹 5 次,每个位置用 2 支棉签共擦抹 10 次,共擦抹 5 个位置 100cm$^2$。每支棉签抹完后立即剪断(或烧断),投入盛有 30ml 0.9%无菌氯化钠溶液的锥形瓶(或大试管)中。全部擦抹棉签投入瓶中后,将瓶迅速摇晃 1min,即得供试液。取供试液,照附录三十七《细菌、霉菌、酵母菌数测定法标准操作程序》、附录三十八《大肠埃希菌检查法标准操作程序》检查,细菌数不得过 1000 个/100cm$^2$,霉菌和酵母菌数不得过 100 个/100cm$^2$,大肠埃希菌不得检出。

4.3.15 异常毒性 取本品 500cm$^2$(以内表面积计),剪成 3cm×0.3cm 的小片,加入 0.9%氯化钠注射液 50ml,110℃湿热灭菌 30min 后取出,冷却备用,静脉注射,照附录四十二《异常毒性检查法标准操作程序》测定,应符合规定。

 【知识拓展】

1 检验规则

1.1 药品包装用铝箔应由生产厂家的质量管理部门按国家食品药品监督管理局《国家药品包装容器(材料)标准(试行)(YBB00152002,药品包装用铝箔)》的要求进行检验,并附有表明该产品符合上述标准要求的检验报告书与质量证明书。

1.2 不得采购非定点供应商生产的药品包装用铝箔。特殊情况时,应按照《物料紧急非定点供应商采购管理规程》(省略)的规定在采购前履行审批手续。

1.3 每批药品包装用铝箔到库后,由仓储部门填写请验单,质管部派员到现场取样。

1.4 质管部应按本标准的规定,对药品包装用铝箔的外观、尺寸、微生物限度进行检验(必要时选择其他项目),判定是否符合本标准的要求。

1.5 一次到货的同一日生产的药品包装用铝箔为一批。由每批总包装数($n$)中抽取($\sqrt{n}+1$)包装,少于 4 个包装数时,每个包装均应取样。取样操作应符合《取样管理规程》(省略)的规定。

1.6 入库的药品包装用铝箔除了应符合本标准的要求外,还应符合《包装材料监控管理规程》(省略)的规定。

1.7 检验结果如有一项或一项以上项目不合格,应重新取样、重新进行检验。第二次检验仍有一项或一项以上项目不合格的,整批产品判为不合格。检验结果如符合本标准要求,质管部应开具合格检验报告书,一式三份,仓储部门、使用部门和存档各一份。质管部同时发给与总包装数相等的合格证,由仓储部门粘贴或别挂在包装上。

2 标志、包装、运输与贮存

2.1 标志 药品包装用铝箔的外包装应粘贴印有下列内容的标签:产品名称、应用产品名称与规格、生产日期、批号、净重、毛重和生产企业名称,还应涂有防潮标志。

2.2 包装 药品包装用铝箔应为定量包装,卷末用黏胶带封口,每卷用 2 只低密度聚乙烯固体药用袋包装,装入纸箱,并用打包带扎紧。每箱应附有产品合格证。

2.3 运输 药品包装用铝箔运输时,应轻装,轻卸,切勿日晒雨淋,保证包装完整。

2.4 贮存 药品包装用铝箔应贮存在清洁、通风、干燥、无污染的室内。贮存期不宜超过 12 个月。

【习题与思考】

为什么要对药品包装用铝箔进行针孔度检测?

# 任务二 聚氯乙烯固体药用硬片的检验

### 学习目标

**知识目标**
● 掌握聚氯乙烯固体药用硬片检验的方法。

**技能目标**
● 能根据SOP文件正确配制溶液、试液;
● 能根据检验的方法与内容,正确选择仪器与用具;
● 能正确处理实验数据并写出报告。

【案例导入】

聚氯乙烯固体药用硬片主要作固体药品(片剂、胶囊剂等)泡罩包装材料。现一药企要对新购买的聚氯乙烯固体药用硬片进行检验,检验合格后方可作为包装材料使用。

【任务内容】

请依据《聚氯乙烯固体药用硬片质量标准与检验规程》,对购买的聚氯乙烯固体药用硬片进行检验或近贮存期的再检验,判定其是否合格,并出具检验报告。

## 聚氯乙烯固体药用硬片质量标准与检验规程

| 技术标准——药用辅料质量标准 | 起草人: | 日期 | 年 | 月 | 日 |
|---|---|---|---|---|---|
| 起草部门:质量控制室 | 审核人: | 日期 | 年 | 月 | 日 |
| 颁发部门:质管部 | 批准人: | 日期 | 年 | 月 | 日 |
| 文件编码: | 生效日期: | 年　月　日　　总页数: | | | |
| 文件标题:聚氯乙烯固体药用硬片质量标准与检验规程 | | | | | |
| 分发部门: | | | | | |

1　目的　建立聚氯乙烯固体药用硬片质量标准与检验规程,保证聚氯乙烯固体药用硬片的质量。

2　适用范围　本规程适用于聚氯乙烯固体药用硬片的检验。

3　职责　质量检验人员执行本规程,质管部部长负责监督本规程的实施。

4　内容

4.1　技术标准

4.1.1　本标准引用国家食品药品监督管理局《国家药品包装容器(材料)标准(试行)(YBB00212005,聚氯乙烯固体药用硬片)》。微生物限度检查照《中华人民共和国药典》2010年版二部微生物限度检查法检查。

4.1.2　质量指标

| 项　目 | | 标　准 |
|---|---|---|
| 外　观 | | 应色泽均匀,不允许有凹凸发皱、油污、异物、穿孔、杂质。每100cm² 中,1.3mm 及1.3mm 以下的晶点不得过3 颗,不得有1.3mm 以上的晶点 |
| 尺寸 | 宽度 | 规格尺寸为 0.20~0.40mm,偏差为±0.02mm |
| | | 规格尺寸≥300mm,偏差为±2mm |
| | | 规格尺寸<300mm,偏差为±1mm |
| 鉴别 | 红外光谱 | 应与对照的图谱基本一致 |
| | 密度 | 应为 1.35~1.45g/cm³ |
| 物理性能 | 水蒸气透过量 | 不得过 2.5g/(m² · 24h) |
| | 氧气透过量 | 不得过30cm³/(m² · 24h · 0.1MPa) |
| | 拉伸强度 | 纵向、横向拉伸强度平均值均不得低于44MPa |
| | 耐冲击 | 应符合规定 |
| | 加热伸缩率 | 伸缩率应在±6%以内 |
| | 热合强度 | 不得低于 7.0N/15mm |

续表

| 项　目 | | 标　准 |
|---|---|---|
| 氯乙烯单体含量 | | 不得过百万分之一 |
| 溶出物试验 | 澄清度 | 溶液应澄清 |
| | 重金属 | 不得过百万分之一 |
| | 易氧化物 | 消耗滴定液的体积之差不得过 1.5ml |
| | 不挥发物 | 水不挥发物残渣与其空白残渣之差不得过 30.0mg<br>65％乙醇不挥发物残渣与其空白残渣之差不得过 30.0mg<br>正己烷不挥发物残渣与其空白残渣之差不得过 30.0mg |
| | 钡 | 应符合规定 |
| 微生物限度 | 细菌数 | 不得过 1000 个/100cm² |
| | 霉菌、酵母菌数 | 不得过 100 个/100cm² |
| | 大肠埃希菌 | 不得检出 |
| 异常毒性 | | 应符合规定 |

4.2　准备工作　仪器、试剂的准备。

4.2.1　玻璃仪器　纳氏比色管、滴定管、平衡瓶、蒸发皿、锥形瓶、具塞锥形瓶。

4.2.2　试液　醋酸盐缓冲液（pH3.5）、65％乙醇、高锰酸钾滴定液（0.002mol/L）、稀硫酸、硫代硫酸钠滴定液（0.01mol/L）、淀粉指示液、1mol/L 盐酸、0.9％无菌氯化钠溶液。

4.3　操作

4.3.1　外观　取本品适量，在自然光线明亮处，正视目测。应色泽均匀，不允许有凹凸发皱、油污、异物、穿孔、杂质。每 100cm² 中，1.3mm 及 1.3mm 以下的晶点不得过 3 颗，不得有 1.3mm 以上的晶点。

4.3.2　尺寸　按每卷 2m 进行检验，如表 1 所示。

表 1　尺寸偏差

| 项　目 | 规格尺寸(mm) | 偏差(mm) |
|---|---|---|
| 宽度(mm) | ≥300 | ±2 |
| | <300 | ±1 |
| | 0.20～0.40 | ±0.02 |

4.3.3　鉴别

4.3.3.1　红外光谱　取本品适量，采用包装材料红外光谱测定法第四法（附录四十四）测定，应与对照图谱基本一致。

4.3.3.2　密度　取本品约 2g，精密称定（$W_a$），再置水中，精密称定（$W_S$）。按以下公式计算：

$$密度 = \frac{W_a}{W_a - W_S} \times d \qquad (10-1)$$

式中：$d$ 为水的密度。

本品的密度应为 1.35～1.45g/cm³。

4.3.4　物理性能

4.3.4.1　水蒸气透过量　除另有规定外，照国家标准《YBB00092003 包装材料水蒸气透过量测定法》（第一法）（附录四十八）测定，试验温度 23±0.6℃，相对湿度 90％±2％，不得过 2.5g/(m²·24h)。

4.3.4.2 氧气透过量 除另有规定外,取本品适量,照国家标准《YBB00082003 包装材料气体透过量测定法》(第一法)(附录四十九)测定,应不得过 30cm³/(m² · 24h · 0.1MPa)。

4.3.4.3 拉伸强度 取本品适量,照国家标准《YBB00112003 包装材料拉伸性能测定法》(附录四十七)试验,试验速度(空载)每分钟 90～110mm,试样为Ⅰ型。纵向、横向拉伸强度平均值均不得低于 44MPa。

4.3.4.4 耐冲击 取本品适量,裁取长约 150mm、宽为 50mm 试样,纵、横向各 5 个。试样应在温度 23±2℃,相对湿度 50%±5%的环境中放置 4h 以上,并在上述条件下进行试验。将试样固定在落球冲击试验机上,跨距为 100mm。按照表 2 选取钢球和落球高度,使钢球自由落下于跨距中央部位,纵、横向均不得有 2 片以上破损。

表 2　钢球和落球高度的选择

| 样品厚度(mm) | 落球高度(mm) | 钢球直径(mm) |
| --- | --- | --- |
| 0.20～0.30 | 600 | 25(约 60g) |
| 0.31～0.40 | 600 | 28.6(约 100g) |

4.3.4.5 加热伸缩率 裁取如图 10-1 中的试样两片,在中心点位置,用刀片切透,划出纵向为 AB,横向为 CD,间距为 100mm,互相垂直的两条线。

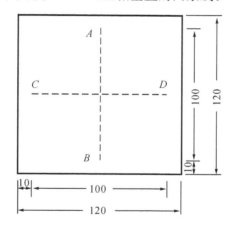

图 10-1　加热伸缩率(单位:mm)

将试样置于表面平整的金属板上(不应影响试样的自由变形),水平放置于 98～102℃ 烘箱内,保持 10min 后,取出,冷却至室温,分别测定试验前后 AB、CD 点间距离。然后根据两个试样 AB、CB 的算术平均值用下式计算伸缩率,伸缩率应在±6%以内。

$$S(\%) = \frac{L_2 - L_1}{L_1} \times 100\% \tag{10-2}$$

式中:S——加热伸缩率(%);

　　$L_1$——加热前 AB 或 CD 两点间距离(mm);

　　$L_2$——加热后 AB 或 CD 两点间距离(mm)。

4.3.5 热合强度 均匀裁取 100mm×100mm 试样 2 片,与相同尺寸标准的药品包装用铝箔叠合,在热封仪上进行热合,热合条件:温度 150±5℃,压强 0.4MPa,时间 1s。照

《YBB00292004 包装材料加热伸缩率测定法》(附录四十五)测定,不得低于 7.0N/15mm。

**4.3.6 氯乙烯单体含量** 取本品适量,照氯乙烯单体测定法(附录四十六)测定,不得过百万分之一。

**4.3.6.1 色谱条件与系统适应性试验** 固定相:上试 407 有机担体,60～80 目,200℃,老化 4h。柱温 100℃,气化温度 150℃,氮气每分钟 20ml,氢气每分钟 30ml,空气每分钟 300ml。理论板数不得低于 500。

**4.3.6.2 氯乙烯标准液 A 的制备** 取一个平衡瓶,加 24.5ml $N,N$-二甲基乙酰胺(DMAC)(在相同色谱条件下,该溶剂不应检出与氯乙烯相同保留值的任何杂峰。否则,用曝气法蒸馏除去干扰),带塞精密称定,在通风橱内,从氯乙烯钢瓶放出液态氯乙烯(纯度大于 99.5%)约 0.5ml,置于平衡瓶中盖塞混匀后,再精密称量,贮于冰箱中。按下列公式计算浓度:

$$C_A = \frac{m_2 - m_1}{V_1} \times 1000 \qquad (10\text{-}3)$$

$$V_1 = 24.5 + \frac{m_2 - m_1}{d} \qquad (10\text{-}4)$$

式中:$C_A$——氯乙烯单体浓度(mg/ml);

$\quad V_1$——校正体积(ml);

$\quad m_1$——平衡瓶加溶剂的质量(g);

$\quad m_2 - m_1$——加氯乙烯的质量(g);

$\quad d$——氯乙烯密度,0.9121g/ml(20℃)。

**4.3.6.3 氯乙烯标准使用液 B 的制备** 用平衡瓶配制 25.0ml。依照 A 液浓度,按下列公式计算,求出欲加溶剂的体积。先把 $V_3$ 体积 DMAC 放入平衡瓶中,再精密量取 $V_2$ 体积的 A 液,注入溶剂中,加塞,混匀后为 B 液,贮于冰箱内。该氯乙烯标准使用液 B 的浓度为 0.2mg/ml。

$$V_3 = 25 - V_2 \qquad (10\text{-}5)$$

$$V_2 = \frac{0.2 \times 25}{C_A} \qquad (10\text{-}6)$$

式中:$V_3$——欲加 DMAC 体积(ml);

$\quad V_2$——取 A 液的体积(ml);

$\quad C_A$——氯乙烯标准 A 液浓度(mg/ml)。

**4.3.6.4 标准曲线的绘制** 准备六个平衡瓶,预先各加 3ml DMAC,用微量注射器取 0,5,10,15,20,25µl 的 B 液,通过胶塞分别注入各瓶中,配成 0～5µg 氯乙烯标准系列,同时置于 69～71℃水浴中,平衡 30min。分别取液上气 2～3ml 注入气相色谱仪中。调整放大器灵敏度,测量峰面积,绘制峰面积与质量标准曲线。

**4.3.6.5 样品测定** 将样品剪成细小颗粒,精密称定 0.1～1g 放入平衡瓶中,加 3ml DMAC 后,立即振摇 5min,置于 69～71℃水浴中,平衡 30min。分别取液,上气 2～3ml 注入气相色普仪中。调整放大器灵敏度,测量峰面积。

$$X = \frac{m_3}{m_4} \qquad (10\text{-}7)$$

式中:$X$——样品中氯乙烯单体含量(mg/kg);

$m_3$——标准曲线上求出的样品氯乙烯质量($\mu g$);

$m_4$——样品质量(g)。

4.3.7　溶出物试验　除另有规定外,取样品适量,分别取本品内表面积为 300cm² (分割成长 3cm、宽 0.3cm 的小片),用适量水清洗,一份置 500ml 具塞锥形瓶中,加水 200ml,密封,置高压蒸汽灭菌器内,121±2℃加热 30min 取出,放冷至室温;另 2 份分别置具塞锥形瓶中,加 65%乙醇 70±2℃、正己烷 58±2℃ 200ml,浸泡 2h 后取出,放冷至室温,用同批试验用溶剂补充至原体积作为供试液,以同批水、65%乙醇、正己烷为空白液,备用。

4.3.7.1　澄清度　取水供试品液 10ml,应澄清。如显浑浊,与 2 号浊度标准液比较,不得更浓。

4.3.7.2　重金属　精密量取水浸液 20ml,加醋酸盐缓冲液(pH3.5)2ml,照附录十五《重金属检查法标准操作程序》(第一法)检查,含重金属不得过百万分之一。

4.3.7.3　易氧化物　精密量取水供试品液 20ml,精密加入高锰酸钾滴定液(0.002mol/L)20ml 与稀硫酸 1ml,煮沸 3min,迅速冷却,加入碘化钾 0.1g,在暗处放置 5min,用硫代硫酸钠滴定液(0.01mol/L)滴定,滴定至浅棕色,再加入 5 滴淀粉指示液后滴定至无色,另取水空白对照液同法操作,两者消耗硫代硫酸钠滴定液(0.01mol/L)之差不得过 1.5ml。

4.3.7.4　不挥发物　分别精密量取水、65%乙醇、正己烷供试品液与对应空白液各 100ml 置于已恒重的蒸发皿中,水浴蒸干,在 105℃干燥至恒重,水不挥发物与其空白对照液之差不得过 30.0mg;65%乙醇不挥发物与其空白对照液之差不得过 30.0mg;正己烷不挥发物与其空白对照液之差不得过 30.0mg。

4.3.8　钡　取本品 2g,置坩埚内,缓缓炽灼至炭化。放冷,加盐酸 1ml 溶解后,蒸干,在 800℃炽灼使完全灰化。放冷,残渣用 1mol/L 盐酸 10ml 溶解,过滤,滤液中加稀硫酸 1ml,摇匀,不得发生混浊。

4.3.9　微生物限度　取本品,用开孔面积为 20cm² 的消毒过的金属模板压在内层面上,将无菌棉签用氯化钠注射液稍沾湿,在板孔范围内擦抹 5 次,换 1 支棉签再擦抹 5 次,每个位置用 2 支棉签共擦抹 10 次,共擦抹 5 个位置 100cm²。每支棉签抹完后立即剪断(或烧断),投入盛有 30ml 氯化钠注射液的锥形瓶(或大试管)中。全部擦抹棉签投入瓶中后,将瓶迅速摇晃 1min,即得供试品液。照附录三十七《细菌、霉菌、酵母菌数测定法标准操作程序》、附录三十八《大肠埃希菌检查法标准操作程序》检查,每 100cm² 细菌数不得过 1000 个,霉菌数不得过 100 个,并不得检出大肠埃希菌。

4.3.10　异常毒性　取本品 500cm²(以内表面积计),剪成长 3cm、宽 0.3cm 的小片,加入氯化钠注射液 50ml,110℃湿热灭菌 30min 后取出,冷却备用,采用静脉注射,照附录四十二《异常毒性检查法标准操作程序》检查,应符合规定。

【知识拓展】

1　检验规则

1.1　聚氯乙烯固体药用复合硬片应由生产厂家的质量管理部门按国家食品药品监督管理局《国家药品包装容器(材料)标准(试行)(YBB00212005,聚氯乙烯固体药用硬片)》的要求进行检验,并附有表明该产品符合上述标准要求的检验报告书与质量证明书。

1.2　不得采购非定点供应商生产的聚氯乙烯固体药用硬片。特殊情况时,应按照《物料紧急非定点供应商采购管理规程》(省略)的规定在采购前履行审批手续。

1.3　每批聚氯乙烯固体药用硬片到库后,由仓储部门填写请验单,质管部派员到现场取样。

1.4　质管部应按本标准的规定,对聚氯乙烯固体药用硬片的外观、尺寸、微生物限度进行检验(必要时选择其他项目),判定是否符合本标准的要求。

1.5　一次到货的同一日生产的聚氯乙烯固体药用硬片为一批。由每批总包装数($n$)中抽取($\sqrt{n}+1$)包装,少于 4 个包装数时,每个包装均应取样。取样操作应符合《取样管理规程》(省略)的规定。

1.6　入库的聚氯乙烯固体药用硬片除了应符合本标准的要求外,还应符合《包装材料监控管理规程》(省略)的规定。

1.7　检验结果如有一项或一项以上项目不合格,应重新取样、重新进行检验。第二次检验仍有一项或一项以上项目不合格的,整批产品判为不合格。检验结果如符合本标准要求,质管部应开具合格检验报告书,一式三份,仓储部门、使用部门和存档各一份。质管部同时发给与总包装数相等的合格证,由仓储部门粘贴或别挂在包装上。

2　标志、包装、运输与贮存

2.1　标志　聚氯乙烯固体药用硬片的外包装应粘贴印有下列内容的标签:产品名称、应用产品名称与规格、生产日期、批号、净重、毛重和生产企业名称,还应涂有防潮标志。

2.2　包装　聚氯乙烯固体药用硬片应为定量包装,卷末用黏胶带封口,每卷用 2 只低密度聚乙烯固体药用袋包装,装入纸箱,并用打包带扎紧。每箱应附有产品合格证。

2.3　运输　聚氯乙烯固体药用硬片运输时,应轻装,轻卸,切勿日晒雨淋,保证包装完整。

2.4　贮存　聚氯乙烯固体药用硬片应贮存在清洁、通风、干燥、无污染的室内。贮存期不宜超过 12 个月。

# 任务三　纸盒的检验

## 学习目标

**知识目标**

● 掌握纸盒检验的方法。

**技能目标**

● 能根据SOP文件正确配制溶液、试液;

● 能根据检验的方法与内容,正确选择仪器与用具;

● 能正确处理实验数据并写出报告。

【案例导入】

随着中国经济的快速发展,人民生活水平的不断提高和人口老龄化引起的医疗费用不断增加,新药品开发力度加大,医疗保障体系改革的步伐加快和城镇居民医疗保险的扩大,医药工业将会继续保持快速增长的势头。另外,中国医药包材质量都明显低于国际水平。在发达国家,医药包装占医药产品价值的30%,而中国不到10%。目前,中国医药包装行业的年产值在400亿元左右,仅能满足国内制药企业80%左右的需要,这就促使医药包装产业业在近年快速发展。专家预测,今后几年将是中国医药包装产业的快速发展时期。

医药纸盒包装行业是医药包装行业的重要组成部分,也是医药包装行业和印刷业的交叉细分行业,医药纸盒包装产品具备质轻便携、原料来源广泛、回收性好、利于环境保护等特点,是发展前景良好的绿色环保包装产品。

【任务内容】

请依据《纸盒质量标准与检验规程》,对购买的纸盒进行检验,判定其是否合格,并出具检验报告。

## 纸盒质量标准与检验规程

| 技术标准——包装材料质量标准 | 起草人: 日期 年 月 日 |
|---|---|
| 起草部门:质量控制室 | 审核人: 日期 年 月 日 |
| 颁发部门:质管部 | 批准人: 日期 年 月 日 |
| 文件编码: | 生效日期: 年 月 日 总页数: |
| 文件标题:纸盒质量标准与检验规程 | |
| 分发部门: | |

1 目的 建立纸盒质量标准与检验规程,保证纸盒的质量。

2 适用范围 适用于纸盒的入库检验。

3 职责 质量检验人员执行本规程,质管部部长负责监督本规程的实施。

4 内容

4.1 质量指标

| 项 目 | 标 准 |
|---|---|
| 外 观 | 表面平整、光滑、有光泽、无皱折、无变形 |
| 气 味 | 无异味 |
| 材 质 | 符合规定或与标准样一致 |
| 印 刷 | 套色准确、文字清晰,墨色均匀、无污染点,无杂质斑点,油墨附着牢固 |
| 尺 寸 | 相邻两边互相垂直,长度与宽度符合规定,整体尺寸一致 |
| 数 量 | 与标示的数量相差不得超过0.1% |

4.2 操作

4.2.1 外观 从每扎纸盒不同位置任意抽取10只,目测检查,纸盒表面应平整、光滑、有光泽,不得有皱折,不得变形,无水浸湿痕迹,纸盒背面无污染。

机包纸盒应经反向折叠。

4.2.2 气味 取4.3.1项下检查的纸盒,应无异味。

4.2.3 材质 取4.3.1项下检查的纸盒,其材质应与标准样一致。

4.2.4 印刷 随意抽取不同包装箱内的纸盒数只,比照标准样,目测检查。色彩应与标准样一致,不得深于或浅于标准色卡中标准色块与相邻两色的中间色。套色应准确,无错位;墨色均匀,颜色一致;文字边缘以及色块边缘整齐、无毛刺、无叠印。文字应清晰,无断线,无漏印。白色区域中无淡淡的颜色;纸盒整体无污染点和杂色斑点。色块、文字的位置与标准样一致,偏差不得过 0.5mm。用纸盒 2 只,分别用白纸用力擦拭表面,白纸上应无颜色。

4.2.5　尺寸　从每扎纸盒中抽取 1 份,用精度为 0.02mm 的游标卡尺分别测量四边长度,相对两边的边长之差不得过 0.5mm,相对两边的平均边长与标准规定的长度相差不得过 0.5mm。比较整批纸盒,其最大尺寸与最小尺寸之差不得过 0.5mm。

4.2.6　数量　任意取纸盒 3 扎,清点数量。实际数量与标示数量相差不得过 0.1%。

 【知识拓展】

1　检验规则

1.1　不得向非定点供应商定制纸盒。特殊情况时,应按照《物料紧急非定点供应商采购管理规程》(省略)的规定在定制前履行审批手续。

1.2　每批纸盒到库后,由仓储部门填写请验单,质管部派员到现场取样。

1.3　质管部应按本标准的规定,对纸盒进行检验,判定是否符合本标准的要求。

1.4　一次印刷制作的纸盒为一批。由每批总包装数($n$)中抽取($\sqrt{n}+1$)包装,少于 4 个包装数时,每个包装均应取样。取样操作应符合《取样管理规程》(省略)的规定。

1.5　入库的纸盒除了应符合本标准的要求外,还应符合《包装材料监控管理规程》(省略)的规定。

1.6　检验结果如有一项或一项以上项目不合格,应重新取样、重新进行检验。第二次检验仍有一项或一项以上项目不合格的,整批产品判为不合格。

检验结果如符合本标准要求,质管部应开具合格检验报告书,一式三份,仓储部门、使用部门和存档各一份。质管部同时发给与总包装数相等的合格证,由仓储部门粘贴或别挂在包装上。

2　标志、包装与贮存

2.1　标志　纸盒外包装应粘贴样张与清单,清单上应注明品种、扎数、每扎数量、印刷单位等。

2.2　包装　每 50 只纸盒为 1 扎,用坚韧的纸带紧密封扎。纸盒应使用专用的瓦楞纸中转箱包装。

2.3　贮藏　纸盒应贮存在清洁、通风、干燥、无污染的标签专库内。贮存期不宜超过12 个月。

# 附　　录

## 附录一　紫外-可见分光光度法标准操作程序

| 标准操作程序——测试法 | 起草人： | 日期 | 年 | 月 | 日 |
|---|---|---|---|---|---|
| 起草部门：质量控制室 | 审核人： | 日期 | 年 | 月 | 日 |
| 颁发部门：质管部 | 批准人： | 日期 | 年 | 月 | 日 |
| 文件编码： | 生效日期： | 年 | 月 | 日 | 总页数： |
| 文件标题：紫外-可见分光光度法标准操作程序 | | | | | |
| 分发部门： | | | | | |

1　目的　规范紫外-可见分光光度法操作,保证测试结果准确、可靠。

2　适用范围　本程序适用于检品紫外光谱的测定。

3　职责　质量检验人员执行本规程,质量控制室主管负责监督本规程的实施。

4　依据　《中华人民共和国药典》2010 年版二部。

5　程序

5.1　概述　紫外-可见分光光度法是通过被测物质在紫外光区或可见光区的特定波长或一定波长范围内的吸光度,对该物质进行定性和定量分析的方法。本法在药品检验中主要用于药品的鉴别、检查和含量测定。

紫外分光光度计主要由光源、单色器、样品室、检测器、记录仪、显示系统和数据处理系统等部分组成。

紫外分光光度计依据其结构和测量操作方式的不同可分为单光束和双光束分光光度计两类。单光束分光光度计有些仍为手工操作,即固定在某一波长,分别测量比较空白、样品或参比的透光率或吸收度,操作比较费时,用于绘制吸收光谱图时很不方便,但适用于单波长的含量测定。双光束分光光度计藉扇形镜交替切换光路使分成样品(S)和参比(R)两光束,并先后到达检测器,检测器信号经调制分离成两光路对应信号,信号的比值可直接用记录仪记录,双光束分光光度计操作简单,测量快速,自动化程度高,但做含量测定时,为求准确起见,仍宜用固定波长测量方式。

5.1.1　光源　为了满足紫外-可见光区全波长范围的测定,仪器备有两种光源,即氘灯和碘钨灯,前者用于紫外区,后者用于可见光区。

5.1.2　单色器　通常由进光狭缝、出光狭缝、平行光装置、色散元件、聚集透镜或反射镜等组成。色散元件有棱镜和光栅两种,棱镜多用天然石英或熔融硅石制成,对 200～400nm 波长光的色散能力很强,对 600nm 以上波长的光色散能力较差,棱镜色散所得的光谱为非匀排光谱。光栅系将反射或透射光经衍射而达到色散作用,故常称为衍射光栅,光栅光谱是按波长作线性排列,故为匀排光谱。双光束仪器多用光栅为色散元件。

5.1.3 检测器 有光电管和光电倍增管两种。

5.2 样品测定操作方法

5.2.1 吸收系数测定(性状项下) 按各品种项下规定的方法配制供试品溶液,在规定的波长处(参见6.8项)测定其吸收度,并计算吸收系数,应符合规定范围。

5.2.2 鉴别及检查 按各该品种项下的规定,测定供试品溶液的最大及最小吸收波长,有的还须测定其在最大吸收波长或最小吸收波长处的吸光度比值,均应符合规定。

5.2.3 含量测定

5.2.3.1 对照品比较法 按各品种项下规定的方法,分别配制供试品溶液和对照品溶液,对照品溶液中所含被测成分的量应为供试品溶液中被测成分标示量的 $100\%\pm10\%$ 以内,用同一溶剂,在规定的波长处测定供试品溶液和对照品溶液的吸收度。

5.2.3.2 吸收系数法 按各品种项下配制供试品溶液,在规定的波长及该波长 $\pm2\mathrm{nm}$ 处测定其吸光度,按各该品种在规定条件下给出的吸收系数计算含量。

采用本法测定时,吸收系数通常应大于100,并注意仪器的校正和检定,如测定新品种的吸收系数,需按"吸收系数测定法"的规定进行。

5.2.3.3 计算分光光度法 采用计算分光光度法的品种,应严格按各品种项下规定的方法进行,用本法时应注意:有一些吸光度是在待测成分吸收曲线的上升或下降陡坡处测定,影响精度的因素较多,故应仔细操作,尽量使供试品和对照品的测定条件一致。若该品种不用对照品,如维生素 A 测定法,则应在测定前对仪器作仔细的校正和检定。

5.2.3.4 比色法 供试品本身在紫外-可见光区没有吸收,或在紫外光区虽有吸收但为了避免干扰或提高灵敏度,加入适当的显色剂,使反应产物的最大吸收移至可见光区。

采用比色法测定时,由于显色时影响显色深浅的因素较多,应取供试品与对照品或标准品同时操作。除另有规定外,比色法所用的空白系指用同体积的溶剂代替对照品或供试品溶液,然后依次加入等量的相应试剂,并用同样方法处理。

当吸光度和浓度关系不呈良好线性时,应取数份梯度量对照品溶液,用溶剂补充至同一体积,显色后测定各份溶液的吸光度,然后以吸光度与相应的浓度绘制标准曲线,再根据供试品的吸光度在标准曲线上查得其相应的浓度,并求出其含量。

5.2.4 结果计算

5.2.4.1 对照品比较法 可根据供试品溶液及对照品溶液的吸光度与对照品溶液的浓度以正比法算出供试品溶液的浓度,再计算含量。

$$c_{样品}=\frac{A_{样品}\times c_{对照}}{A_{对照}} \tag{1}$$

式中:$A$——吸光度值;

$c$——测试液浓度(mg/ml)。

5.2.4.2 吸收系数法 《中华人民共和国药典》规定的吸收系数,系指 $E_{1\mathrm{cm}}^{1\%}$,即在指定波长时,光路长度为1cm,试样浓度换算为1%(g/ml)时的吸光度值,故应先求出被测样品的 $E_{1\mathrm{cm}}^{1\%}$ 值,再与规定的 $E_{1\mathrm{cm}}^{1\%}$ 值比较,可计算出供试样品的含量。

$$E_{1\mathrm{cm}(样品)}^{1\%}=\frac{A}{c\times l} \tag{2}$$

式中：$A$——供试品溶液测得的吸光度值；

$c$——供试品溶液的百分浓度，即 100ml 中所含溶质的质量（g）；

$l$——吸收池的光路长度（cm）。

$$供试样品的含量\% = \frac{E_{1cm(样品)}^{1\%}}{E_{1cm(标准)}^{1\%}} \times 100 \tag{3}$$

式中：$E_{1cm(样品)}^{1\%}$——根据前式计算出的供试品吸收系数；

$E_{1cm(标准)}^{1\%}$——药典或药品标准中规定的吸收系数。

6 注意事项

6.1 试验中所用的量瓶和移液管均应经检定校正、洗净后使用。

6.2 使用的石英吸收池必须洁净。当吸收池中装入同一溶剂时，在规定波长测定各吸收池的透光率，如透光率相差在 0.3% 以下者可配对使用，否则必须加以校正。

6.3 取吸收池时，手指拿毛玻璃面的两测。装盛样品溶液以池体积的 4/5 为度，使用挥发性溶液时应加盖，透光面要用擦镜纸由上而下擦拭干净，检视应无残留溶剂。为防止溶剂挥发后溶质残留在池子的透光面，可先用蘸有空白溶剂的擦镜纸擦拭，然后再用干擦镜纸拭净。吸收池放入样品室时应注意每次放入方向相同。使用后用洗液及水冲洗干净，晾干，防尘保存，吸收池如污染不易洗净时可用硫酸发烟硝酸（3∶1，V/V）混合液稍加浸泡后，洗净备用。如用铬酸钾清洁液清洗时，吸收池不宜在清洁液中长时间浸泡，否则清洁液中的铬酸钾结晶会损坏吸收池的光学表面，并应充分甩水冲洗，以防铬酸钾吸附于吸收池表面。

6.4 含有杂原子的有机溶剂，通常均具有很强的末端吸收。因此，当作溶剂使用时，它们的使用范围均不能小于截止使用波长。例如，甲醇、乙醇的截止使用波长为 205nm。另外，当溶剂不纯时，也可能增加干扰吸收。因此，在检查所用的溶剂在测定供试品所用的波长附近是否符合要求，即将溶剂置 1cm 石英吸收池中以空气为空白（即空白光路中不置任何物质）测定其吸光度，溶剂和吸收池的吸光度应符合表 1 规定。

表1 以空气为空白测定溶剂在不同波长处的吸光度的规定

| 波长范围（nm） | 220～240 | 241～250 | 251～300 | 300 以上 |
|---|---|---|---|---|
| 吸光度 | ≤0.40 | ≤0.20 | ≤0.10 | ≤0.05 |

每次测定时应采用同一厂牌、批号、混合均匀的同批溶剂。

6.5 称量应按药典规定要求。配制测定溶液时稀释转移次数应尽可能少，转移稀释时所取容积一般应不少于 5ml。做含量测定时供试品应称取 2 份，如为对照品比较法，对照品一般也应称取 2 份。做吸收系数检查时也应称取供试品 2 份，平行操作，每份结果对平均值的偏差应在 ±0.5% 以内。做鉴别或检查时可取样品 1 份。

6.6 测定供试品溶液的浓度，除各品种项下已有注明者外，供试品溶液的吸光度以在 0.3～0.7 之间为宜，吸光度读数在此范围内误差较小，并应结合所用仪器吸光度线性范围，配制读数合适的溶液浓度。

6.7 选用仪器的狭缝谱带宽度应小于供试品吸收带的半高宽的 10%，否则测得的吸光度值会偏低，或以减小狭缝宽度时供试品的吸光度不再增加为准，对于《中华人民共和国药典》紫外分光光度法测定的大部分品种，可以使用 2nm 缝宽，但对吸收带的半高宽小于 20nm 时，则应使用较窄的狭缝，例如青霉素钾及钠的吸光度检查需用 1nm 缝宽或更窄，否则其 264nm 的吸光度会偏低。

6.8　测定时除另有规定者外,应在规定的吸收峰±2nm 处再测几点的吸光度,以核对供试品的吸收峰位置是否准确,并以吸光度最大的波长作为测定波长,除另有规定外吸光度最大波长应在该品种项下规定的波长±2nm 以内,否则应考虑试样的同一性、纯度以及仪器波长的准确度。

6.9　用于制剂含量测定时,应注意供试液与对照液的 pH 值是否一致,如 pH 值对吸收有影响,则应调溶液的 pH 值一致后再测定吸光度。

7　吸收系数测定法　本法主要用于新品种的吸收系数测定。

7.1　测定方法　精密称取一定量精制样品,使样品溶液配成吸光度读数在 0.6～0.8 之间,置 1cm 吸收池中、在规定波长处按 6.8 项的规定测出吸光度读数,然后再用同批溶剂将溶液稀释 1 倍,使吸光度在 0.3～0.4 之间,再按上述方法测定。样品应同时测定 2 份,同一台仪器测定的 2 份结果,对平均值的偏差应不超过±0.3%,否则应重新测定。测定时,先按仪器正常灵敏度测试,然后再减小狭缝宽度测定,直到减小狭缝宽度吸光度值不增加为止,取吸光度不改变的数据,再用 4 台不同型号的仪器复测。

7.2　结果计算　吸收系数可根据朗伯-比尔定律求算。

$$E_{1cm}^{1\%}(\text{样品})=\frac{A}{c \times l} \tag{4}$$

式中:$A$——供试品溶液测得的吸光度值;

　　$c$——供试品溶液的百分浓度,即 100ml 中所含溶质的质量(g);

　　$l$——吸收池的光路长度(cm)。

7.3　测定注意事项

7.3.1　样品应为精制品,水分或干燥失重应另取样测定并予以扣除。

7.3.2　所用的容量仪器及分析天平应经过检定,如有相差应加上校正值。

7.3.3　测定所用的溶剂,其吸光度应符合规定。吸收池应于临用时配对或作空白校正。

7.3.4　称取样品时,其称量准确度应按《中华人民共和国药典》规定要求。

7.3.5　所用的分光光度计应经过严格检定,特别是波长准确度和吸光度精度要进行校正。要注明测定时的温度。

# 附录二　红外分光光度法(压片法)标准操作程序

| 标准操作程序——测试法 | 起草人: | 日期 | 年 | 月 | 日 |
|---|---|---|---|---|---|
| 起草部门:质量控制室 | 审核人: | 日期 | 年 | 月 | 日 |
| 颁发部门:质管部 | 批准人: | 日期 | 年 | 月 | 日 |
| 文件编码: | 生效日期: | 年　月　日 | | 总页数: | |
| 文件标题:红外分光光度法(压片法)标准操作程序 | | | | | |
| 分发部门: | | | | | |

1　目的　规范红外分光光度法(压片法)操作,保证测试结果准确、可靠。

**2 适用范围** 本程序适用于检品红外光谱的测定。

**3 职责** 质量检验人员执行本规程,质量控制室主管负责监督本规程的实施。

**4 依据** 《中华人民共和国药典》2010 年版二部。

**5 程序**

**5.1 概述** 化合物受红外光照射后,分子的振动和转动运动由较低能级向较高能级跃迁,从而导致对特定频率红外辐射的选择性吸收,形成特征性很强的红外吸收光谱。红外光谱又称振-转光谱。

红外光谱是鉴别物质和分析物质化学结构的有效手段,已被广泛应用于物质的定性鉴别、物相分析和定量测定,并用于研究分子间和分子内部的相互作用。

红外分光光度计分为色散型和傅里叶变换型两种。前者主要由光源、单色器(通常为光栅)、样品室、检测器、记录仪、控制和数据处理系统组成。傅立叶变换型红外光谱仪(简称FT-IR)由光学台(包括光源、干涉仪、样品室和检测器)、记录装置和数据处理系统组成,由干涉图变为红外光谱需经快速傅里叶变换。

**5.2 样品测定操作方法** 压片法:取供试品约 1～1.5mg,置玛瑙研钵中,加入干燥的溴化钾或氯化钾细粉约 200～300mg(与供试品的比约为 200：1)作为分散剂,充分研磨混匀,置于直径为 13mm 的压片模具中,使铺展均匀,抽真空约 2min,加压至 $0.8 \times 10^6$ kPa(约 8～10T/cm²),保持压力 2min,撤去压力并放气后取出制成的供试片,目视检测,片子应呈透明状,其中样品应均匀,并无明显的颗粒状样品。亦可采用其他直径的压模制片,样品与分散剂的用量需相应调整以制得浓度合适的片子。

**5.3 原料药的鉴别** 采用固体制样技术时,最常碰到的问题是多晶型现象,固体样品的晶型不同,其红外光谱往往也会产生差异。当供试品的实测光谱与《药品红外光谱集》所收载的对照图谱不一致时,在排除各种可能影响光谱的外在或人为因素后,应按该药品光谱图中备注的方法或各品种项下规定的方法进行预处理,再绘制光谱,进行比对。如未规定该品种供药用的晶型或预处理方法,则可使用对照品,并采用适当的溶剂对供试品与对照品在相同的条件下同时进行重结晶,然后依法绘制光谱,进行比对。如已规定特定的药用晶型,则应采用相应晶型的对照品依法进行比对。

当采用固体制样技术不能满足鉴别需要时,可改用溶液法绘制光谱后比对。

**5.4 注意事项**

**5.4.1 环境条件** 红外实验室的室温应控制在 15～30℃,相对湿度应小于 65%,适当通风换气,以避免积聚过量的二氧化碳和有机溶剂蒸气。

供电电压和接地电阻应符合仪器说明书要求。

**5.4.2 背景补偿或空白校正** 记录供试品光谱时,双光束仪器的参比光路中应置相应的空白对照物(空白盐片、溶剂或糊剂等);单光束仪器(常见的傅里叶变换红外仪)应先进行空白背景扫描,扫描供试品后扣除背景吸收,即得供试品光谱。

**5.4.3** 采用压片法时,以溴化钾最常用,若供试品为盐酸盐,可比较氯化钾和溴化钾压片法的光谱,若两者无区别,则使用溴化钾。所使用溴化钾或氯化钾应在中红区无明显的干扰吸收,应预先研细,过 200 目筛,在 120℃干燥 4h 后分装并在干燥器中保存备用。若发现结块,则须重新干燥。

**5.4.4** 供试品研磨应适度,通常以 2～5μm 粒度为宜。供试品过度研磨有时会导致晶格结构的破坏或晶型的转化。粒度不够细则易引起光散射能量损失,使整个光谱基线倾斜,甚至严重变形。该现象在 $4000\sim2000cm^{-1}$ 高频端最为明显。压片法及糊法最易发生这种现象。

5.4.5　制成的片厚在 0.5mm 左右,常可在光谱上观察到干涉条纹,对供试品光谱产生干扰。一般可将片厚调节至 0.5mm 以下即可减弱或避免。也用金相砂纸将片稍微打毛去除干扰。

5.4.6　测定样品时的扫描速度应与波长校正的条件一致(快速扫描将使波长滞后)。制成图谱的最强吸收峰透光率应在 10% 以下,图谱质量应符合《药品红外光谱集》的要求。

5.4.7　使用预先印制标尺记录纸的色散型仪器,在制图时应注意记录笔在纸上纵横坐标的位置与仪器示值是否相符,以避免因图纸对准不良而引起的误差。

5.4.8　压片模具使用完后应及时擦试干净,必要时清洗,保存在干燥器中,以免锈蚀。

5.4.9　关于样品的纯度　提取后活性成分的纯度在 90%～95% 的范围内就能基本满足制剂红外鉴别的要求。

5.4.10　建立自己的光谱库　不同仪器间波数和峰的强弱会有微小差别,建议各实验室建立自己的光谱库,用仪器自带软件计算与参考图谱的一致性。导数光谱能够极大地增加判断的准确性。

5.4.11　波数的偏差　低于 $1000cm^{-1}$ 波数的偏差不超过 0.5%,其他波数的偏差不超过 $\pm10cm^{-1}$。

5.4.12　整体性　红外光谱与分子结构有密切的关系,谱带之间相互关联,特别是指纹区体现的是整体结构。图谱比较时,应主要从整体上比较谱带最大吸收的位置、相对强度和形状与参考图谱的一致性。

5.5　结果判定　红外光谱在药品分析中,主要用于定性鉴别和物相分析。定性鉴别时,主要着眼于供试品光谱与对照光谱全谱谱形的比较,即首先是谱带的有与无,然后是各谱带的相对强弱。若供试品的光谱图与对照光谱图一致,通常可判定两化合物为同一物质(只有少数例外,如有些光学异构体或大分子同系物等)。若两光谱图不同,则可判定两化合物不同,但下此结论时须考虑供试品是否存在多晶现象,纯度如何,及其他外界因素的干扰。采用固体样品制备法,如遇多晶现象造成的实测光谱与对照光谱有差异时,一般可按照《药品红外光谱集》中所载重结晶处理法或与对照品平行处理后测定。但如对药用晶型有规定时,则不能自行重结晶。

其他影响常可通过修改制样技术来解决。由于各种型号的仪器性能不同,试样制备时研磨程度的差异或吸水程度不同等原因,均会影响光谱的形状。因此,进行光谱比对时,应考虑各种因素可能造成的影响。

5.6　常见的外界干扰因素

5.6.1　大气吸收。

5.6.1.1　二氧化碳　$2350cm^{-1},667cm^{-1}$。

5.6.1.2　水汽　$3900\sim3300cm^{-1},1800\sim1500cm^{-1}$。

5.6.1.3　溶剂蒸气。

5.6.2　干涉条纹　规律性的正弦形曲线叠加在光谱图上。

5.6.3　仪器分辨率的不同和不同研磨条件的影响。

# 附录三 原子吸收分光光度法标准操作程序

| 标准操作程序——测试法 | 起草人: | 日期 | 年 | 月 | 日 |
|---|---|---|---|---|---|
| 起草部门:质量控制室 | 审核人: | 日期 | 年 | 月 | 日 |
| 颁发部门:质管部 | 批准人: | 日期 | 年 | 月 | 日 |
| 文件编码: | 生效日期: | 年 | 月 | 日 | 总页数: |
| 文件标题:原子吸收分光光度法标准操作程序 | | | | | |
| 分发部门: | | | | | |

1　目的　规范原子吸收分光光度法操作,保证测试结果准确、可靠。

2　适用范围　本程序适用于检品原子吸收光谱的测定。

3　职责　质量检验人员执行本规程,质量控制室主管负责监督本规程的实施。

4　依据　《中华人民共和国药典》2010 年版二部。

5　程序

5.1　概述　供试品在高温下经原子化产生原子蒸气时,如有一光辐射作用于原子,当辐射频率相应于原子中电子从基态跃迁到较高能态所需的能量时,即引起原子对特定波长的吸收。吸收通常发生在真空紫外、紫外及可见光区。原子吸收光谱为线光谱,通过测定该特征波长光谱线的吸光度可以计算出该待测元素的含量。原子吸收一般遵守吸收分光光度法的郎伯-比尔定律。实验条件固定时特定波长处的吸光度值与样品中原子浓度成正比;但实验参数的变化会影响结果。

原子吸收分光光度法的测量对象是成原子状态的金属元素和部分非金属元素。测定的样品一般经高温破坏成原子态,在气态下利用自由原子的光谱性质进行测量,常用在药物中无机元素的测定。

原子分光光度计主要由光源、原子化器、单色器、检测器、记录显示系统和数据处理系统等部分组成。

5.1.1　光源　常用待测元素作为阴极的空心阴极灯。

5.1.2　原子化器

5.1.2.1　火焰型原子化器　样品溶液导入雾化器中使试样溶液雾化成气溶胶,与燃气和助燃气充分混合后在燃烧器上成火焰燃烧,不同物质需要不同能量使其离子态转变成基态的原子。入射光通过基态原子时部分能量被吸收,并由传感器转变为电信号,用记录仪进行记录。

改变燃气和助燃气的种类及比例可以控制火焰的温度,以提供使供试品转变成原子状态所需的能量。最常用的混合气体为空气-乙炔。

5.1.2.2　电热型原子化器　又称无火焰原子化器,其中又以石墨炉应用最广。石墨炉原子化器为用电流控制温度的炉子,其中放入可置放样品的石墨管或其他合适的样品置放装置。在测定过程中炉内通入氩或其他保护气体,以防止炉的氧化。以一定体积的样品溶液加入石墨管后用电加热使其原子化。电加热的过程至少有三个阶段:干燥阶段用略高于溶剂沸点的温度,以较长的时间使溶剂蒸发至干。灰化阶段是去掉比分析元素容易挥发的样品基体以减少背景吸收,根据具体情况选择合适的灰化温度及时间。最后阶段为原子化阶段。温度应升至能使样品转变成气态原子,该阶段的升温速度必须很快,加热时间应尽可能短,以延长石墨炉的寿命。原子蒸气迅速从入射光束通道中扩散出去,形成一个瞬态吸收信号,用记录仪记录。

5.1.2.3　氢化物发生原子化器　利用某些元素易形成低沸点氢化物的性质而设计的。氢化物发生原子化器可以减少或避免因高温导致的背景干扰与化学干扰。As、Sb、Bi、Ge、Sn、Pb、Se 等元素在存在还原剂(除另有规定外,通常采用硼氢化钠)的酸性介质中易生成低沸点的易受热分解的氢化物,再依次由载气导入石英管与加热器组成的原子吸收池中,在石英管中氢化物因受热而分解,并形成基态原子。

5.1.2.4　冷蒸气发生原子化器　测汞时,在汞蒸气发生器中,汞离子被还原成汞,然后将汞蒸气直接导入原子吸收池中。

5.1.3　单色器　通常用衍射光栅为色散元件。仪器光路应能保证有良好的光谱分辨率和在相当窄的光谱带(0.2nm)下正常工作的能力。单色器的结构与一般紫外可见分光光度计相同。

5.1.4　检测系统　一般采用对紫外及可见光敏感的宽光谱工作范围的光电倍增管作为检测元件。要求检测器的输出信号灵敏度高、噪声低、漂移小及稳定性好。

5.1.5　记录仪和数据处理系统　原子吸收分光光度计常用绘图打印机记录测定结果。数据处理系统需能测量信号积分值和制备标准曲线以及统计计算处理。有的仪器将参数设定操作系统和数据处理系统放在一起工作。

5.2　样品测定操作方法

5.2.1　标准曲线法　先配制一个被测元素的标准贮备液,通常可用该元素的基准化合物或纯金属按规定方法配制,亦可从有关单位购得,用通常用作空白的溶液稀释成标准工作液。再按测定方法的操作步骤配制一系列合适的标准溶液。在仪器推荐的浓度范围内,制备含待测元素的标准溶液至少 3 份,浓度依次递增,并分别加入供试品溶液配制中的相应试剂,同时以相应试剂制备空白对照溶液。除另有规定外,一般用去离子水制成水溶液。将仪器按规定启动后,先将去离子水喷入火焰,调读数为零,再将最浓的标准溶液喷入火焰,调节仪器至近满量程的读数,然后依次喷入空白对照溶液和各浓度标准溶液的吸光度,记录读数。每喷完 1 份溶液后,均用去离子水喷入火焰充分冲洗灯头并调零。取每一浓度 3 次读数的平均值为纵坐标、相应浓度为横坐标,绘制标准曲线。

按各品种项下的规定制备供试品溶液,使待测元素的估计浓度在标准曲线浓度范围内,将供试品溶液喷入火焰,取 3 次读数的平均值,从标准曲线上查得相应的浓度,计算元素的含量。

供试品溶液测定完后,应用与供试品溶液浓度接近的标准溶液进行回校。标准曲线应取符合线性范围的浓度。样品的测定读数宜在线性范围中间或稍高处。

石墨炉原子化器的标准曲线可以用相同体积不同浓度的一系列标准溶液或用相同浓度不同体积的标准液制备,一般以前者为佳。

5.2.2　标准加入法　取同体积按各品种项下的规定制备的供试品溶液 4 份,分别加至 4 个同体积的量瓶中,除(1)号量瓶外,其他(2)、(3)、(4)号量瓶分别再准确加入比例量的待测元素标准溶液,均用去离子水稀释至刻度,形成标准液加入量从零开始递增的一系列溶液。按上述标准曲线法自"将仪器按规定启动后"操作,并依法将溶液喷入火焰,读数;将读数与相应的待测元素加入量作图,延长此直线至与含量轴的延长线相交,此交点与原点间的距离即相当于供试品溶液取用量中待测元素的含量,见图1所示,再以此计算供试品中待测元素的含量。

标准加入法仅适用于上述标准曲线法的工作曲线呈线性并通过原点的情况。

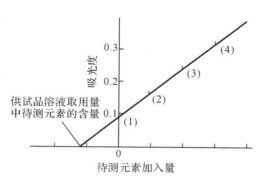

图1　标准曲线法工作曲线

5.2.3　杂质检查法　取供试品,按各品种项下的规定,制备供试品溶液;另取等量的供试品,加入限量的待测元素溶液,制备对照溶液。照上述标准曲线法自"将仪器按规定启动后"操作,并将对照溶液喷入火焰,调节仪器使具合适的读数$(a)$;在相同的操作条件下喷入供试品溶液,读数$(b)$;$b$值应小于$(a-b)$。

5.2.4　内标法　在标准样品和供试品中分别加入第二元素作为内标元素。测定分析元素和内标谱线的吸光度比值,并以此对被测元素的含量或浓度绘制工作曲线。内标元素要求与被测元素在基体或原子化器中表现的物理、化学性质相同或相似,且试样中不应含有这种元素。该方法只适用于双通道原子吸收分光光度计。

6　注意事项

6.1　样品取样要有代表性,取样量应根据被测元素的性质、含量、分析方法及要求的分析精度决定。标准样品的组成应尽可能与被测样品接近。

6.2　仪器参数选择,如空心阴极灯工作电流、光谱带宽、原子化条件等;火焰原子化器中火焰条件的选择,如火焰类型,燃气和助燃气的比例,供气压力和气体流量等;石墨炉原子化器应注意干燥、灰化、原子化各阶段的温度、时间、升温情况等程序的合理编制。它们对测定的灵敏度、检出限及分析精度等都有很大的影响。许多仪器一般能提示或自动调节成常用的参数,使用时可按实验情况予以修改。

6.3　原子吸收分光光度法实验室要求有合适的环境,室内应保持空气洁净,较少灰尘,应有充足、压力恒定的水源,仪器燃烧器上方应有符合厂方要求的排气罩,应能提供足够而恒定的排气量,排气速度应能调节,排气罩以耐腐蚀、不生锈的金属板制造为宜。

使用原子吸收分光光度计时实验室安全应给予特别注意,如排气通风是否良好、突然停电、停水及气流不足或不稳定时的安全措施,高压燃气和助燃气使用安全问题等。

6.4　原子吸收分光光度法灵敏度很高,极易受实验室各种用品的污染,常见的污染源如下:

6.4.1　水　应用去离子水或用石英蒸馏器蒸馏的超纯水。贮藏水的容器一般用聚乙烯塑料等材料制成。

6.4.2　试剂　制备样品用的酸类、溶剂及有机萃取剂等亦为主要玷污来源之一,应采用高纯试剂。

6.4.3　实验室容量器皿(烧杯、容量瓶、移液管等)尽可能使用耐腐蚀塑料器皿,而不用玻璃器皿,因为玻璃器皿易吸附或吸收其他金属离子,在使用过程中缓缓释出。自动进样器应尽量不用能直接接触样品的金属附件及金属针头。样品前处理用的通风橱可能受积尘、锈蚀物或粉尘、气流等影响。大气中尘埃的污染特别对石墨炉的高灵敏度检测有很大的影响。样品处理过程及处理完后分析时应尽可能防止外界尘埃落入,产生干扰。

6.5 标准溶液一般浓度大于 $1000\mu g/ml$ 的可以作为贮备液贮存在耐腐蚀的塑料容器中,浓度低于 $10\mu g/ml$ 的工作溶液应注意稀释溶剂及试剂对其污染的影响,浓度低于 $1\mu g/ml$ 的标准溶液应在使用当天配制使用,不宜贮存。

6.6 样品一般处理成溶液后进行分析,因此样品的前处理十分重要。处理方法很多,无机物常用酸进行溶解,复杂基体的样品常用熔融、有机萃取、加入改进剂等方法消除基体干扰及化学干扰等因素。生物样品往往需经湿法或干法灰化,萃取或加基体改进剂消除基体干扰等措施以使分析顺利进行。石墨炉的样品测试可以采用固体直接放在石墨管或石墨平面中进样。难以避免的干扰有时可用掩蔽剂消除。

6.7 石墨炉的分析重现性及精度的关键操作之一为进样方法的重现性。从石墨管的小孔中加入样品时,除石墨炉周围环境升温情况需要保持一致外,用微量吸管加入的角度、浓度等均须一致,因此使用石墨炉分析样品最好用重现性好、可靠的自动进样器,手工进样欲得重现的结果需要较高而熟练的实验技术。

6.8 原子化温度较高的元素宜用氧化亚氮-乙炔作为燃气,用专用的高温燃烧头进行火焰法测定,该情况下以用无焰法石墨炉进行分析为宜。

6.9 汞、砷、硒及碲等元素可以还原成氢化物在较低温度下测定,也可用专用仪器进行测定。

6.10 原子吸收分光光度法使用器皿的清洗不宜用含铬离子的清洗液,因铬离子容易渗透入玻璃等容器中,而以硝酸或硝酸-盐酸混合液清洗后再用去离子水清洗为佳。

6.11 样品中如存在比被分析元素更不易挥发的元素,而使用无焰石墨炉分析时,最好在原子化升温完毕后用最高温度作极短期加热,以清洗残存于石墨管中的干扰元素。

6.12 仪器及样品浓度情况差别很多,浓度过浓使信号达到饱和时则输出信号过强,此时可以适当降低灵敏度或改用该元素的次要谱线以确保信号强度与被测元素浓度呈线性关系。

# 附录四　薄层色谱法(二部)标准操作程序

| 标准操作程序——测试法 | 起草人: | 日期 | 年 | 月 | 日 |
|---|---|---|---|---|---|
| 起草部门:质量控制室 | 审核人: | 日期 | 年 | 月 | 日 |
| 颁发部门:质管部 | 批准人: | 日期 | 年 | 月 | 日 |
| 文件编码: | 生效日期: | 年 | 月 | 日 | 总页数: |
| 文件标题:薄层色谱法(二部)标准操作程序 | | | | | |
| 分发部门: | | | | | |

1 目的　规范薄层色谱法(二部)操作,保证测试结果准确、可靠。

2 适用范围　本程序适用于药品薄层色谱法(二部)测定。

3 职责　质量检验员执行本规程,质量控制室主管负责监督本规程的实施。

4 依据　《中华人民共和国药典》2010 年版二部。

5　程序

5.1　概述　薄层色谱法系将供试品溶液点样于薄层板上,经展开、检视后所得的色谱图,与适宜的对照物按同法所得的色谱图作对比,用于药品的鉴别或杂质检查的方法。

5.2　仪器与材料

5.2.1　薄层板

5.2.1.1　自制薄层板　自制薄层板系指手工(或借助涂布器)将固定相涂布于玻璃板或其他适宜载板上成为有一定厚度的均匀薄层。除另有规定外,玻璃板要求光滑、平整,洗净后不附水珠,晾干。最常用的固定相有硅胶 G、硅胶 GF$_{254}$、硅胶 H、硅胶 HF$_{254}$,其次有硅藻土、硅藻土 G、氧化铝、氧化铝 G、微晶纤维素、微晶纤维素 F$_{254}$等。其颗粒大小,一般要求直径为 5～40μm。

5.2.1.2　市售薄层板　分普通薄层板和高效薄层板,常用的有硅胶薄层板、硅胶GF$_{254}$薄层板、聚酰胺薄膜和铝基片薄层板等。高效薄层板的粒径一般为 5～7μm。

5.2.2　点样器　有手动、半自动或自动点样等方式,手动点样时一般采用微量注射器或定量毛细管,应能使点样位置正确、集中。

5.2.3　展开容器　应使用适合薄层板大小的平底或双槽薄层色谱专用展开缸,并配有严密的盖子,水平展开时使用专用水平展开缸。

5.2.4　显色剂　按各品种项下的规定。可采用喷雾显色、浸渍显色或置适宜试剂的蒸气中熏蒸显色,检出斑点。

5.2.5　显色装置　喷雾显色可使用玻璃喷雾瓶或专用喷雾器,要求用压缩气体使显色剂呈均匀细雾状喷出;浸渍显色可用专用玻璃器皿或用适宜的玻璃缸代替;蒸气熏蒸显色可用双槽玻璃缸或适宜大小的干燥器代替。

5.2.6　检视装置　为装有可见光、短波紫外光(254nm)、长波紫外光(356nm)及相应滤光片的暗箱,可附加摄像设备供拍摄色谱图用,暗箱内光源应有足够的光照度。

5.3　操作方法

5.3.1　薄层板制备

5.3.1.1　自制薄层板　自制薄层板一般可分为无黏合剂和含黏合剂两种。

5.3.1.1.1　无黏合剂薄层板系将固定相直接涂布于玻璃板上,除另有规定外,将 1 份固定相和 3 份水,在研钵中沿同一方向研磨混合,去除表面的气泡后,置玻璃板上使涂布均匀,或倒入涂布器中,在玻璃板上平稳地移动涂布器进行涂布(厚度为 0.2～0.3mm),取涂好的薄层板,置水平台上于室温下晾干,在 110℃活化 30min,即置有干燥剂的干燥器中备用。

5.3.1.1.2　含黏合剂薄层板,除另有规定外,系于固定相中加入一定量的黏合剂,一般常用 10%～15%煅石膏(CaSO$_4$・2H$_2$O 在 140℃加热 4h),混匀后加水适量,或用 0.2%～0.5%羧甲基纤维素钠水溶液(取羧甲基纤维素钠适量,加入一定的水后放置使溶胀,加热煮沸至完全溶解,放置,取上清液,即得)适量,在研钵中沿同一方向研磨混合调成糊状,去除表面的气泡后,同 5.3.1.1,均匀涂布于玻璃板上。晾干,活化后备用。

薄层板使用前应检查其均匀度(可通过透射光和反射光检视),表面应均匀、平整、光滑、无麻点、无气泡、无破损、无污染。

5.3.1.2　市售薄层板　临用前一般应在 110℃活化 30min。聚酰胺薄膜不需活化。铝基片薄层板或聚酰胺薄膜均可根据需要剪裁,但须注意剪裁后的薄层板底边的涂层不得有破损。如在储放期间被空气中杂质污染,使用前可用适宜的溶剂在展开容器中上行展开预洗,110℃活化后,置干燥器中备用。

5.3.2 点样 除另有规定外,在洁净干燥的环境下,用点样器点样于薄层板上,一般为圆点,位置应正确、集中,点样基线距底边 2.0cm(高效薄层板一般为 0.8~1.0cm),样点直径为 2~4mm(高效薄层板为 1~2mm),点间距离可视斑点扩散情况以不影响检出为宜,一般为 1.0~2.0cm(高效薄层板可不少于 5mm)。点样时必须注意勿损伤薄层表面。

5.3.3 展开 展开缸预先用展开剂饱和可避免边缘效应。展开缸如需预先用展开剂饱和,可在缸中加入足够量的展开剂,必要时在壁上贴两条与缸一样高的宽滤纸条,一端浸入展开剂中,密封缸顶的盖,一般保持 15~30min,使系统平衡或按各品种项下规定操作。

将点好样品的薄层板放入展开缸的展开剂中,浸入展开剂的深度为距薄层板底边 0.5~1.0cm(切勿将样点浸入展开剂中),密封缸盖,待展开至规定距离(如:20cm 的薄层板,展距一般为 10~15cm;10cm 的高效薄层板,展距一般为 5cm)时取出薄层板,晾干,按各品种项下的规定检测。

展开可以单向展开,即向一个方向进行;也可以进行双向展开,即先向一个方向展开,取出;待展开剂完全挥发后,将薄层板转动 90°,再用原展开剂或另一种展开剂进行展开;亦可多次展开。

5.3.4 显色与检视 荧光薄层板可用荧光猝灭法;普通薄层板,有色物质可直接检视,无色物质可用物理或化学方法检视。物理方法是检出斑点的荧光颜色及强度;化学方法一般用化学试剂显色后,立即覆盖同样大小的玻璃板,检视。

5.4 系统适用性试验 按各品种项下要求对检测方法进行系统适用性试验,使斑点的检测灵敏度、比移值($R_f$)和分离效能符合规定。

5.4.1 检测灵敏度 检测灵敏度系指杂质检查时,供试品溶液中被测物质能被检出的最低量。一般采用对照溶液稀释若干倍的溶液与供试品溶液和对照溶液在规定的色谱条件下,在同一块薄层板上点样、展开、检视,前者应显示清晰的斑点。

5.4.2 比移值($R_f$) 比移值系指从基线至展开斑点中心的距离与从基线至展开剂前沿的距离的比值。鉴别时,可用供试品溶液主斑点与对照品溶液主斑点的比移值进行比较,或用比移值来说明主斑点或杂质斑点的位置。

$$R_f = \frac{\text{从基线至展开斑点中心的距离}}{\text{从基线至展开剂前沿的距离}}$$

除另有规定外,比移值($R_f$)应在 0.2~0.8 之间。

5.4.3 分离效能 鉴别时,在对照品与结构相似药物的对照品制成混合对照溶液,按规定方法展开后,应显示两个清晰分离的斑点。选择杂质检查的方法时,考察分离效能;可将杂质对照品用供试品自身稀释对照溶液溶解制成混合对照溶液,也可将杂质对照品用待测组分的对照品溶液溶解制成混合对照溶液,还可采用供试品以适当的降解方法获得的溶液,上述溶液点样展开后的色谱图中,应显示两个清晰分离的斑点。

5.5 测定法

5.5.1 鉴别 可采用与同浓度的对照品溶液在同一块薄层板上点样、展开与检视,供试品溶液所显主斑点的颜色(或荧光)与位置($R_f$)应与对照品溶液的主斑点一致,而且主斑点的大小与颜色的深浅也应大致相同。或采用供试品溶液与对照品溶液等体积混合,应显示单一、紧密的斑点;或选用与供试品化学结构相似的药物对照品与供试品溶液的主斑点比较,两者 $R_f$ 应不同,或将上述两种溶液等体积混合,应显示两个清晰分离的斑点。

5.5.2　杂质检查　可采用杂质对照品法、供试品溶液的自身稀释对照法或两法并用。供试品溶液除主斑点外的其他斑点应与相应的对照品溶液或系列浓度对照品溶液的主斑点比较,或与供试品溶液的自身稀释对照溶液或系列浓度自身稀释对照溶液的主斑点比较,不得更深。

通常应规定杂质的斑点数和单一杂质量,当采用系列自身稀释对照溶液时,也可规定估计的杂质总量。

6　注意事项

6.1　薄层板的活化与保存　自制薄层板和商品薄层板在使用前均应进行活化,活化后的薄层板应立即置于有干燥剂的干燥器中保存。保存时间不宜过长,最好随用随制,放入干燥箱中保存仅作为使用的一种过渡。

6.2　供试液的制备　溶剂选择是否适当影响点样原点及分离后斑点的形状,一般应选择极性小的溶剂;只有在供试品极性较大,薄层板的活性较大时,才选择极性大的溶剂。除特殊情况外,试液的浓度要适宜,最好控制在使点样量不超过 $10\mu l$(高效薄层板点样量不超过 $5\mu l$)。

6.3　点样　薄层板上供试品容积的负荷量极为有限,普通薄层板的点样量最好在 $10\mu l$ 以下,高效薄层板在 $5\mu l$ 以下。点样量过多可造成"超载",展开剂产生绕行现象,使斑点拖尾。点样速度要快,在空气中点样以不超过 10min 为宜,以减少薄层板和大气的平衡时间。点样时必须注意勿损坏薄层表面。待溶剂挥散后方可展开。

6.4　点样环境　实验环境的相对湿度和温度对薄层分离效果有着较大的影响(实验室一般要求相对湿度在 65% 为宜),因此应保持试验环境的相对恒定。对温、湿度等敏感的品种必须按品种项下的规定,严格控制实验环境的温、湿度。

# 附录五　高效液相色谱法标准操作程序

| 标准操作程序——测试法 | 起草人: | 日期 | 年 | 月 | 日 |
|---|---|---|---|---|---|
| 起草部门:质量控制室 | 审核人: | 日期 | 年 | 月 | 日 |
| 颁发部门:质管部 | 批准人: | 日期 | 年 | 月 | 日 |
| 文件编码: | 生效日期: | 年 | 月 | 日 | 总页数: |
| 文件标题:高效液相色谱法标准操作程序 | | | | | |
| 分发部门: | | | | | |

1　目的　规范高效液相色谱法操作,保证测试结果准确、可靠。

2　适用范围　本程序适用于药品高效液相色谱法测定。

3　职责　质量检验人员执行本规程,质量控制室主管负责监督本规程的实施。

4　依据　《中华人民共和国药典》2010 年版二部。

5　程序

5.1　概述　高效液相色谱法系采用高压输液泵将规定的流动相泵入装有填充剂的色

谱柱,对供试品进行分离测定的色谱方法。注入供试品,由流动相带入柱内,各组分在柱内被分离,并依次进入检测器,由积分仪或数据处理系统记录和处理色谱信号。

5.2 对仪器的一般要求 所用的仪器为高效液相色谱仪。由输液泵、进样器、色谱柱、检测器和谱数据处理系统组成,仪器应按现行国家技术监督局"液相色谱仪检定"程序定期检定并符合有关规定。

5.2.1 色谱柱 最常用的色谱柱填充剂为化学键合硅胶。反相色谱系统使用非极性填充剂,以十八烷基硅烷键合硅胶最为常用,辛基硅烷键合硅胶和其他类型的硅烷键合硅胶也有使用。正相色谱系统使用极性填充剂,常用的填充剂有硅胶等。离子交换色谱系统使用离子交换填充剂;分子排阻色谱系统使用凝胶或高分子多孔微球等填充剂;对映异构体的分离通常使用手性填充剂。

填充剂的性能(如载体的形状、粒径、孔径、表面积、键合基团的表面覆盖度、含碳量和键合类型等)以及色谱柱的填充,直接影响供试品的保留行为和分离效果。孔径在 15nm 以下的填料适于分析分子量小于 2000 的化合物,分子量大于 2000 的化合物则应选择孔径在 30nm 以上的填料。

除另有规定外,分析柱的填充剂粒径一般在 3~10μm 之间。粒径更小(约 2μm)的填充剂常用于填装微径柱(内径约 2mm)。

使用微径柱时,输液泵的性能、进样体积、检测池体积和系统的死体积等必须与之匹配;如有必要,色谱条件也需作适当的调整。当对其测定结果产生争议时,应以品种正文规定的色谱条件的测定结果为准。

以硅胶为载体的键合固定相的使用温度通常不超过 40℃,为改善分离度效果可适当提高色谱柱的使用温度,但不宜超过 60℃。

流动相的 pH 值应控制在 2~8 之间。当 pH 值大于 8 时,可使载体硅胶溶解;当 pH 值小于 2 时,与硅胶相连的化学键合相易水解脱落。当色谱系统中需使用 pH 值大于 8 的流动相时,应选用耐碱的填充剂,如采用高纯硅胶为载体并具有高表面覆盖度的键合硅胶填充剂、包覆聚合物填充剂、有机-无机杂化填充剂或非硅胶填充剂等;当需使用 pH 值小于 2 的流动相时,应选用耐酸的填充剂,如具有大体积侧链能产生空间位阻保护作用的二异丙基或二异丁基取代十八烷基硅烷键合硅胶填充剂,或有机-无机杂化填充剂等。

5.2.2 检测器 最常用的检测器为紫外检测器,包括二极管阵列检测器,其他常见的检测器有荧光检测器、蒸发光散射检测器、示差折光检测器、电化学检测器和质谱检测器。

紫外、荧光、电化学检测器为选择性检测器,其响应值不仅与待测溶液的浓度有关,还与化合物的结构有关;蒸发光散射检测器和示差折光检测器为通用型检测器,对所有的化合物均有响应;蒸发光散射检测器对结构类似的化合物,其响应值几乎仅与待测物的质量有关;二极管阵列检测器可以同时记录待测物的吸收光谱,故可用于待测物的光谱鉴定和色谱峰的纯度检查。

紫外、荧光、电化学和示差折光检测器的响应值与待测溶液的浓度在一定范围内呈线性关系,但蒸发光散射检测器的响应值与待测溶液的浓度通常呈指数关系,故进行计算时,一般需经对数转换。

在用紫外吸收检测器时,所用流动相应符合附录一《紫外-可见分光光度法标准操作程序》项下的对溶剂的要求。采用低波长检测时,还应考虑有机相中有机溶剂的截止使用波长,并选用色谱级有机溶剂。蒸发光散射检测器和质谱检测器通常不允许使用不挥发性盐组分的流动相。

5.2.3　流动相　反相色谱系统的流动相首选甲醇-水系统(采用紫外末端波长检测时,首选乙腈-水系统),如经试用不适合时,再选用其他溶剂系统。应尽可能少用含有缓冲液的流动相,必须使用时,应尽可能选用含较低浓度缓冲液的流动相。由于 $C_{18}$ 链在水相环境中不易保持伸展状态,故对于十八烷基硅烷键合硅胶为固定相的反相色谱系统,流动相中有机溶剂的比例通常应不低于 5％,否则 $C_{18}$ 链的随机卷曲将导致组分保留值变化,造成色谱系统不稳定。

各品种项下规定的条件除固定相种类、流动相组分、检测器类型不得任意改变外,其余如色谱柱内径、长度、载体粒度、流动相流速、混合流动相各组分的比例、柱温、进样量、检测器的灵敏度等,均可适当改变,以适应供试品并达到系统适用性试验的要求。其中,调整流动相组分比例时,以组分比例较低者(小于或等于 50％)相对改变量不超过±30％且绝对改变量不超±10％为限,如 30％相对改变量的数值超过 10％时,则改变量以±10％为限。

一般色谱图约于 20min 内记录完毕。

5.3　系统适用性实验　色谱系统适用性试验通常包括理论板数、分离度、重复性和拖尾因子等四个参数。

按各品种项下要求对仪器进行适用性试验,即用规定的对照品溶液或系统适用性试验溶液在规定的色谱系统进行试验,必要时,可对色谱系统进行适当调整,应符合要求。

5.3.1　色谱柱的理论板数($n$)　理论板数($n$)用于评价色谱柱的效能。由于不同物质在同一色谱柱上的色谱行为不同,采用理论板数作为衡量柱效能的指标时,应指明测定物质,一般为待测组分或内标物质的理论板数。

在规定的色谱条件下,注入供试品溶液或各品种项下规定的内标物质溶液,记录色谱图,量出供试品主成分或内标物质峰的保留时间 $t_R$(以分钟或长度计,下同,但应取相同的单位)和峰宽($W$)或半高峰宽($W_{h/2}$),按 $n=16(t_R/W)^2$ 或 $n=5.54(t_R/W_{h/2})^2$ 计算色谱柱的理论板数。

5.3.2　分离度($R$)　用于评价待测组分与相邻共存物或难分离物质之间的分离程度,是衡量色谱系统效能的关键指标。可以通过测定待测物质与已知杂质的分离度,也可以通过测定待测组分与某一添加的指标性成分(内标物质或其他难分离物质)的分离度,或将供试品或对照品用适当的方法降解,通过测定待测组分与某一降解产物的分离度,对色谱系统进行评价与控制。

无论是定性鉴别还是定量分析,均要求待测峰与其他峰、内标峰或特定的杂质对照峰之间有较好的分离度。除另有规定外,待测组分与相邻共存物之间的分离度应大于 1.5。分离度的计算公式为:

$$R=\frac{2(t_{R2}-t_{R1})}{W_1+W_2}　\text{或}　R=\frac{2(t_{R2}-t_{R1})}{1.70(W_{1,h/2}+W_{2,h/2})} \tag{1}$$

式中:$t_{R2}$——相邻两峰中后一峰的保留时间;

$t_{R1}$——相邻两峰中前一峰的保留时间;

$W_1$、$W_2$ 及 $W_{1,h/2}$、$W_{2,h/2}$——此相邻两峰的峰宽及半高峰宽。

5.3.3　重复性　用于评价连续进样后,色谱系统响应值的重复性能。采用外标法时,通常取各品种项下的对照溶液,连续进样 5 次,除另有规定外,其峰面积测量值的相对标准偏差应不大于 2.0%;采用内标法时,通常配制相当于 80%、100% 和 120% 的对照品溶液,加入规定量的内标溶液,配成 3 种不同浓度的溶液,分别进样 2 次,计算平均校正因子,其相对标准偏差也应不大于 2.0%。

5.3.4 拖尾因子($T$) 用于评价色谱峰的对称性。为保证分离效果和测量精度,应检查待测峰的拖尾因子是否符合各品种项下的规定。拖尾因子计算公式为:

$$T = \frac{W_{0.05h}}{2d_1} \tag{2}$$

式中:$W_{0.05h}$——0.05 峰高处的峰宽;

$\quad d_1$——峰极大至峰前沿之间的距离。

除另有规定外,峰高法定量时 $T$ 应在 0.95~1.05 之间。峰面积法测定时,若拖尾严重,将影响峰面积的准确测量。必要时,应在各品种项下对拖尾因子作出规定。

5.4 测定法

5.4.1 内标法 按各品种项下的规定,精密称(量)取对照品和内标物质,分别配成溶液,精密量取各溶液,混合配成校正因子测定用的对照溶液。取一定量注入仪器,记录色谱图。测量对照品和内标物质的峰面积或峰高,按下式计算校正因子:

$$校正因子(f) = \frac{A_S/c_S}{A_R/c_R} \tag{3}$$

式中:$A_S$——内标物质的峰面积或峰高;

$\quad A_R$——对照品的峰面积或峰高;

$\quad c_S$——内标物质的浓度;

$\quad c_R$——对照品的浓度。

再取各品种项下含有内标物质的供试品溶液,注入仪器,记录色谱图,测量供试品中待测成分和内标物质的峰面积或峰高,按下式计算含量:

$$含量(c_X) = f \cdot \frac{A_X}{A_S'/c_S'} \tag{4}$$

式中:$A_X$——供试品峰面积或峰高;

$\quad c_X$——供试品的浓度;

$\quad A_S$——内标物质的峰面积或峰高;

$\quad c_S$——内标物质的浓度。

$f$ 为校正因子。

5.4.2 外标法 按各品种项下的规定,精密称(量)取对照品和供试品,配制成溶液,分别精密取一定量,注入仪器,记录色谱图,测量对照品溶液和供试品溶液中待测成分的峰面积(或峰高),按下式计算含量:

$$含量(c_X) = c_R \frac{A_X}{A_R} \tag{5}$$

式中各符合意义同上。

由于微量注射器不易精确控制进样量,当采用外标法测定供试品中成分或杂质含量时,以定量环或自动进样器进样为好。

5.4.3　加校正因子的主成分自身对照法　测定杂质含量时,可采用加校正因子的主成分自身对照法。在建立方法时,按各品种项下的规定,精密称(量)取杂质对照品和待测成分对照品各适量,配制测定杂质校正因子的溶液,进样,记录色谱图,按上述(5.4.1)法计算杂质的校正因子。此校正因子可直接载入各品种项下,用于校正杂质的实测峰面积。这些需作校正计算的杂质,通常以主成分为参照,采用相对保留时间定位,其数值一并载入各品种项下。

测定杂质含量时,按各品种项下规定的杂质限度,将供试品溶液稀释成与杂质限度相当的溶液作为对照溶液,进样,调节仪器灵敏度(以噪音水平可接受为限)或进样量(以柱子不过载为限),使对照溶液的主成分色谱峰高约达满量程的 10％～25％ 或其峰面积能准确积分[通常含量低于 0.5％ 的杂质,峰面积的相对标准偏差(RSD)应小于 10％；含量在 0.5％～2％ 的杂质,峰面积的 RSD 应小于 5％；含量大于 2％ 的杂质,峰面积的 RSD 应小于 2％]。然后,取供试品溶液和对照品溶液适量,分别进样,供试品溶液的记录时间,除另有规定外,应为主成分色谱峰保留时间的 2 倍,测量供试品溶液色谱图上各杂质的峰面积,分别乘以相应的校正因子后与对照溶液主成分的峰面积比较,依法计算各杂质含量。

5.4.4　不加校正因子的主成分自身对照法　测定杂质含量时,若没有杂质对照品时,也可采用不加校正因子的主成分自身对照法。同上述 5.4.3 法配制对照品溶液并调节检测灵敏度后,取供试品溶液和对照溶液适量,分别进样,前者的记录时间,除另有规定外,应为主成分保留时间的 2 倍,测量供试品溶液色谱图上各杂质的峰面积并与对照品溶液主成分的峰面积比较,计算杂质含量。

若供试品所含的部分杂质未与溶剂峰完全分离,则按规定先记录供试品溶液的色谱图Ⅰ,再记录等体积纯溶剂的色谱图Ⅱ,色谱图Ⅰ上杂质峰的总面积(包括溶剂峰)减去色谱图Ⅱ上的溶剂峰面积,即为总杂质峰的校正面积,然后依法计算。

5.4.5　面积归一化法　按各品种项下的规定,配制供试品溶液,取一定量注入仪器,记录色谱图。测量各峰的面积和色谱图上除溶剂峰以外的总色谱峰面积,计算各峰面积占总峰面积的百分率。

用于杂质检查时,由于峰面积归一化法测定误差大,因此,本法通常只能用于粗略考察供试品中的杂质含量。除另有规定外,一般不宜用于微量杂质的检查。

6　注意事项

6.1　流动相的制备与保存　用高纯度的试剂配制流动相,必要时照附录一《紫外-可见分光光度法标准操作程序》进行溶剂检查,应符合要求；水应为新鲜制备的高纯水,可用超纯水器制得或用重蒸馏水。凡规定 pH 值的流动相,应使用精密 pH 计进行调节,除另有规定外,偏差一般不超过 ±0.2pH 单位。配制好的流动相应通过适宜的 0.45μm(或 0.22μm)滤膜滤过,以除去杂质微粒。流动相用前必须脱气,否则容易在系统内逸出气泡,影响泵的工作、色谱柱的分离效率、检测器的灵敏度以及基线稳定性等。

流动相一般贮存于玻璃、聚四氟乙烯等容器内,不能贮存在塑料容器中,因许多有机溶剂如甲醇、乙腈等可浸出塑料表面的增塑剂,导致流动相受污染。贮存容器一定要盖严,以防止溶剂挥发引起组成变化,也防止氧和二氧化碳溶入流动相引起 pH 值变化,对分离或分析结果带来误差。磷酸盐、醋酸盐缓冲液容易发霉变质,应尽量新鲜配制使用。如确需贮存,可在冰箱内冷藏,并在 3 天内使用,用前应重新滤过。

6.2 **溶液的配制与保存** 除另有规定外,采用规定溶剂配制对照品溶液和供试品溶液,定量测定时,对照品溶液和供试品溶液均应分别配制两份。供试品溶液在注入液相色谱仪前,一般应经适宜的 $0.45\mu m$(或 $0.22\mu m$)滤膜滤过,以减少对色谱系统产生污染或影响色谱分离。应根据试验要求和供试品的稳定性,设置待测溶液的贮存条件(如温度、遮光等)。

6.3 **色谱柱的使用与保存** 根据实验要求和流动相的 pH 值范围,参照色谱柱说明书,选用适宜的色谱柱。安装色谱柱时应使流动相流路的方向与色谱柱标签上箭头所示方向一致。除另有规定外,不宜反向使用,否则会导致色谱柱柱效明显降低,无法恢复。进样前,色谱柱应用流动相充分冲洗平衡。经色谱系统适用性试验测试,应符合要求。

色谱柱在使用过程中,应避免压力和温度的急剧变化及任何机械震动。温度的突然变化或者机械震动都会影响柱内固定相的填充状况;柱压的突然升高或降低也会冲动柱内填料,因此在调节流动相流速时应该缓慢进行。

试验结束后,可按色谱柱的使用说明书,对色谱柱进行冲洗和保存。对于反相色谱柱,如使用缓冲液或含盐溶液作为流动相,在试验结束后,应用 10 倍柱体积的低浓度的甲醇/乙腈-水溶液(10%~20%)冲洗,使色谱柱内的盐完全溶解洗脱出,再用较高浓度的甲醇/乙腈-水溶液(50%)冲洗,最后用高浓度的甲醇/乙腈-水溶液(80%~100%)冲洗,使色谱柱中的强吸附物质冲洗出来。如色谱柱需长期保存,反相柱可以贮存于甲醇或乙腈中,正相柱可以贮存于经脱水处理后的正己烷中,离子交换柱可以贮存于含 5% 甲醇或含 0.05% 叠氮化钠的水中,并将色谱柱两端密封,以免干燥,室温保存。

6.4 **流动相的调整** 为满足色谱系统适用性要求,试验中有时需要调整流动相组分的比例。在调整流动相组分比例时,以组分比例较低者(小于或等于 50%)相对改变量不超过 $\pm 30\%$ 且绝对改变量不超过 $\pm 10\%$ 为限,如 30% 相对改变量的数值超过 10% 时,则改变量以 $\pm 10\%$ 为限。下面举例说明。

6.4.1 **二元流动相系统**

例 1 两组分比例为 50:50 按上述原则,50% 的最大相对改变量为 15%,已超过了绝对改变量允许的范围,故该流动相比例调节的范围是 $\pm 10\%$,即 40:60 至 60:40。

例 2 两组分比例为 2:98 按上述原则,2% 的最大相对改变量为 0.6%,故该流动相比例调节的范围是 1.4:98.6 至 2.6:97.4。

6.4.2 **三元流动相系统**

例 3 三组分比例为 60:35:5 按上述原则,可每次调节流动相系统中比例较低的两个组分。

对于 35% 的组分,其最大相对改变量为 10.5%,已超过了绝对改变量允许的范围,故该组分比例调节的范围是 $\pm 10\%$,即 25%~45%,则流动相系统比例的调节范围是 50:45:5 至 70:25:5。

对于 5% 的组分,其最大相对改变量为 1.5%,该组分比例调节的范围是 $\pm 1.5\%$,即 3.5%~6.5%,则流动相系统比例的调节范围是 58.5:35:6.5 至 61.5:35:3.5。

# 附录六　气相色谱法标准操作程序

| 标准操作程序——测试法 | 起草人： | 日期　　年　　月　　日 |
|---|---|---|
| 起草部门:质量控制室 | 审核人： | 日期　　年　　月　　日 |
| 颁发部门:质管部 | 批准人： | 日期　　年　　月　　日 |
| 文件编码: | 生效日期:　　年　　月　　日　　总页数: | |
| 文件标题:气相色谱法标准操作程序 | | |
| 分发部门: | | |

1　目的　　规范气相色谱法操作,保证测试结果准确、可靠。

2　适用范围　　本程序适用于药品气相色谱法测定。

3　职责　　质量检验人员执行本规程,质量控制室主管负责监督本规程的实施。

4　依据　　《中华人民共和国药典》2010 年版二部。

5　程序

5.1　概述　　气相色谱法是采用气体为流动相(载气)流经装有填充剂的色谱柱进行分离测定的色谱方法。物质或其衍生物气化后,被载气带入色谱柱进行分离,各组分先后进入检测器,用记录仪、积分仪或数据处理系统记录色谱信号。

5.2　对仪器的一般要求　　所用的仪器为气相色谱仪,气相色谱仪由载气源、进样部分、色谱柱、柱温箱、检测器和数据处理系统组成。进样部分、色谱柱和检测器的温度均在控制状态。

5.2.1　载气源　　气相色谱法的流动相为气体,称为载气,氦、氮和氢可用作载气,可由高压钢瓶或高纯度气体发生器提供,经过适当的减压装置,以一定的流速经过进样器和色谱柱;根据供试品的性质和检测器种类选择载气,除另有规定外,常用载气为氮气。

5.2.2　进样部分　　进样方式一般可采用溶液直接进样或顶空进样。

溶液直接进样采用微量注射器、微量进样阀或有分流装置的气化室进样;采用溶液直接进样时,进样口温度应高于柱温 $30\sim50℃$;进样量一般不超过数微升;柱径越细,进样量应越少,采用毛细管柱时,一般应分流以免过载。

顶空进样适用于固体和液体供试品中挥发性组分的分离和测定。将固态或液态的供试品制成供试液后,置于密闭小瓶中,在恒温控制的加热室中加热至供试品中挥发性组分在非气态和气态达到平衡后,由进样器自动吸取一定体积的顶空气注入色谱柱中。

5.2.3　色谱柱　　色谱柱为填充柱或毛细管柱。填充柱的材质为不锈钢或玻璃,内径为 $2\sim4mm$,柱长为 $2\sim4m$,内装吸附剂、高分子多孔小球或涂渍固定液的载体,粒径为 $0.25\sim0.18mm$、$0.18\sim0.15mm$ 或 $0.15\sim0.125mm$。常用载体为经酸洗并硅烷化处理的硅藻土或高分子多孔小球,常用固定液有甲基聚硅氧烷、聚乙二醇等。毛细管柱的材质为玻璃或石英,内壁或载体经涂渍或交联固定液,一般为 $0.25mm$、$0.33mm$ 或 $0.53mm$,柱长 $5\sim60mm$,固定液膜厚 $0.1\sim5.0\mu m$,常用的固定液有甲基聚硅氧烷、不同比例组成的苯基甲基聚硅氧烷、聚乙二醇等。

新填充柱和毛细管柱在使用前需老化以除去残留溶剂及低分子量的聚合物,色谱柱如长期未用,使用前应老化处理,使基线稳定。

5.2.4 柱温箱 由于柱温的波动会影响色谱分析结果的重现性,因此柱温箱控温精度在±1℃,且温度波动小于每小时 0.1℃。温度控制系统分为恒温和程序升温两种。

5.2.5 检测器 适合气相色谱法的检测器有火焰离子化检测器(FID)、热导检测器(TCD)、氮磷检测器(NPD)、火焰光度检测器(FPD)、电子捕获检测器(ECD)、质谱检测器(MS)等。除另有规定外,一般用火焰离子化检测器,用氢气作燃气,空气作为助燃气。在使用火焰离子化检测器时,检测器温度一般应高于柱温,并不得低于 150℃,以免水汽凝结,通常为 250～350℃。

5.2.6 数据处理系统 可分为记录仪、积分仪以及计算机工作站等。

各品种项下规定的色谱条件,除检测器种类、固定液品种及特殊指定的色谱柱材料不得改变外,其余如色谱柱内径、长度、载体牌号、粒度、固定液涂布浓度、载气流速、柱温、进样量、检测器的灵敏度等,均可适当改变,以适应具体品种并符合系统适用性试验的要求。一般色谱图约于 30min 内记录完毕。

5.3 系统适用性实验 除另有规定外,应照附录五《高效液相色谱法标准操作程序》项下的规定。

5.4 测定法

5.4.1 内标法加校正因子测定供试品中某个杂质或主成分含量。

5.4.2 外标法测定供试品某个杂质或主成分含量。

5.4.3 面积归一化法

上述 5.4.1～5.4.3 法的具体内容均同附录五《高效液相色谱法标准操作程序》项下相应的规定。

5.4.4 标准溶液加入法测定供试品中某个杂质或主成分含量 精密称(量)取某个杂质或待测成分对照品适量,配制成适当浓度的对照品溶液,取一定量,精密加入到供试品溶液中,根据外标法或内标法测定杂质或主成分含量,再扣除加入的对照品溶液含量,即得供试溶液中某个杂质和主成分含量。

也可按下述公式进行计算,加入对照品溶液前后校正因子应相同:

$$\frac{A_{is}}{A_X}=\frac{c_X+\Delta c_X}{c_X} \tag{1}$$

则待测组分的浓度 $c_X$ 可通过如下公式进行计算:

$$c_X=\frac{\Delta c_X}{(A_{is}/A_X)-1} \tag{2}$$

式中:$c_X$——供试品中组分 X 的浓度;

$A_X$——供试品中组分 X 的色谱峰面积;

$\Delta c_X$——所加入的已知浓度的待测组分对照品的浓度;

$A_{is}$——加入对照品后组分 X 的色谱峰面积。

气相色谱法定量分析,当采用手工进样时,由于留针时间和室温等对进样量的影响,使进样量不易精确控制,故最好采用内标法定量;而采用自动进样器时,由于进样重复性的提高,在保证进样误差的前提下,也可采用外标法定量。当采用顶空进样技术时,由于供试品和对照品处于不完全相同的基质中,故可采用标准溶液加入法以消除基质效应的影响;当标准溶液加入法与其他定量方法结果不一致时,应以标准加入法结果为准。

# 附录七　旋光度测定法标准操作程序

| 标准操作程序——测试法 | 起草人: | 日期 | 年 | 月 | 日 |
|---|---|---|---|---|---|
| 起草部门:质量控制室 | 审核人: | 日期 | 年 | 月 | 日 |
| 颁发部门:质管部 | 批准人: | 日期 | 年 | 月 | 日 |
| 文件编码: | 生效日期: | 年 | 月 | 日 | 总页数: |
| 文件标题:旋光度测定法标准操作程序 | | | | | |
| 分发部门: | | | | | |

1　目的　规范旋光度测定法标准操作,保证检验结果准确。

2　适用范围　本程序适用于区别或检查药品的光学活性和药品的纯度。

3　职责　质量检验人员执行本规程,质量控制室主管负责监督本规程的实施。

4　依据　《中华人民共和国药典》2010 年版二部。

5　程序

5.1　概述　许多有机化合物具有光学活性,即平面偏振光通过其液体或溶液时,能引起旋光现象,使偏振光的平面向左或向右旋转。偏转的度数,称为旋光度。当偏振光透过长 1dm、每 1ml 中含有旋光性物质 1g 的溶液,在一定波长与温度下测得的旋光度称为比旋度。

5.2　仪器与用具　旋光仪。

5.3　操作方法

5.3.1　比旋度的测定

5.3.1.1　按各品种项下的规定进行操作。将样品按规定配成规定浓度的供试液。

5.3.1.2　打开开关,预热。除另有规定外,供试液的测定温度应为 20℃±0.5℃,使用波长 589.3nm 的钠 D 线。纯液体样品测定时以干燥空白测定管校正仪器零点,溶液样品则用空白溶剂校正仪器零点。

5.3.1.3　供试液沿管壁缓缓倒入同一旋光管,冲洗数次后,注满旋光管,将旋光管置于旋光仪凹槽内盖好箱盖,每次测定应保持旋光管方向、位置相同。读取旋光度。使偏振光向右旋转者(顺时针方向,朝光源观测)称为右旋物质,常以“+”号表示;使偏振光向左旋转者称为左旋物质,常以“－”号表示。用同法读取旋光度 3 次,取平均值,按规定公式计算结果。以干燥品或无水物计算。

5.3.2　含量的测定　按各品种项下的规定进行操作,配制样品浓度尽量与要求一致,其他同 5.3.1。

5.4　记录与计算

5.4.1　记录　记录样品的取样量和所用溶剂的名称,实验过程中出现的现象及实验结果等。

5.4.2　计算

5.4.2.1　液体样品比旋度计算

$$[\alpha]_{D}^{t}=\frac{\alpha}{ld} \qquad (1)$$

式中:D——钠光谱的 D 线;

　　$t$——测定时的温度(℃);

　　$\alpha$——测得的旋光度;

　　$l$——测试管长度(dm);

　　$d$——液体的相对密度。

5.4.2.2　固体样品比旋度计算

$$[\alpha]_{D}^{t}=\frac{100\alpha}{lc} \qquad (2)$$

式中:D——钠光谱的 D 线;

　　$t$——测定时的温度(℃);

　　$\alpha$——测得的旋光度;

　　$l$——测试管长度(dm);

　　$c$——每 100ml 溶液中含有按干燥品或无水物计算的被测物质的质量(g)。

5.5　结果判定　旋光法多用于比旋度测定,药品标准规定的比旋度多有上下限度或最低限度,可根据上述公式计算出供试品的比旋度,判断样品是否合格。测定含量时,2 份供试品测定读数结果其极差应在 0.02°以内,否则应重新测定。

5.6　测定结束后关闭读数开关,关闭电源开关,旋光管洗清备用。

6　注意事项

6.1　未接通电源前应检查仪器样品室有无异物,钠光灯和其他示数开关是否放在关或规定的位置,仪器放置位置是否合格。钠光灯启辉后仪器不许搬动,以免损坏钠光灯。具有直流极性开关的仪器应适当选择转换方向。

6.2　钠光灯启辉后至少 20min 后发光才能稳定,测定或读数时应在钠光灯稳定后读取,测定时钠光灯尽量使用直流电源供电。有的仪器规定不测定时间间隔较长时,可置于交流供电,以延长钠灯寿命。

6.3　仪器的检定,可用标准石英旋光管校正仪器的准确度。

6.4　测定管若有气泡,应先使气泡浮于凸颈处或除去。透光面两端的玻璃应用软布擦干,测定管两端的螺帽应旋至适中位置,过紧容易产生应力,过松容易漏液。测定管旋转时应注意标记的位置和方向。读取零点或停点应重复 3 次。

6.5　往测试管加入供试品溶液时,应反复用供试品溶液冲洗测试管数次,以免供试液浓度改变。

6.6　每次测定前应以溶剂作空白校正,测定后,再校正 1 次,以确定在测定时零点有无变动;如第 2 次校正时发现零点有变动,则应重新测定旋光度。

6.7　浑浊或含有小颗粒的溶液不能测定,应先将溶液离心或滤过,弃去初滤液后取滤液测定。在测定波长有强吸收的溶液也不能测定。

6.8　有些化合物见光后旋光度变化很大,应绝对避光操作。有些化合物对放置时间要求很严格,必须完全按照规定的时间测定读数。

6.9　仪器的各个光学镜片应保持干燥清洁,防止灰尘和油污的污染。钠灯有一定的使用寿命,连续使用一般不超过 4h,亦不准瞬间内反复开关。

6.10　测定结束后测试管必须洗净晾干,以备下次再用,不准许将盛有供试品的测试管长时间地放置在仪器的样品室内。仪器不使用时样品室可放硅胶吸潮。

# 附录八　熔点测定法(第一法)标准操作程序

| 标准操作程序——测试法 | 起草人: | 日期 | 年 | 月 | 日 |
|---|---|---|---|---|---|
| 起草部门:质量控制室 | 审核人: | 日期 | 年 | 月 | 日 |
| 颁发部门:质管部 | 批准人: | 日期 | 年 | 月 | 日 |
| 文件编码: | 生效日期: | | 年　　月　　日　　　总页数: | | |
| 文件标题:熔点测定法(第一法)标准操作程序 | | | | | |
| 分发部门: | | | | | |

1　目的　规范易粉碎固体药品熔点的测定操作,保证测试结果准确、可靠。

2　适用范围　本程序适用于易粉碎固体药品熔点的测定。

3　职责　质量检验人员执行本规程,质量控制室主管负责监督本规程的实施。

4　依据　《中华人民共和国药典》2010 年版二部。

5　程序

5.1　概述　熔点系指一种物质按照规定的方法测定由固相熔化成液相时的温度,是物质的一项物理常数。依法测定熔点,可以鉴别或检查药品的纯杂程度。

5.2　仪器与用具

5.2.1　加热用容器　硬质高型玻璃烧杯,或可放入内热式加热器的大内径圆底玻璃管,供盛装传温液用。

5.2.2　搅拌器　电磁搅拌器,或用竖直搅拌的杯状玻璃搅拌棒,用于搅拌加热传温液,使之温度均匀。

5.2.3　温度计　具有 0.5℃ 刻度的分浸型温度计,其分浸线的高度宜在 50mm 至 80mm 之间(分浸线低于 50mm 的,因汞球距离液面太近,易受外界气温的影响,而分浸线高于 80mm 的,则毛细管容易漂浮,故均不宜使用),温度计的汞球宜短,汞球的直径宜与温度计柱身的粗细接近(便于毛细管装有供试品的部位能紧贴在温度计汞球上)。温度计除应符合国家质量技术监督局的规定外,还应经常采用药品检验用"熔点标准品"进行校正。

5.2.4　毛细管　系用洁净的中性硬质玻璃管拉制而成,内径为 0.9～1.1mm,壁厚为 0.10～0.15mm,分割成长 9cm 以上;一端熔封;当所用温度计浸入传温液在 6cm 以上时,管长应适当增加,使露出液面 3cm 以上。也可将两端熔封,临用时再锯开其一端,以保证毛细管内洁净干燥。

5.3　传温液与熔点标准品

5.3.1　传温液

5.3.1.1　水　用于测定熔点在 80℃ 以下者。用前应先加热至沸使脱气,并放冷。

5.3.1.2　硅油或液状石蜡　用于测定熔点在 80℃ 以上者。硅油或液状石蜡经长期使用后,硅油的黏度易增大而不易搅拌均匀,液状石蜡色泽易变深而影响熔融过程的观察,应注意更换。

5.3.2 药品检验用熔点标准品 由中国药品生物制品检定所分发,专供测定熔点时校正温度计用。用前应在研钵中研细,并按所附说明书中规定的条件干燥后,置五氧化二磷干燥器中避光保存备用。

5.4 操作方法

5.4.1 供试品的预处理 取供试品,置研钵中研细,移置扁形称量瓶中,按药品标准中该药品项下干燥失重的条件进行干燥。如该药品不检查干燥失重,则对熔点低限在135℃以上而受热不分解的品种,可采用105℃干燥;对熔点在135℃以下或受热分解的品种,可在五氧化二磷干燥器中干燥过夜。个别品种在药品标准中另有规定的,应按规定处理。

5.4.2 将毛细管开口的一端插入上述预处理后的供试品中,再反转毛细管,并将熔封一端轻叩桌面,使供试品落入管底,再借助长短适宜(约60cm)的洁净玻璃管,竖直放在表面皿或其他适宜的硬质物体上,将上述装有供试品的毛细管放入玻璃管上口使其自由落下,反复数次,使供试品紧密集结于毛细管底部;装入供试品的高度应为3mm。

个别品种规定不能研磨、不能受热、并要减压熔封测定的,可将供试品少许置洁净的称量纸上,隔纸迅速用玻璃棒压碎成粉末,迅速装入毛细管使其高度达3mm;再将毛细管开口一端插入一根管壁有一小孔的耐压橡皮管的小孔中,橡皮管末端用玻璃棒密塞,另一端接在抽气泵上,在抽气减压的情况下熔封毛细管。

5.4.3 将温度计竖直悬挂于加热用容器中,使温度计汞球的底端处于加热面(加热器)的上方2.5cm以上;加入适量的传温液,使传温液的液面约在温度计的分浸线处。加热传温液并不断搅拌,俟温度上升至较规定的熔点低限尚低10℃时,调节升温速度使每分钟上升1.0~1.5℃(对于熔融时同时分解的供试品,则其升温速度为每分钟上升2.5~3.0℃),待到达预计全熔的温度后降温;如此反复2~3次以掌握升温速度,并便于调整温度计的高度使其在全熔时的分浸线恰处于液面处。

5.4.4 当传温液的温度上升至待测药品规定的熔点低限尚低10℃时,将装有供试品的毛细管浸入传温液使贴附(或用毛细管夹或橡皮圈固定)在温度计上,要求毛细管的内容物适在汞球的中部;根据5.4.3掌握升温速度,继续加热并搅拌,注意观察毛细管内供试品的变化情况;记录供试品在毛细管内开始局部液化时的温度作为初熔温度,全部液化时的温度作为全熔温度。

凡在正文品种的熔点项下注明有"熔融时同时分解"的品种,除升温速度应调节为每分钟上升2.5~3.0℃外,并应以供试品开始局部液化或开始产生气泡时的温度作为初熔温度,以供试品的固相消失、全部液化时的温度或供试品分解物开始膨胀上升的温度作为全熔温度;无法分辨初熔和全熔时,可记录其产生突变(例如颜色突然变深、供试品突然迅速膨胀上升)时的温度,此时可只有一个温度数据。

5.4.5 结果与判定

5.4.5.1 对初熔、全熔或分解突变时的温度要估读到0.1℃,并记录突变时或不正常的现象。每一检品应至少重复测定3次,3次读数的极差不大于0.5℃且不在合格与不合格边缘时,可取3次的均值加上温度计的校正值后作为熔点测定的结果。如3次读数的极差为0.5℃以上,或在合格与不合格边缘时,应再重复测定2次,并取5次的均值加上温度计的校正值后作为熔点测定的结果。必要时可选用正常的同一药品再次进行测定,记录其结果并进行比较。

5.4.5.2　测定结果的数据应按修约间隔为 0.5 进行修约,即 0.1～0.2℃ 舍去,0.3～0.7℃ 修约为 0.5℃,0.8～0.91℃ 进为 1℃,并以修约后的数据报告。但当标准中规定的熔点范围,其有效数字的定位为个位数时,则其测定结果的数据应按修约间隔为 1 进行修约,即一次修约到标准规定的个位数。

5.4.5.3　经修约后的初熔、全熔或分解突变时的温度均在各该药品"熔点"项下规定的范围以内时,判为"符合规定"。但如有下列情况之一者,即判为"不符合规定":[1]初熔温度低于规定范围的低限;[2]全熔温度超过规定范围的高限;[3]分解点或熔点温度处于规定范围之外;[4]初熔前出现严重的"发毛"、"收缩"、"软化"、"出汗"现象,且其过程较长,并与正常的该药品作对照比较后有明显的差异者。

6　注意事项

6.1　传温液的升温速度,毛细管的内径和壁厚及其洁净与否,以及供试品装入毛细管内的高度及其紧密程度,均将影响测定结果,因此必须严格按照规定进行操作。

6.2　初熔之前,毛细管内的供试物可能出现"发毛"、"收缩"、"软化"、"出汗"等现象,在未出现局部液化的明显液滴和持续熔融过程时,均不作初熔判断。但如上述现象严重,过程较长,或因之影响初熔点的观察时,应视为供试品纯度不高的标志而予以记录;并设法与正常的该药品作对照测定,以便于最终判断。

"发毛"系指毛细管内的柱状供试物因受热而在其表面呈现毛糙;

"收缩"系指柱状供试物向其中心聚集紧缩,或贴在某一边壁上;

"软化"系指柱状供试物在收缩后变软,而形成软质柱状物,并向下弯塌;

"出汗"系指柱状供试物收缩后在毛细管内壁出现细微液滴,但尚未出现局部液化的明显液滴和持续的熔融过程。

6.3　全熔时毛细管内的液体应完全澄清。个别药品在熔融成液体后会有小气泡停留在液体中,此时容易与未熔融的固体相混淆,应仔细辨别。

# 附录九　黏度测定法(第一法)标准操作程序

| 标准操作程序——检查法 | 起草人: | 日期 | 年 | 月 | 日 |
|---|---|---|---|---|---|
| 起草部门:质量控制室 | 审核人: | 日期 | 年 | 月 | 日 |
| 颁发部门:质管部 | 批准人: | 日期 | 年 | 月 | 日 |
| 文件编码: | 生效日期: | 年 | 月 | 日 | 总页数: |
| 文件标题:黏度测定法(第一法)标准操作程序 | | | | | |
| 分发部门: | | | | | |

1　目的　规范黏度测定法(第一法)操作,保证测试结果准确、可靠。

2　适用范围　本程序适用于用第一法测定药品的黏度。

3　职责　质量检验人员、质量控制室主管执行本规程,质管部部长负责监督本规程的实施。

4　依据　《中华人民共和国药典》2010 年版二部。

5 程序

5.1 概述 黏度系指流体对流动的阻抗能力,本法以动力黏度、运动黏度或特性黏数表示。液体以 1m/s 的速度流动时,在每 1m² 平面液层与相距 1m 的平等液层间所产生的剪应力的大小,称为动力黏度($\eta$),以 Pa·s 为单位,因 Pa·s 单位太大,常使用 mPa·s。在相同温度下,液体的动力黏度与其密度的比,即得该液体的运动黏度($\nu$),以 m²/s 为单位。因 m²/s 单位太大,故常使用 mm²/s。本法采用在规定条件下测定供试品在平氏黏度计中的流出时间(s),与该黏度计用已知黏度的标准液测得的黏度计常数(mm²/s²)相乘,即得供试品的运动黏度。

本法系用相对法测量一定体积的液体在重力作用下流经毛细管所需时间,以求得液体的运动黏度或动力黏度。本法适用于牛顿流体(如纯液体和低分子物质的溶液)的动力黏度或运动黏度。

5.2 仪器用具

5.2.1 平氏黏度计 可根据各药品项下规定,选用内径为 0.8±0.05mm、1.0±0.05mm、1.2±0.05mm、1.5±0.1mm 或 2.0±0.1mm 的毛细管(如图1)。

5.2.2 恒温水浴 直径 30cm 以上、高 40cm 以上的玻璃缸或有机玻璃缸,附有电动搅拌器与电热装置,除另有规定外,在 20±0.1℃测定运动黏度或动力黏度。

5.2.3 温度计 分度为 0.1℃。

5.2.4 秒表 分度为 0.1s。

5.3 操作方法

5.3.1 按照各品种项下的规定,调整恒温浴的温度。

5.3.2 取毛细管内径符合各品种项下规定的黏度计,在支管 F 上连接一橡皮管,用手指堵住管口2,倒置黏度计,将管口1插入供试品(供试溶液)中,自橡皮管的另一端抽气,使供试品充满球 C 与 A 并达到测定线 $m_2$ 处。提出黏度计并迅速倒转,抹去黏附于管外的供试品,取下橡皮管接于管口1上,将黏度计竖直固定于恒温水浴中,并使水浴的液面高于球 C 的中部,放置 15min 后,自橡皮管的另一端抽气,使供试品充满球 A 并超过测定线 $m_1$ 处,开放橡皮管口,使供试品在管内自然下落,用秒表准确记录液面自测定线 $m_1$ 下降至测定线 $m_2$ 处的流出时间;依法重复测定 3 次以上,每次测定值与平均值的差数不得超过平均值的±5%。另取一份供试品同样操作,并重复测定 3 次以上。

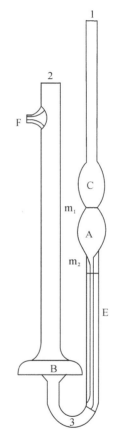

1. 主管;2. 宽管;3. 弯管
A. 测定球;B. 储器;C. 缓冲球;E. 毛细管;F. 支管
$m_1$、$m_2$. 环形测定线
图 1 平氏黏度计

### 5.4 记录与计算

5.4.1 记录测定温度、平氏黏度计的编号、$K$ 值和毛细管内径、每次流出时间等；测定运动黏度时，还应按相对密度测定法项下的规定，记录有关数据。

5.4.2 计算公式 以先后两次取样测得的时间总平均值按下面公式计算，即为供试品的运动黏度或供试品溶液的动力黏度：

$$\upsilon = Kt \tag{1}$$

$$\eta = Kt\rho \tag{2}$$

式中：$K$——用已知黏度的标准液测得的黏度计常数（$mm^2/s^2$）；

$t$——测得的平均流出时间（s）；

$\rho$——供试品溶液在相同温度下的密度（$g/cm^3$）。

### 6 注意事项

6.1 黏度计用前须用铬酸洗液浸泡 2h 以上（若沾有油渍，应依次用三氯甲烷或汽油、乙醇、自来水洗涤晾干后，再用铬酸洗液浸泡 6h 以上），自来水冲洗至内壁不挂水珠，再用水洗 3 次，120℃干燥，备用。

6.2 测定时与室温相差不应太大，当室温高于测定温度时，应注意降低室温。

6.3 黏度计应垂直固定于恒温水浴中，不得倾斜，以免影响流出时间。

6.4 在抽气吸取供试溶液时，不得产生断流或气泡。

# 附录十 pH 值测定法标准操作程序

| 标准操作程序——检查法 | 起草人： | 日期 | 年 | 月 | 日 |
|---|---|---|---|---|---|
| 起草部门：质量控制室 | 审核人： | 日期 | 年 | 月 | 日 |
| 颁发部门：质管部 | 批准人： | 日期 | 年 | 月 | 日 |
| 文件编码： | 生效日期： | 年 | 月 | 日 | 总页数： |
| 文件标题：pH 值检查法标准操作程序 | | | | | |
| 分发部门： | | | | | |

1 目的 规范 pH 值测定操作，保证测试结果准确、可靠。

2 适用范围 本程序适用于酸度计测定药品水溶液的氢离子活度。

3 职责 质量检验人员、质量控制室主管执行本规程，质管部部长负责监督本规程的实施。

4 依据 《中华人民共和国药典》2010 年版二部。

5 程序

5.1 概述 pH 值测定法是测定水溶液中氢离子活度的一种方法。

测定 pH 值时需选择适宜的对氢离子敏感的电极与参比电极组成电池。常用的对氢离子敏感的电极（简称指示电极）有 pH 玻璃电极、氢电极、醌-氢醌电极与锑电极等；参比电极有甘汞电极、银-氯化银电极等。最常用的电极为玻璃电极与饱和甘汞电极。

除另有规定外，水溶液的 pH 值应以玻璃电极为指示电极，饱和甘汞电极为参比电极的不低于 0.01 级的酸度计进行测定。

### 5.2 仪器用具

5.2.1 酸度计 专为应用玻璃电极测定 pH 值而设计的一种电子电位计,基于由溶液与电极组成的电池的电动势与 pH 值的关系,即在 25℃时,电池电动势每变化 0.059V 相当于 pH 值变化 1 个单位。酸度计主要由 pH 测量电池(由一对电极与溶液组成)和 pH 指示器(电位计)两部分组成。

5.2.2 玻璃电极、饱和甘汞电极。

### 5.3 测定方法

5.3.1 由于各酸度计的精度与操作方法有所不同,应严格按各仪器说明书与注意事项进行操作,并遵从下列规范。

5.3.2 测定前,按各品种项下的规定,选择两种标准缓冲液(pH 值相差约 3 个单位),使供试液的 pH 值处于两者之间。

5.3.3 开机通电预热仪器数分钟,调节零点和温度补偿(有些仪器不需每次调零),选择与供试液 pH 值较接近的标准缓冲液进行校正(定位),使仪器读数与标示 pH 值一致;再用另一种标准缓冲液进行核对,误差应不大于±0.02pH 单位。如大于此偏差,则应仔细检查电极,如已损坏,应更换;否则,应调节斜率,使仪器读数与第二种标准缓冲液的标示 pH 值相符合。重复上述定位与核对操作,直至不需调节仪器,读数与两标准缓冲液的标示 pH 值相差不大于 0.02pH 单位。

5.3.4 按规定取样或制备样品,置于小烧杯中,用供试液淋洗电极数次,将电极浸入供试液中,轻摇供试液平衡稳定后,进行读数。对弱缓冲液(如水)的测定要特别注意,先用邻苯二甲酸氢钾标准缓冲液校正仪器后,更换供试液进行测定,并重新取供试液再测,直至 pH 的读数 1min 内改变不超过±0.05pH 单位为止;然后再用硼砂标准缓冲液校准仪器,再按上法测定;2 次测定 pH 值的读数相差应不超过 0.1,取 2 次读数的平均值为其 pH 值。

5.3.5 当 pH 不需很精确时,可使用 pH 试纸或指示剂进行粗略比较。

### 6 注意事项

6.1 配制标准缓冲液与供试液用水,应是新沸放冷除去二氧化碳的蒸馏水或纯化水(pH5.5~7.0),并应尽快使用,以免二氧化碳重新溶入,造成测定误差。

6.2 标准缓冲液最好新鲜配制,在抗化学腐蚀、密闭的容器中一般可保存 2~3 个月,如发现有浑浊、发霉或沉淀等现象,不能继续使用。

6.3 供试液的 pH 值大于 9 时,应选择适宜的无钠误差的玻璃电极进行测定。有些玻璃电极反应速度较慢,特别是对某些弱缓冲液(如水),需数分钟后才能平衡,因此测定时必须将供试液轻轻振摇均匀,稍停再读数。

6.4 新的玻璃电极应预先在水中浸泡 24h 以上再用,以稳定其不对称电位和降低电阻,平时最好也浸泡在水中,以便在下次使用时,可以很快平衡。玻璃电极球池中的缓冲液不应有气泡,应与内参比电极接触。在电极架上应高于甘汞电极,以免触及容器。甘汞电极中应充满饱和氯化钾溶液,不得有气泡隔断溶液,盐桥中应保持有少量氯化钾晶体,但不可结块堵塞陶瓷渗出孔。

6.5 玻璃电极底部的球膜极易破碎,切勿触及硬物,待测溶液不能超过 60℃,因薄膜不能承受气体膨胀的压力。破损的玻璃电极有时从外观看不出来,可用放大镜观察,或用不同缓冲液核对其电极响应,有些玻璃电极在使用时玻璃膜被污染,可放在四氯化碳中泡几天,然后再用乙醚、氯仿、乙醇、水和 0.1mol/L 盐酸、水依次洗之,处理后的玻璃电极,其响应值必须符合规定,有些玻璃电极虽然未破损,但玻璃球膜内溶液浑浊,如其电极响应值不符合要求,亦不能使用。

6.6 每次更换标准缓冲液或供试液之前,均应用水或该溶液充分淋洗电极,然后用滤纸吸干,再将电极浸入该溶液进行测定。

# 附录十一 乙醇量测定法(气相色谱法)标准操作程序

| 标准操作程序——检查法 | 起草人: | 日期 | 年 | 月 | 日 |
|---|---|---|---|---|---|
| 起草部门:质量控制室 | 审核人: | 日期 | 年 | 月 | 日 |
| 颁发部门:质管部 | 批准人: | 日期 | 年 | 月 | 日 |
| 文件编码: | 生效日期: | 年 | 月 | 日 | 总页数: |
| 文件标题:乙醇量测定法(气相色谱法)标准操作程序 | | | | | |
| 分发部门: | | | | | |

1 目的 规范乙醇量测定(气相色谱法)操作,保证分析结果的准确性。

2 适用范围 本程序适用于用气相色谱法检查药品中乙醇量。

3 职责 质量检验员、复核人执行本规程,质量控制室主管负责监督本规程的实施。

4 依据 《中华人民共和国药典》2010 年版二部。

5 程序

5.1 概述 本法以正丙醇为内标物,使用氢火焰离子化检测器,测定各种制剂在 20℃ 时乙醇($C_2H_5OH$)的含量(%)(ml/ml)。

5.2 仪器与器具

5.2.1 气相色谱仪、配氢火焰离子化检测器。

5.2.2 色谱工作站、数据处理机或记录仪。

5.2.3 色谱柱

5.2.3.1 毛细管柱 采用键合交联聚乙二醇为固定液的毛细管柱,推荐选用 INNO-WAX 系列的宽口径(0.53mm)弹性石英毛细管柱。

5.2.3.2 填充柱 柱材料、内径、长度均无特殊规定。载体为二乙烯苯-乙基乙烯苯型高分子多孔小球,60～80 目或 80～100 目均可,装柱前应过筛选颗粒相近部分;商品型号国内有 401～403 有机担体,国外有 Porapak Q、R 等,均可使用;系统适用性试验能达到《中华人民共和国药典》即可,一般可选用 2m 长的不锈钢柱。

5.3 进样系统

5.3.1 自动进样器

5.3.2 微量注射器 以 10μl 微量注射器为宜。

5.3.3 钢瓶装高纯氮(纯度大于 99.999%)。

5.3.4 氢气发生器、空气发生器或相应的钢瓶装气。

5.3.5 温度计,0～60℃ 或 0～100℃。

5.3.6 量瓶、移液管。

5.4 试药 无水乙醇(使用前需用本法确定不含正丙醇)、正丙醇(使用前需用本法确定不含乙醇)、纯化水。

以上试药均为色谱纯或分析纯。

5.5 操作方法

5.5.1 标准溶液的制备 精密量取恒温至 20℃ 的无水乙醇 4ml、5ml、6ml,分别置 100ml 量瓶中,分别精密加入恒温至 20℃ 的正丙醇 5ml,加水稀释至刻度,摇匀。精密量取上述溶液 1ml,置 100ml 量瓶中,加水稀释至刻度,摇匀,即得。

5.5.2 供试品溶液的制备 精密量取恒温至 20℃ 的供试品适量(相当于乙醇 5ml),置 100ml 量瓶中,精密加入恒温至 20℃ 的正丙醇 5ml,加水稀释至刻度,摇匀。精密量取上述溶液 1ml,置 100ml 量瓶中,加水稀释至刻度,摇匀,即得。

上述各标准溶液和供试品溶液必要时可进一步稀释。

5.5.3 系统适用性试验

5.5.3.1 毛细管柱法 将已老化好的以键合交联聚乙二醇为固定液的毛细管柱装入性能符合要求的气相色谱仪,接氢火焰离子化检测器;柱温采用程序升温法:50℃ 保持 7min,然后以每分钟 10℃ 的速率升温至 110℃;进样口温度为 190℃;检测器温度为 220℃;载气为氮气。理论板数按正丙醇峰计算应不低于 8000,乙醇和正丙醇色谱峰的分离度应大于 2.0。

校正因子测定 待色谱系统稳定后,照气相色谱内标法测定。取上述 3 份对照品溶液各进样 3 次,测定峰面积,计算校正因子,所得 9 个校正因子的相对标准偏差不得大于 2.0%。

5.5.3.2 填充柱法 将已老化好的有二乙烯苯-乙基乙烯苯型高分子多孔小球的色谱柱装入性能符合要求的气相色谱仪,接氢火焰离子化检测器;柱温为 120~150℃,进样口、检测器温度为 170℃;载气为氮气。理论板数按正丙醇峰计算应不低于 700,乙醇和正丙醇色谱峰的分离度应大于 2.0。

校正因子测定 待色谱系统稳定后,照气相色谱内标法测定。取上述 3 份对照品溶液各进样 3 次,测定峰面积,计算校正因子,所得 9 个校正因子的相对标准偏差不得大于 2.0%。

5.5.4 供试品溶液测定 精密吸取供试品溶液适量,注入气相色谱仪,测定,记录色谱图,按内标法以峰面积计算供试品中乙醇的含量。

5.6 结果判定 2 份供试品溶液,测定结果的相对平均偏差不得大于 2.0%,否则应重新测定。根据测定结果的平均值来判定是否符合规定,不符合规定应重新测定。

6 注意事项

6.1 采用本法测定时,应避免甲醇或其他成分对测定的干扰。

6.2 在不含内标物质的供试品溶液的色谱图中,与内标物质峰相应的位置处不得出现杂质峰。

6.3 系统适用性试验中,采用填充柱法测定时,可视气相色谱仪和色谱柱的实际情况对柱温度、进样口温度和检测器温度作适当变更,以满足要求;采用毛细管柱法测定时,若出现峰形变差等不符合要求的情况时,可适当升高柱温度进行柱老化后再行测定。

6.4 除另有规定外,若蒸馏法测定结果与气相色谱法不一致,以气相色谱法测定结果为准。

# 附录十二　氯化物检查法标准操作程序

| 标准操作程序——检查法 | 起草人： | 日期 | 年 | 月 | 日 |
|---|---|---|---|---|---|
| 起草部门:质量控制室 | 审核人： | 日期 | 年 | 月 | 日 |
| 颁发部门:质管部 | 批准人： | 日期 | 年 | 月 | 日 |
| 文件编码： | 生效日期： | 年 | 月 | 日 | 总页数： |
| 文件标题:氯化物检查法标准操作程序 | | | | | |
| 分发部门： | | | | | |

1　目的　规范氯化物检查操作,保证分析结果的准确性。

2　适用范围　本程序适用于药品中微量氯化物的限度检查。

3　职责　质量检验员、复核人执行本规程,质量控制室主管负责监督本规程的实施。

4　依据　《中华人民共和国药典》2010年版二部。

5　程序

5.1　概述　微量氯化物在硝酸酸性溶液中与硝酸银作用生成氯化银浑浊液,与一定量的标准氯化钠溶液在同一条件下生成的氯化银浑浊液比较,以检查供试品中氯化物的限量。

5.2　仪器与用具　纳氏比色管:50ml,应选玻璃质量较好、配对、无色(尤其管底)、管的直径大小相等、管上的刻度高低一致的纳氏比色管进行实验。

5.3　试药与试液　除特别注明外,试验中所用的试剂均为分析纯试剂,水为纯化水。

标准氯化钠溶液:称取氯化钠(NaCl)0.165g,置1000ml量瓶中,加水适量使其溶解并稀释至刻度,摇匀,作为贮备液。临用前,精密量取贮备液10ml,置100ml量瓶中,加水稀释至刻度,摇匀,即得(每1ml相当于$10\mu g$的Cl)。

5.4　操作方法

5.4.1　供试溶液的配制　除另有规定外,取各品种项下规定量的供试品,置50ml纳氏比色管中,加水溶解使成25ml(溶液如显碱性,可滴加硝酸使遇pH试纸显中性),再加稀硝酸10ml;溶液如不澄清,应滤过;再加水使成约40ml,摇匀,即得。

5.4.2　对照溶液的配制　取该各品种项下规定量的标准氯化钠溶液,置另一50ml纳氏比色管中,加稀硝酸10ml,加水使成约40ml,摇匀,即得。

5.4.3　样品检查

5.4.3.1　于供试溶液与对照溶液中,分别加入硝酸银试液1.0ml,用水稀释使成50ml,摇匀,在暗处放置5min,同置黑色背景上,从比色管上方向下观察,比较所产生的浑浊。

5.4.3.2　供试溶液如带颜色,除另有规定外,可取供试溶液两份,分置50ml纳氏比色管中,一份加硝酸银试液1.0ml,摇匀,放置10min,如显浑浊,可反复滤过,至滤液完全澄清,再加规定量的标准氯化钠溶液与水适量使成50ml,摇匀,在暗处放置5min,作为对照溶液;另一份中加硝酸银试液1.0ml与水适量使成50ml,摇匀,在暗处放置5min,两份同置黑色背景上,从比色管上方向下观察,比较所产生的浑浊。

5.5　记录　记录实验时的室温、取样量、标准氯化钠溶液的浓度和所取毫升数,以及比较所产生浑浊的观察结果。

5.6　结果与判定　供试品管的浑浊浅于对照管的浑浊,判为符合规定;如供试品管的浑浊浓于对照管,则判为不符合规定。

6　注意事项

6.1　供试溶液与对照溶液应同时操作,加入试剂的顺序应一致。

6.2　应注意按操作顺序进行,先制成 40ml 的水溶液,再加入硝酸银试液 1.0ml,以免在较大浓度的氯化物下局部产生浑浊,影响比浊。

6.3　应将供试品管与对照管同时置黑色台面上,自上而下观察浊度,较易判断。必要时,可变换供试管和对照管的位置后观察。

6.4　供试溶液与对照溶液在加入硝酸银试液后,应立即充分摇匀,以防止局部过浓而影响产生的浑浊;并应在暗处放置 5min,避免光线直接照射。

6.5　供试溶液如不澄清,可预先用含硝酸的水洗净滤纸中的氯化物,再滤过供试溶液,使其澄清。

6.6　纳氏比色管用后应立即用水冲洗,不应用毛刷刷洗,以免划出条痕损伤比色管。

# 附录十三　硫酸盐检查法标准操作程序

| 标准操作程序——检查法 | 起草人: | 日期 | 年 | 月 | 日 |
|---|---|---|---|---|---|
| 起草部门:质量控制室 | 审核人: | 日期 | 年 | 月 | 日 |
| 颁发部门:质管部 | 批准人: | 日期 | 年 | 月 | 日 |
| 文件编码: | 生效日期: | 年 | 月 | 日 | 总页数: |
| 文件标题:硫酸盐检查法标准操作程序 | | | | | |
| 分发部门: | | | | | |

1　目的　规范硫酸盐检查操作,保证分析结果的准确性。

2　适用范围　本程序适用于药品中微量硫酸盐的限度检查。

3　职责　质量检验员、复核人执行本规程,质量控制室主管负责监督本规程的实施。

4　依据　《中华人民共和国药典》2010 年版二部。

5　程序

5.1　概述　微量硫酸盐在盐酸酸性溶液中与氯化钡作用生成硫酸钡浑浊液,与一定量的标准硫酸钾溶液在同一操作条件下生成的浑浊液比较,以检查供试品中硫酸盐的限量。

5.2　仪器与用具　纳氏比色管:50ml,应选玻璃质量较好、配对、无色(尤其管底)、管的直径大小相等、管上的刻度高低一致的纳氏比色管进行实验。

5.3　试药与试液　除特别注明外,试验中所用的试剂均为分析纯试剂,水为纯化水。

标准硫酸钾溶液:取硫酸钾($K_2SO_4$)0.181g,置 1000ml 量瓶中,加水适量使溶解并稀释至刻度,摇匀,即得(每 1ml 相当于 100$\mu$g 的 $SO_4$)。

5.4　操作方法

5.4.1　供试溶液的配制　除另有规定外,取各品种项下规定量的供试品,置 50ml 纳氏比色管中,加水溶解使成约 40ml;溶液如显碱性,可滴加盐酸使遇 pH 试纸显中性;溶液如不澄清,应滤过;加稀盐酸 2ml,摇匀,即为供试溶液。

5.4.2　对照溶液的配制　取规定量的标准硫酸钾溶液,置另一 50ml 纳氏比色管中,加水使成约 40ml,加稀盐酸 2ml,摇匀,即为对照溶液。

5.4.3　样品检查

5.4.3.1　于供试溶液与对照溶液中,分别加入 25％氯化钡溶液 5ml,用水稀释使成 50ml,充分摇匀,放置 10min,同置黑色背景上,从比色管上方向下观察,比较所产生的浑浊。

5.4.3.2　供试溶液如带颜色,除另有规定外,可取供试溶液两份,分别置 50ml 纳氏比色管中,一份加 25％氯化钡溶液 5ml,摇匀,放置 10min,如显浑浊,可反复滤过,至滤液完全澄清,再加规定量的标准硫酸钾溶液与水适量使成 50ml,摇匀,放置 10min,作为对照溶液;另一份加 25％氯化钡溶液与水适量使成 50ml,摇匀,放置 10min,按上述方法比较所产生的浑浊。

5.5　记录　记录实验时室温、取样量、标准硫酸钾溶液的浓度和所取毫升数,以及比较所产生浑浊的观察结果。

5.6　结果与判定　供试品管的浑浊浅于对照管的浑浊,判为符合规定;如供试品管的浑浊浓于对照管,则判为不符合规定。

6　注意事项

6.1　供试溶液如需过滤,应预先用盐酸酸化的水洗净滤纸中可能带来的硫酸盐,再滤过供试溶液,使其澄清。

6.2　加入 25％氯化钡溶液后,应充分摇匀,以免影响浊度。

6.3　25％氯化钡溶液存放时间过久,如有沉淀析出,即不能使用,应予重配。

6.4　应将供试品管与对照管同置黑色台面上,自上而下观察浊度,较易判断。必要时,可变换供试品管和对照管的位置后观察。

6.5　纳氏比色管用后应立即用水冲洗,不应用毛刷刷洗,以免划出条痕损伤比色管。

# 附录十四　铁盐检查法标准操作程序

| 标准操作程序——检查法 | 起草人: | 日期 | 年 | 月 | 日 |
|---|---|---|---|---|---|
| 起草部门:质量控制室 | 审核人: | 日期 | 年 | 月 | 日 |
| 颁发部门:质管部 | 批准人: | 日期 | 年 | 月 | 日 |
| 文件编码: | 生效日期: | 年 | 月 | 日 | 总页数: |
| 文件标题:铁盐检查法标准操作程序 | | | | | |
| 分发部门: | | | | | |

1　目的　规范铁盐检查法操作,保证分析结果的准确性。

2　适用范围　本程序适用于药品中微量铁盐的限量检查。

3　职责　质量检验员、复核人执行本规程,质量控制室主管负责监督本规程的实施。

4　依据　《中华人民共和国药典》2010 年版二部。

5　程序

5.1　概述　本法系利用硫氰酸盐在酸性溶液中与供试溶液中的三价铁盐生成红色的可溶性硫氰酸铁的配位化合物,与一定量标准铁溶液用同法处理后进行比色。

5.2　仪器与用具　纳氏比色管:50ml,应选玻璃质量较好、配对、无色(尤其管底)、管的直径大小相等、管上的刻度高低一致的纳氏比色管进行实验。

5.3 试药与试液 除特别注明外,试验中所用的试剂均为分析纯试剂,水为纯化水。

5.3.1 标准铁溶液 称取硫酸铁铵[$FeNH_4(SO_4)_2 \cdot 12H_2O$]0.863g,置1000ml量瓶中,加水溶解后,加硫酸2.5ml,用水稀释至刻度,摇匀,作为贮备液。

临用前,精密量取贮备液10ml,置100ml量瓶中,加水稀释至刻度,摇匀,即得(每1ml相当于10$\mu$g的Fe)。

5.3.2 稀盐酸 取盐酸(HCl)234ml,加水稀释至1000ml,即得。

5.3.3 过硫酸铵[$(NH_4)_2S_2O_8$]。

5.3.4 30%硫氰酸铵溶液 取硫氰酸铵(NH₄SCN)30g,加水使溶解成100ml,即得。

5.3.5 正丁醇($C_4H_9OH$)。

5.4 操作方法

5.4.1 供试溶液的配制 除另有规定外,取规定量的供试品,置50ml纳氏比色管中,加水溶解使成25ml。

5.4.2 对照溶液的制备 取规定量的标准铁溶液(10$\mu$g/ml),置50ml纳氏比色管中,加水使成25ml。

5.4.3 样品检查

5.4.3.1 向上述两管内各加稀盐酸4.0ml和过硫酸铵50mg,用水稀释使成35ml,加30%硫氰酸铵溶液3.0ml,再加水至50ml,摇匀;以白色作背景,观察比较所产生的颜色。

5.4.3.2 如供试管与对照管色调不一致,可分别移置分液漏斗中,各加正丁醇20ml振摇提取,俟分层后,将正丁醇层移置50ml纳氏比色管中,再用正丁醇稀释至25ml,比较即得。

5.5 记录 记录实验时的室温、取样量、标准铁溶液的取用毫升数和结果。

5.6 结果判定 若供试管所显的颜色浅于对照管,则判为符合规定;如供试管所显颜色深于对照管,则判为不符合规定。

6 注意事项 标准铁贮备液应存放于阴凉处,存放期如出现浑浊或其他异常情况,不得再使用。

# 附录十五 重金属检查法(一法、二法)标准操作程序

| 标准操作程序——检查法 | 起草人: | 日期 | 年 | 月 | 日 |
|---|---|---|---|---|---|
| 起草部门:质量控制室 | 审核人: | 日期 | 年 | 月 | 日 |
| 颁发部门:质管部 | 批准人: | 日期 | 年 | 月 | 日 |
| 文件编码: | 生效日期: | 年 | 月 | 日 | 总页数: |
| 文件标题:重金属检查法(一法、二法)标准操作程序 | | | | | |
| 分发部门: | | | | | |

1 目的 规范重金属检查操作,保证分析结果的准确性。

2 适用范围 本程序适用于采用第一法、第二法检查药品中重金属的限量。

3 职责 质量检验员、复核人执行本规程,质量控制室主管负责监督本规程的实施。

4 依据 《中华人民共和国药典》2010 年版二部。

5 程序

5.1 概述

5.1.1 重金属是指在规定实验条件下能与显色剂作用显色的金属杂质。

5.1.2 由于实验条件不同,分为三种检查方法。本程序只介绍第一法和第二法。第一法适用于溶于水、稀酸或有机溶剂如乙醇的药品,供试品不经有机破坏,在酸性溶液中显色的重金属限量检查;第二法适用于难溶或不溶于水、稀酸或乙醇的药品,或受某些因素干扰不适宜采用第一法检查的药品,供试品需经有机破坏,残渣经处理后在酸性溶液中显色的重金属限量检查。检查时,应根据各品种项下规定的方法选用。

5.2 仪器与用具

5.2.1 纳氏比色管,50ml,应选玻璃质量较好、配对、无色(尤其管底)、管的直径大小相等、管上的刻度高低一致的纳氏比色管进行实验。

配制与贮存标准铅溶液用的玻璃容器均不得含铅。

5.2.2 白色衬板。

5.3 试药与试液 除特别注明外,试验中所用的试剂均为分析纯试剂,水为纯化水。

5.3.1 标准铅溶液 精密称取 105℃ 干燥至恒重的硝酸铅 $[Pb(NO_2)_3]$ 0.1599g,置 1000ml 量瓶中,加硝酸 $(HNO_3)$5ml 与水 50ml 溶解后,用水稀释至刻度,摇匀,作为贮备液。

精密量取贮备液 10ml,置 100ml 量瓶中,加水稀释至刻度,摇匀,即得(每 1ml 相当于 $10\mu g$ 的 Pb)。本液仅供当日使用。

5.3.2 1mol/L 氢氧化钠溶液 取氢氧化钠(NaOH)40g,加水溶解成 1000ml,即得。

5.3.3 硫代乙酰胺试液 取硫代乙酰胺 $(CH_3CSNH_2)$4g,加水使溶解成 100ml,置冰箱中保存。临用前取混合液(由 1mol/L 氢氧化钠溶液 15ml、水 5.0ml 及甘油 20ml 组成)5.0ml,加上述硫代乙酰胺溶液 1.0ml,置水浴上加热 30s,冷却,立即使用。

5.3.4 醋酸盐缓冲液(pH3.5) 照《缓冲液配制标准操作程序》(省略)配制。

5.3.5 稀焦糖溶液 取蔗糖或葡萄糖 $(C_6H_{12}O_6 \cdot H_2O)$ 约 5g,置瓷坩埚中,在玻璃棒不断搅拌下,加热至呈棕色糊状,放冷,用水溶解成约 25ml,滤过,贮于滴瓶中备用。临用时,根据供试液色泽深浅,取适当量调节使用。

5.3.6 硝酸 $(HNO_3)$。

5.3.7 盐酸(HCl)。

5.3.8 硫酸 $(H_2SO_4)$。

5.3.9 氨试液 取浓氨溶液 $(NH_3 \cdot H_2O)$400ml,加水使成 1000ml,即得。

5.3.10 酚酞指示液 取酚酞 1g,加乙醇 100ml 使溶解,即得。

5.4 操作方法

5.4.1 第一法

5.4.1.1 取 25ml 纳氏比色管 3 支,编号为甲、乙、丙。

5.4.1.2 甲管中加标准铅溶液一定量与醋酸盐缓冲液(pH3.5)2ml,加水或该药品标准重金属检查项下规定的溶剂稀释成 25ml。

5.4.1.3 乙管中加入按该药品标准重金属检查项下规定的方法制成的供试液 25ml。

5.4.1.4 丙管中加入与乙管相同量的供试品,加配制供试品溶液的溶剂适量使溶解,再加与甲管相同量的标准铅溶液与醋酸盐缓冲液(pH3.5)2ml后,用溶剂稀释成25ml。

5.4.1.5 如供试液带颜色,可在甲管中滴加少量稀焦糖溶液或其他无干扰的有色溶液,使其泽与乙管、丙管一致。

5.4.1.6 在甲、乙、丙管三管中分别加硫代乙酰胺试液各2.0ml,摇匀,放置2min,同置白色衬板上,自上向下透视,当丙管中显出的颜色不浅于甲管时,乙管中显出的颜色与甲管比较,不得更深。如丙管中显出的颜色浅于甲管,则应按第二法重新检查。

5.4.1.7 如在甲管中滴加稀焦糖溶液或其他干扰的有色溶液,仍不能使颜色一致时,应取样按第二法检查。

5.4.1.8 供试品中如含高铁盐而影响重金属检查时,可在甲、乙、丙管三管中分别加入相同量的维生素C 0.5~1.0g,再照上述方法检查。

5.4.1.9 配制供试品溶液时,如使用的盐酸超过1.0ml(或与盐酸1.0ml相当的稀盐酸),氨试液超过2.0ml,或加入其他试剂进行处理者,除另有规定外,甲管溶液应取同样同量的试剂置瓷皿中蒸干后,加醋酸盐缓冲液(pH3.5)2.0ml与水15ml,微热溶解后,移置纳氏比色管中,加标准铅溶液一定量,再用水或各品种项下规定的溶剂稀释成25ml。

5.4.2 第二法

5.4.2.1 取25ml纳氏比色管两支,编号为甲、乙。

5.4.2.2 除另有规定外,当按第一法检查,丙管中显出的颜色浅于甲管,或供试液带颜色,即使在甲管中滴加稀焦糖溶液或其他无干扰的有色溶液,仍不能使颜色一致,需改用第二法检查时,取各品种项下规定量的供试品,按附录十七《炽灼残渣检查法标准操作程序》进行炽灼处理,然后取遗留的残渣,加硝酸0.5ml,蒸干,至氧化氮蒸气除尽后,放冷,加盐酸2.0ml,置水浴上蒸干后加水15ml,滴加氨试液至对酚酞指示液显中性,再加醋酸盐缓冲液(pH3.5)2.0ml,微热溶解后,移置纳氏比色管中,加水稀释成25ml,作为乙管。

5.4.2.3 直接取该品种炽灼残渣项下在500~600℃炽灼的遗留残渣,再按5.4.2.2自"……加硝酸0.5ml蒸干至氧化氮蒸气除尽后,……"起,依法操作至"加水稀释成25ml,作为乙管"。

5.4.2.4 如不取炽灼残渣项下遗留的残渣,则可取供试品一定量,缓缓炽灼至完全炭化,放冷,加硫酸0.5~1.0ml,使恰湿润。用低温加热至硫酸除尽后,加硝酸0.5ml,蒸干,至氧化氮蒸气除尽后,放冷,在500~600℃炽灼使完全灰化,再按5.4.2.2自"……放冷,加盐酸2.0ml,……"起,依法操作至"加水稀释成25ml,作为乙管"。

5.4.2.5 若供试品为溶液,则取各品种项下规定量的溶液,蒸发至干,再按5.4.2.2自"……按附录十七《炽灼残渣检查法标准操作程序》……"起,依法操作至"加水稀释成25ml,作为乙管"。

5.4.2.6 另取配制供试溶液的试剂,置瓷皿中蒸干后,加醋酸盐缓冲液(pH3.5)2.0ml与水15ml,微热溶解后,移置纳氏比色管中,加标准铅溶液一定量,再用水稀释成25ml,作为甲管。

5.4.2.7 在甲、乙两管中分别加硫代乙酰胺试液各2.0ml,摇匀,放置2min,同置白色衬板上,自上向下透视,乙管中显出的颜色与甲管比较,不得更深。

5.4.3 记录与计算

5.4.3.1 记录 必须记录所采用的方法、样品取样量、标准铅溶液取用量、操作过程中使用的特殊试剂、试液名称和用量或对检查结果有影响的试剂用量、实验过程中出现的现象及实验结果等。

5.4.3.2　计算

5.4.3.2.1　标准铅溶液浓度计算

$$标准铅溶液浓度(\mu g/ml) = \frac{207.2 \times 硝酸铅取用量(g) \times 10^6}{331.2 \times 1000} \tag{1}$$

5.4.3.2.2　重金属限量计算

$$重金属限量(\%) = \frac{标准铅溶液体积(ml) \times 标准铅溶液浓度(\mu g/ml)}{供试品取用量(g)} \times 100\% \tag{2}$$

5.4.3.2.3　标准铅溶液取样量计算

$$标准铅溶液取用量(ml) = \frac{重金属限量 \times 供试品取用量(g)}{标准铅溶液浓度(\mu g/ml)} \tag{3}$$

5.4.4　结果判定

5.4.4.1　第一法，当丙管中显出的颜色不浅于甲管时，乙管所显出的颜色与甲管比较，乙管所呈颜色浅于甲管，判为符合规定。如丙管中显出的颜色浅于甲管，试验无效，应取样按第二法重新检查。如供试液略带颜色，在甲管中滴加稀焦糖溶液或其他无干扰的有色溶液，仍不能使甲管、乙管、丙管颜色一致时，应取样按第二法重新检查。

5.4.4.1　第二法，甲管与乙管比较，乙管所呈颜色浅于甲管，判为符合规定。

6　注意事项

6.1　标准铅溶液应在临用前精密量取标准铅贮备液新鲜稀释配制，以防止硝酸铅水解而造成误差；配制与贮存标准铅溶液使用的玻璃容器，均不得含有铅。

6.2　硫代乙酰胺试液与重金属反应的最佳 pH 值是 3.5，故配制醋酸盐缓冲液(pH3.5)时，要用 pH 计调节，硫代乙酰胺试液加入量以 2.0ml 时呈色最深。硫代乙酰胺试液显色剂的最佳显色时间为 2min。

6.3　为了便于目视比较，标准铅溶液用量以 2.0ml(相当于 $20\mu g$ 的 Pb)为宜，小于 1.0ml 或大于 3.0ml，呈色太浅或太深，均不利于目视比较。

6.4　将炽灼残渣项下遗留的残渣作重金属检查时，炽灼温度必须控制在 $500 \sim 600℃$。实验证明，炽灼温度在 700℃ 以上时，多数重金属盐都有不同程度的损失；以铅为例，在 700℃ 经 6h 炽灼，损失达 68%。某些供试品(如安乃近、诺氟沙星等)在炽灼时能腐蚀瓷坩埚而带入较多的重金属，应改用石英坩埚或铂坩埚操作。

6.5　炽灼残渣时加硝酸处理，必须蒸干，将亚硝酸除尽，否则亚硝酸会使硫代乙酰胺水解生成硫化氢，因氧化析出乳硫，影响检查。蒸干后残渣加盐酸处理，使重金属转化为氯化物，在水浴上蒸干以赶除多余的盐酸，加水溶解，加入酚酞指示液 1 滴，再逐滴加入氨试液，边加边搅拌，直到溶液刚显浅红色为止，再加醋酸盐缓冲液(pH3.5)，调节供试液的 pH 值至 3.5。

6.6　供试品中如含有高铁盐，在弱酸性溶液中会使硫代乙酰胺水解生成的硫化氢进一步氧化析出乳硫，影响检查，可加入维生素 C 将高铁离子还原为亚铁离子而消除干扰。

6.7　如供试品自身为重金属的盐，在检查这些药品中的其他重金属时，必须先将供试品本身的金属离子除去，再进行检查。如枸橼酸铁铵中检查铅盐时，利用 $Fe^{3+}$ 在一定浓度的盐酸中形成 $HFeCl_6^{2+}$，用乙醚提取除去，再调节供试液至碱性，用氰化钾试液掩蔽微量的铁后进行检查;右旋醣酐铁注射液中重金属检查,也是在一定浓度的盐酸中,用醋酸异丁酯提取除去铁盐后进行检查。

6.8 药品本身生成的不溶性硫化物,影响重金属检查,可加入掩蔽剂以避免干扰。如硫酸锌和葡萄糖酸锑钠中铅盐检查,是在碱性溶液中加入氰化钾试液,或在中性溶液中加入酒石酸,使锌离子或锑离子生成稳定的络合物,再依法检查。

6.9 为了消除盐酸或其他试剂中可能夹杂的重金属,在配制供试品溶液时,如使用盐酸超过 1.0ml(或与盐酸 1.0ml 相当的稀盐酸)或使用氨试液超过 2.0ml,以及用硫酸或硝酸进行有机破坏,或加入其他试剂进行处理者,除另有规定外,对照溶液应取同样量试液蒸干后,依法检查。

6.10 在检查时,标准管(甲管)、供试品管(乙管)与监测管(丙管)应平等操作,同时按顺序加入试剂,试剂加入量、操作条件等应一致。

# 附录十六 砷盐检查法标准操作程序

| 标准操作程序——检查法 | 起草人: | 日期 | 年 | 月 | 日 |
|---|---|---|---|---|---|
| 起草部门:质量控制室 | 审核人: | 日期 | 年 | 月 | 日 |
| 颁发部门:质管部 | 批准人: | 日期 | 年 | 月 | 日 |
| 文件编码: | 生效日期: | 年 | 月 | 日 | 总页数: |
| 文件标题:砷盐检查法标准操作程序 | | | | | |
| 分发部门: | | | | | |

1 目的 规范砷盐检查法操作,保证分析结果的准确性。

2 适用范围 本程序适用于药品中砷盐的限量检查,不适用于供试品为锑盐的砷盐检查。

3 职责 质量检验员、复核人执行本规程,质量控制室主管负责监督本规程的实施。

4 依据 《中华人民共和国药典》2010 年版二部。

5 程序

5.1 概述 砷盐检查法适用于药品中微量砷盐的限量检查。

砷盐检查法中的第一法(古蔡氏法)用作药品中砷盐的限量检查;第二法(二乙基二硫代氨基甲酸银法)既可检查药品中的砷盐限量,又可用作砷盐的含量测定。

古蔡氏法是利用金属锌与酸作用产生新生态的氢与药品中微量亚砷酸盐反应生成具有挥发性的砷化氢,遇溴化汞试纸产生黄色至棕色的砷斑,与同一条件下定量标准砷溶液所产生的砷斑比较,以判定砷盐的限量。

二乙基二硫代氨基甲酸银法是将生成的砷化氢气体导入二乙基二硫代氨基甲酸银试液中,使之还原为红色胶态银,与同一条件下一定量标准砷溶液所制成的对照液比较,或在510nm 的波长处测定吸光度,以判定含砷盐的限度或测定含量。

5.2 仪器与用具

5.2.1 第一法(古蔡氏法) 按《中华人民共和国药典》规定:有机玻璃旋塞 D 和 E 的孔径应与导气管 C 内径一致,以免生成的色斑直径不同,影响比色的准确度;B 磨口塞,C 管顶端与 D、E 有机玻璃旋塞塞盖间应紧密吻合,以防砷化氢泄漏。

5.2.2　第二法(二乙基二硫代氨基甲酸银法)按《中华人民共和国药典》规定:B 磨口塞应密闭,以防砷化氢泄漏;与标准磨口塞 B 相连的导气管 C 一端长度应不低于 80mm,便于装醋酸铅棉花达 80mm,另一端长度应不低于 180mm,尖端内径不可超过 1mm,以保证产生的砷化氢吸收完全;D 管的标准管与样品管要一致,管内径、色泽、刻线要相同。

5.3　试药与试液　除特别注明外,试验中所用的试剂均为分析纯试剂,水为纯化水。

5.3.1　标准砷溶液　精密称取 105℃ 干燥至恒重的三氧化二砷($As_2O_3$)0.132g,置 1000ml 量瓶中,加 20% 氢氧化钠溶液 5ml 溶解后,用适量的稀硫酸中和,再加稀硫酸 10ml,用水稀释至刻度,摇匀,作为贮备液。

临用前,精密量取贮备液 10ml,置 1000ml 量瓶中,加稀硫酸 10ml,用水稀释至刻度,摇匀,即得(每 1ml 相当于 1.0$\mu$g 的 As)。

5.3.2　碘化钾溶液　取碘化钾(KI)16.5g,加水使溶解成 100ml,即得。本液应临用新制。

5.3.3　酸性氯化亚锡试液　取氯化亚锡($SnCl_2 \cdot 2H_2O$)20g,加盐酸使溶解成 50ml,滤过,即得。本液配成后 3 个月即不适用。

5.3.4　乙醇制溴化汞试液　取溴化汞($HgBr_2$)2.5g,加乙醇($C_2H_5OH$)50ml,微热使溶解,即得。本液应置棕色磨口玻璃瓶内,在暗处保存。

5.3.5　溴化汞试纸　取质地较疏松的中速定量滤纸条浸入乙醇制溴化汞试液中,1h 后取出,在暗处干燥,即得。本试纸宜棕色磨口塞玻璃瓶内保存。

5.3.6　锌粒　以能通过 1 号筛的细粒无砷锌(Zn)为宜,如使用锌粒较大时,用量酌情增加,反应时间亦应延长为 1h。

5.3.7　醋酸铅试液　取醋酸铅[$Pb(C_2H_3O_2)_2 \cdot 3H_2O$]10g,加新沸过的冷水溶解后,滴加醋酸($C_2H_4O_2$)使溶液澄清,再加新沸过的冷水使成 100ml,即得。

5.3.8　醋酸铅棉花　取脱脂棉,浸入醋酸铅试液与水的等容混合液中,湿透后,沥去过多的溶液,并使之疏松,在 100℃ 以下干燥后,贮于磨口塞玻璃瓶中备用。

5.3.9　二乙基二硫代氨基甲酸银试液　取二乙基二硫代氨基甲酸银[$(C_2H_5)_2NCS_2Ag \cdot 3H_2O$]0.25g,加氯仿适量与三乙胺 1.8ml,加氯仿至 100ml,搅拌使溶解,放置过夜,用脱脂棉滤过,即得。本液应置棕色玻璃瓶中,密塞,置阴凉处保存。

5.3.10　三氯甲烷($CHCl_3$)。

5.3.11　盐酸(HCl)。

5.4　操作方法

5.4.1　第一法(古蔡氏法)

5.4.1.1　标准砷斑的制备

5.4.1.1.1　装置的准备　取醋酸铅棉花适量(60～100mg)撕成疏松状,每次少量,用细玻璃棒均匀地装入导气管 C 中,松紧要适度,装管高度为 60～80mm。用玻璃棒夹取溴化汞试纸 1 片(其大小以能覆盖 D 顶端口径而不露出平面外为宜),置旋塞 D 顶端平面上,盖住孔径,盖上旋盖并旋紧。

5.4.1.1.2　精密量取标准砷溶液 2ml,置 A 瓶中,加盐酸 5ml 与水 21ml,再加碘化钾试液 5ml 与酸性氯化亚锡试液 5 滴,在室温放置 10min 后,加锌粒 2g,立即将准备好的导气管 C 密塞于 A 瓶上,并将 A 瓶置 25～40℃水浴中反应 45min,取出溴化汞试纸,即得。

若供试品需经有机破坏后再行检砷,则应精密量取标准砷溶液 2ml 代替供试品,照各该药品正文项下规定的方法处理后,依法制备标准砷斑。

5.4.1.2 样品检查 取照该药品砷盐检查下规定方法制成的供试液,置 A 瓶中,照标准砷斑的制备,自"再加碘化钾试液 5ml"起依法操作。将生成的砷斑与标准砷斑比较,即得。

5.4.2 第二法(二乙基二硫氨基甲酸银法)

5.4.2.1 标准砷对照液的制备

5.4.2.1.1 装置的准备 取醋酸铅棉花适量(80～100mg)撕成疏松状,每次少量,用细玻璃棒均匀地装入导气管 C 中,松紧要适度,装管高度约 80mm。精密量取二乙基二硫代氨基甲酸银试液 5ml 置 D 管中。

5.4.2.1.2 精密量取标准砷溶液 5ml,置 A 瓶中,加盐酸 5ml 与水 21ml,再加碘化钾试液 5ml 与酸性氯化亚锡试液 5 滴,在室温放置 10min 后,加锌粒 2g,立即将准备好的导气管 C 密塞于 A 瓶,使生成的砷化氢气体导入 D 管中,并将 A 瓶置 25～40℃水浴中反应 45min,取出 D 管,添加氯仿至刻度,混匀,即得。

5.4.2.2 样品检查 准备好 C 管装置,取照该药品项下规定方法制成的供试液,置 A 瓶中,照标准砷斑的制备,自"再加碘化钾试液 5ml"起依法操作。将所得溶液与标准砷对照液同置白色背景上,从 D 管上方向下观察,比较,即得。必要时,可将所得溶液与标准砷对照液分别转移至 1cm 吸收池中,用分光光度计,在 510nm 波长处,以二乙基二硫代氨基甲酸银试液作空白,分别测定吸光度。

5.4.3 记录与计算

5.4.3.1 记录 必须记录采用的方法、供试品取样量、标准砷溶液取用量、操作过程、使用特殊试剂、试液的名称和用量、实验过程中出现的现象及实验结果等。

5.4.3.2 计算

5.4.3.2.1 标准砷溶液浓度的计算

$$标准砷溶液浓度(mg/ml)=\frac{149.84×三氧化二砷取用量(g)×1000}{197.8×1000} \tag{1}$$

5.4.3.2.2 砷限量计算

$$砷限量(\%)=\frac{标准砷溶液体积(ml)×标准砷溶液浓度(g/ml)}{供试品取用量(g)}×100\% \tag{2}$$

5.4.3.2.3 供试品取样量计算

$$供试品取样量(g)=\frac{标准砷溶液浓度(g/ml)×标准砷溶液取用量(ml)}{砷限量(\%)}×100\% \tag{3}$$

5.4.4 结果判定

5.4.4.1 第一法(古蔡氏法)供试液生成的砷斑比标准砷斑色浅,判为符合规定。

5.4.4.2 第二法(二乙基二硫代氨基甲酸银法)供试液所得的颜色比标准砷对照液浅,判为符合规定;或在 510nm 波长处测得吸光度小于标准砷对照液的吸光度,判为符合规定。

6 注意事项

6.1 所用仪器和试液等照本法检查,均不应生成砷斑,或经空白试验至多生成仅可辨认的斑痕。

6.2　新购置的仪器装置,在使用前应检查是否符合要求。可将所使用的仪器装置依法制备标准砷斑,所得砷斑应呈色一致。同一套仪器应能辨别出标准砷溶液 1.5ml 与 2.0ml 所呈砷斑的深浅。

6.3　制备标准砷斑或标准砷对照液,应与供试品检查同时进行。因砷斑不稳定,反应中应保持干燥及避光,并立即比较。标准砷溶液应于实验当天配制,标准砷贮备液存放时间一般不宜超过一年。

6.4　第一法(古蔡氏法)反应灵敏度约为 $0.75\mu g$(以 As 计),砷斑色泽的深度随砷化氢的量而定,药典规定标准砷斑为 2ml 标准砷溶液(相当于 $2\mu g$ 的 As)所形成的色斑,此浓度得到的砷斑色度适中,清晰,便于分辨。供试品规定含砷限量不同时,采用改变供试品取用量的方法来适应要求,而不采用改变标准砷溶液取量的方法。

6.5　药品中存在的微量砷常以三价的亚砷酸盐或五价的砷酸盐存在,五价状态的砷生成砷化氢比三价砷慢,故先加入碘化钾和氯化亚锡为还原剂,使五价砷还原为三价砷。

6.6　如供试品中存在锑盐,将干扰砷盐检查,所以本法不适用供试品为锑盐的砷盐检查。但在本规程规定的实验条件下,$100\mu g$ 的锑存在不至于干扰测定。实验中加入氯化亚锡不仅有效地抑制锑的干扰,防止锑化氢与溴化汞试纸作用生成锑斑或与二乙基二硫代氨基甲酸银试液反应,干扰砷盐检查,还可与锌作用,在锌粒表面形成锌锡齐,起去极化作用,从而使氢能均匀连续地发生,有利于砷斑的形成。

6.7　供试品和锌粒中可能含有少量硫化物,在酸性溶液中产生 $H_2S$ 气体,干扰实验,故用醋酸铅棉花吸收除去 $H_2S$;因此,导气管中的醋酸铅棉花,要保持疏松、干燥,不要塞入近下端。

6.8　制备溴化汞试纸所用滤纸的质量,对生成砷斑的色泽有影响,用定性滤纸,所显砷斑色调较暗,深浅梯度无规律;用定量滤纸质地疏松者,所显砷斑色调鲜明,梯度规律,因此必须选用质量较好、组织疏松的中速定量滤纸;溴化汞试纸一般宜新鲜制备。

6.9　锌粒大小影响反应速度,为使反应速度及生成砷化氢气体适宜,需选用粒径为 2mm 左右的锌粒。反应温度一般控制在 30℃ 左右,冬季可置温水浴中。如反应太快,宜适当降低反应温度,使砷化氢气体能被均匀吸收。

6.10　如供试品为铁盐,需先加酸性氯化亚锡试液,将高铁离子还原为低价铁而除去干扰。如枸橼酸铁铵的砷盐检查。

6.11　有机药品中的砷盐检查,可溶于水的脂肪铁有机酸如枸橼酸、乳酸及其盐类,氨基己酸与葡萄糖酸钙等,一般可不经有机破坏而直接依法检查砷盐;多数环状结构的有机药物,因砷与杂环分子可能共价键结合,需先行有机破坏,否则检出结果偏低或难以检出。有机破坏时,所用试剂的含砷量如超过 $1\mu g$,除另有规定外,应取同量的试剂加入砷标准液一定量,按供试品同样处理,制备标准砷斑,再与供试品所生成砷斑的颜色比较。

6.12　如供试品为硫化物、亚硫酸盐或硫代硫酸盐等,则在酸性溶液中可生成大量硫化氢或二氧化硫气体,干扰检查;可加硝酸使氧化成硫酸盐以除去干扰,如硫代硫酸钠的砷盐检查。

6.13　在第二法中,需要加入一定量的有机碱以中和反应中的二乙基二硫代氨基甲酸。采用含 1.8% 三乙胺和 0.25% 二乙基二硫代氨基甲酸银的三氯甲烷溶液,呈色稳定性及试剂稳定性均好,低毒,无臭,与砷化氢产生的颜色在 510nm 的波长处有最大吸收。如遇室温低,按法操作,标准砷对照液不显色,可将 D 管置 25～40℃ 水浴加温使显色。

6.14 二乙基二硫代氨基甲酸银试液在配制后两周内稳定。当供试液中含砷（As）0.75～7.5μg时显色反应的线性关系良好，2h内稳定，重现性好。本法操作时由于砷化氢气体导入盛有准确5ml的二乙基二硫代氨基甲酸银试液中，在25～40℃水浴中反应45min后，有部分氯仿挥发，比色前应添加氯仿至5.00ml，摇匀，比色。因二乙基二硫代氨基甲酸银试液带浅黄绿色，测吸收度时要用此试液作空白。

# 附录十七　炽灼残渣检查法标准操作程序

| 标准操作程序——检查法 | 起草人： | 日期 | 年 | 月 | 日 |
|---|---|---|---|---|---|
| 起草部门：质量控制室 | 审核人： | 日期 | 年 | 月 | 日 |
| 颁发部门：质管部 | 批准人： | 日期 | 年 | 月 | 日 |
| 文件编码： | 生效日期： | 年 | 月 | 日 | 总页数： |
| 文件标题：炽灼残渣检查法标准操作程序 | | | | | |
| 分发部门： | | | | | |

1　目的　规范炽灼残渣检查操作，保证分析结果的准确性。

2　适用范围　本程序适用于测定药品（多为有机化合物）经加热灼烧至完全炭化，再加硫酸0.5～1.0ml并炽灼（700～800℃）至恒重后遗留的金属氧化物或其硫酸盐。

3　职责　质量检验员、复核人执行本规程，质量控制室主管负责监督本规程的实施。

4　依据　《中华人民共和国药典》2010年版二部。

5　程序

5.1　概述　炽灼残渣系指将药品经加热灼烧至完全灰化，再加硫酸0.5～1.0ml并炽灼（700～800℃）至恒重后遗留的金属氧化物或其硫酸盐。

5.2　仪器与用具

5.2.1　高温炉。

5.2.2　坩埚　瓷坩埚、铂坩埚、石英坩埚。

5.2.3　坩埚钳　普通坩埚钳、尖端包有铂层的铂坩埚钳。

5.2.4　通风柜。

5.2.5　分析天平　感量0.1mg。

5.3　试药与试液　硫酸溶液。

除特别注明外，试验中所用的试剂均为分析纯试剂，水为纯化水。

5.4　操作方法

5.4.1　空坩埚恒重　取坩埚置于高温炉内，将盖子斜盖在坩埚上，经700～800℃炽灼约30～60min，取出坩埚，稍冷片刻（或使高温炉停止加热，待冷却至300℃左右，取出坩埚），移置干燥器内并盖上盖子，放冷至室温（一般约需60min），精密称定坩埚重量。再在上述条件下炽灼约30min，取出，置干燥器内，放冷，称重；重复数次，直至恒重，备用。以上炽灼操作也可借助煤气灯进行。

5.4.2　称取供试品　取供试品1.0～2.0g或各该药品项下规定的重量，置已炽灼至恒重的坩埚内，精密称定。

5.4.3　炭化　将盛有供试品的坩埚斜置电炉或煤气灯上缓缓灼烧（避免供试品骤然膨胀而逸出），炽灼至供试品全部炭化呈黑色，并不冒浓烟，放冷至室温。"炭化"操作应在通风柜内进行。

5.4.4　灰化　除另有规定外，滴加硫酸 0.5～1.0ml，使炭化物全部湿润，继续在电炉或煤气灯上加热至硫酸蒸气除尽，白烟完全消失（以上操作应在通风柜内进行），将坩埚移置高温炉内，盖子斜盖于坩埚上，在 700～800℃炽灼约 60min，使供试品完全灰化。

5.4.5　恒重　按本规程 5.4.1 自"取出坩埚，稍冷片刻"起，依法操作，直至恒重。

5.5　记录与计算

5.5.1　记录炽灼的温度、时间，供试品的称量，坩埚及残渣的恒重数据，计算结果等。

5.5.2　计算

$$炽灼残渣(\%)=\frac{残渣及坩埚重量-空坩埚重量}{供试品重量}\times100\%$$

5.6　结果与判定　计算结果按有效数字数值修约规程修约，使与标准中规定限度的有效数位一致，其数值小于或等于限度时，判为符合规定（当限度规定为 0.1％，而实验结果符合规定时，实报数据应书写为"小于 0.1％"）；其数值大于限度时，判为不符合规定。

6　注意事项

6.1　炭化与灰化的前一段操作应在通风柜内进行。供试品放入高温炉前，务必完全炭化并除尽硫酸蒸气。必要时，高温炉应加装排气管道。

6.2　供试品的取量应根据炽灼残渣限度来决定，一般规定炽灼残渣限度为 0.1％～0.2％，应使炽灼残渣的量在 1～2mg 之间，故供试品取量多为 1.0～2.0g。炽灼残渣限度较高或较低的药品，可酌情减少或增加供试品的取量。

6.3　炽灼残渣检查如同时做几个供试品时，坩埚宜预先编码标记，盖子与坩埚应编码一致。坩埚从高温炉取出的先后次序，在干燥器内的放冷时间，以及称量顺序，均应前后一致；同一干燥器内同时放置坩埚最好不超过 4 个，否则不易恒重。

6.4　坩埚放冷后干燥器内易形成负压，应小心开启干燥器，以免吹散坩埚内的轻质残渣。

6.5　如需将炽灼残渣留作重金属检查，则炽灼温度必须控制在 500～600℃。

6.6　对含氟或碱金属的供试品进行炽灼残渣检查时，应采用铂坩埚。在高温条件下夹取铂坩埚时，宜用钳头包有铂箔的坩埚钳。

6.7　开关炉门时，应注意勿损坏高质耐火绝缘层。

# 附录十八　干燥失重检查法标准操作程序

| 标准操作程序——检查法 | 起草人： | 日期 | 年 | 月 | 日 |
|---|---|---|---|---|---|
| 起草部门：质量控制室 | 审核人： | 日期 | 年 | 月 | 日 |
| 颁发部门：质管部 | 批准人： | 日期 | 年 | 月 | 日 |
| 文件编码： | 生效日期： | 年 | 月 | 日 | 总页数： |
| 文件标题：干燥失重检查法标准操作程序 | | | | | |
| 分发部门： | | | | | |

1　目的　规范干燥失重检查操作,保证分析结果的准确性。

2　适用范围　本程序适用于测定药品在规定条件下干燥后所减失重量的百分率。

3　职责　质量检验员、复核人执行本规程,质量控制室主管负责监督本规程的实施。

4　依据　《中华人民共和国药典》2010 年版二部。

5　程序

5.1　概述　药品的干燥失重系指药品在规定条件下干燥后所减失重量的百分率。减失的重量主要是水、结晶水及其他挥发性物质,如乙醇等。由减失的重量和取样量计算供试品的干燥失重。

干燥失重测定法常采用烘箱干燥法、恒温减压干燥法及干燥器干燥法,后者又分常压、减压两种。

烘箱干燥法适用于对热较稳定的药品;恒温减压干燥法适用于对热较不稳定或其水分较难除尽的药品;干燥器干燥法适用于不能加热干燥的药品,减压有助于除去水分与挥发性物质。

5.2　仪器与用具

5.2.1　扁形称量瓶。

5.2.2　烘箱,最高温度 300℃,控温精度±1℃。

5.2.3　恒温减压干燥箱。

5.2.4　干燥器(普通)、减压干燥器。

5.2.5　真空泵。

5.2.6　分析天平　感量 0.1mg。

5.3　试药与试液　干燥器中常用的干燥剂为无水氯化钙、硅胶、五氧化二磷或硫酸。干燥剂应保持在有效状态,硅胶应显蓝色,五氧化二磷应呈粉末状,如表面呈结皮现象时应除去结皮物。无水氯化钙应呈块状。

5.4　操作方法

5.4.1　称取供试品　取供试品,混合均匀(如为较大的结晶,应先迅速捣碎使成 2mm 以下的小粒)。分取约 1g 或该药品项下所规定的重量,置与供试品同样条件下干燥至恒重的扁形称量瓶中(供试品平辅厚度不可超过 5mm,如为疏松物质,厚度不可超过 10mm),精密称定。

5.4.2　干燥　除另有规定外,照各该药品项下规定的条件干燥。干燥时,应将瓶盖取下,置称量瓶旁,或将瓶盖半开。取出药品后须将称量瓶盖好。

5.4.3　称重

5.4.3.1　用干燥器干燥的供试品,干燥后取出即可称定重量。

5.4.3.2　置烘箱或恒温减压干燥箱内干燥的供试品,应在干燥后取出置干燥器中放冷至室温(一般约需 30～60min),再称定重量。

5.4.4　恒重　称定后的供试品按 5.4.2～5.4.3 操作,直至恒重。

5.5　记录与计算

5.5.1　记录干燥时的温度、压力,干燥剂的种类,干燥和放冷至室温的时间,称量及恒重数据,计算结果(如做平行试验两份者,取其平均值)等。

5.5.2　计算

$$干燥失重(\%)=\frac{W_1+W_2-W_3}{W_1}\times100\%$$

式中：$W_1$——供试品的重量(g)；

　　　$W_2$——称量瓶恒重的重量(g)；

　　　$W_3$——(称量瓶＋供试品)恒重的重量(g)。

5.6　结果与判定　计算结果按"有效数字和数值的修约及其运算"进行修约,使其与标准中规定限度的有效数位一致。其数值小于或等于限度值时,判为符合规定;大于限度值时,判为不符合规定。如规定为高低限度范围时,而测得的数值介于高低限度范围之内时,判为符合规定。

6　注意事项

6.1　如供试品未达规定的干燥温度即融化,除另有规定外,应先将供试品在低于熔点5～10℃的温度下干燥至大部分水分除去后,再按规定条件干燥。

6.2　减压干燥,除另有规定外,压力应在2.67kPa(20mmHg)以下,并宜选用单层玻璃盖的称量瓶,如用玻璃盖为双层中空,减压时,称量瓶盖切勿放入减压干燥箱(器)内,应放在另一普通干燥器内。减压干燥箱(器)内部为负压,开启前应注意缓缓旋开进气阀,使干燥空气进入,并避免气流吹散供试品。

6.3　初次使用新的减压干燥器,应先将外部用厚布包好,再行减压,以防破碎伤人。

6.4　采用烘箱和减压干燥箱干燥时,待温度升至规定值并达到平衡后(加热温度有冲高现象),再放入供试品,按规定条件进行干燥,同时记录干燥开始的时间。

6.5　装有供试品的称量瓶应尽量置于温度计附近,以免因箱内温度不均匀产生温度误差。

6.6　称定扁形称量瓶和供试品以及干燥后的恒重,均应准确至0.1mg。

6.7　干燥失重测定,往往几个供试品同时进行,因此称量瓶宜先用适宜的方法编码标记,瓶与瓶盖的编码一致;称量瓶放入干燥箱的位置,取出冷却、称重的顺序,应先后一致,则较易获得恒重。

6.8　由于原料药的含量测定,根据《中华人民共和国药典》凡例的规定,应取未经干燥的供试品进行实验,测定后再按干燥品计算,因而干燥失重的数据将直接影响含量测定的结果;当供试品具有引湿性时,宜将含量测定与干燥失重的取样放在同一时间进行。

# 附录十九　水分测定法(第一法)标准操作程序

| 标准操作程序——检查法 | 起草人： | 日期 | 年 | 月 | 日 |
|---|---|---|---|---|---|
| 起草部门:质量控制室 | 审核人： | 日期 | 年 | 月 | 日 |
| 颁发部门:质管部 | 批准人： | 日期 | 年 | 月 | 日 |
| 文件编码： | 生效日期： | 年 | 月 | 日 | 总页数： |
| 文件标题:水分测定法(第一法)标准操作程序 | | | | | |
| 分发部门： | | | | | |

1　目的　规范水分测定法(第一法)操作,保证分析结果的准确性。

2　适用范围　本程序适用于水分测定法(第一法)操作。

3　职责　质量检验员、复核人执行本规程,质量控制室主管负责监督本规程的实施。

4　依据　《中华人民共和国药典》2010 年版二部。

5　程序

5.1　概述　本法又称费休氏法,是利用碘在吡啶和甲醇溶液中氧化二氧化硫时需要定量的水参加反应的原理来测定样品中的水分含量。本法适用于任何可溶解于费休氏试液起化学反应的药品的水分测定,对遇热易破坏的样品仍能用本法测定。

5.2　仪器与用具　由于费休氏试液吸水性强,因此在配制、标定及滴定中所用仪器均应洁净干燥,进入滴定装置的空气亦应经干燥剂除湿。

5.2.1　分析天平(感量 0.1mg)、大台秤、水分测定仪或磨口自动滴定管(最小分度值 0.05ml)、永停滴定仪、电磁搅拌器。

凡与试剂或费休氏试液直接接触的物品,玻璃仪器须在 120℃至少干烤 2h,橡皮塞在80℃干烤 2h,取出置干燥器内备用。

5.2.2　用具和装置　1000ml 干燥的锥形瓶一个,500ml 干燥量筒一个以及用作安全、洗气和放置干燥剂瓶 4 个(配有双孔橡皮塞),载重 1000g 的架盘天平及配套砝码。

5.3　试药与试液　除特别注明外,试验中所用的试剂均为分析纯试剂,试液的配制过程中应防止空气中水分的侵入。试液的标定、贮存及水分滴定操作均应在避光、干燥环境处进行。

5.3.1　碘　将碘($I_2$)平铺于干燥的培养皿中,置硫酸干燥器内干燥 48h 以上,以除去碘表面吸附的水分。

5.3.2　无水甲醇(AR,$CH_3OH$),含水量<0.1%。

5.3.3　吡啶(AR,$C_5H_5N$),含水量<0.1%。

5.3.4　二氧化硫($SO_2$)　一般使用压缩的二氧化硫气体,用时通过硫酸脱水。

5.3.5　浓硫酸(AR,$H_2SO_4$)。

5.3.6　无水氧化钙(CP,$CaCl_2$)。

5.3.7　费休氏试液　用架盘天平,称得 1000ml 锥形瓶的重量,再分别称取碘 110g 和无水吡啶 160ml 置锥形瓶中,充分振摇。加入吡啶后,溶液会发热,应注意冷却。用 500ml量筒量取无水甲醇 300ml,倒入锥形瓶中,塞上带有玻璃弯管的双孔橡皮塞,称其总重量。将锥形瓶置于冰水浴中,缓缓旋开二氧化硫钢瓶的出口阀,气体流速以洗气瓶中的硫酸和锥形瓶中溶液内出现连续气泡为宜,直至总重量增加至 72g 为止。再用无水甲醇稀释至1000ml,摇匀,避光放置 24h 备用。

5.4　操作方法

5.4.1　容量滴定法　根据碘和二氧化硫在吡啶和甲醇溶液中能与水起定量反应的原理,由滴定溶液颜色变化(由淡黄色变为红棕色)或用永停滴定法指示终点;利用纯水首先标定出每 1ml 费休氏试液相当于水的质量(mg);再根据样品与费休氏试液的反应计算出样品的水分含量。

5.4.1.1　用具　干燥器一个,30ml 锥形瓶和翻口橡皮塞数个或带橡皮塞的供注射抗生素的小瓶数个。10ml 自动滴定装置 2 套(分别贮放费休氏试液和无水甲醇)。

5.4.1.2　准备　将磨口自动滴定管装置的下支管连接一个经硅胶瓶除湿的双联球,顶部的上支管连接一个装有硅胶的干燥管,取一带橡皮塞的玻瓶,将两个注射器针头刺入橡皮塞至小瓶中,一个针头供排气用,另一个针头用乳胶管与滴定管尖端相连,供加入费休氏试液用。把试液加入干燥的贮液瓶中,旋转活塞使贮液瓶与滴定管接通,挤压双联球使试液压至零刻度(注意不要用力过猛,否则试液将从上支管冲出),旋转活塞,接通滴定管尖端,用试液排出乳胶管与注射器针头中的空气,直至排出的液体与试液的颜色一致时为止,关闭活塞。

5.4.1.3　标定　取重蒸馏水约 10～30mg,精密称定,置干燥的带橡皮塞玻瓶中,通过有无水甲醇的滴定装置加无水甲醇 2～5ml 后,立即用费休氏试液滴定,在不断振摇下,溶液由浅黄色变为红棕色即得。另以 2～5ml 无水甲醇作空白对照,按下式计算即得:

$$F=\frac{W}{V-V_0} \tag{1}$$

式中:$F$——每 1ml 费休氏试液相当于水的质量(mg);

　　　$W$——重蒸馏水的取用量(mg);

　　　$V$——费休氏试液的消耗量(ml);

　　　$V_0$——空白试验中,费休氏试液消耗量(ml)。

标定应取 3 份以上,3 次连续标定结果应在 ±1% 以内,以平均值作为费休氏试液的强度。

5.4.1.4　供试品的测定　取供试品适量(约消耗费休氏试液 1～5ml),精密称定,置干燥具塞玻瓶中,通过贮有无水甲醇的滴定装置加入无水甲醇 2ml,在不断振摇下用费休氏试液滴定至溶液由浅黄色变为红棕色,另以 2ml 无水甲醇作空白试验,按下式计算即得:

$$供试品中水分含量(\%)=\frac{(V-V_0)\times F}{W}\times100\% \tag{2}$$

式中:$V$——费休氏试液的消耗量(ml);

　　　$V_0$——空白试验中,费休氏试液的消耗量(ml);

　　　$W$——供试品的取用量(mg)。

5.4.1.5　滴定完毕后,将费休氏试液移入贮存瓶中密闭保存,滴定装置用甲醇洗涤,以防滴管头及磨口和活塞处析出结晶以致堵塞。

5.4.2　永停终点法　将上述滴定瓶橡皮塞上再分别刺入两个注射器针头,针头中插入两根作双铂电极用的铂丝。拔去注射器针头,将铂丝电极留在橡皮塞上,铂丝电极接至永停滴定仪。照电位滴定法与永停滴定法操作,滴定至终点即得。

# 附录二十　易炭化物检查法标准操作程序

| 标准操作程序——检查法 | 起草人: | 日期 | 年 | 月 | 日 |
|---|---|---|---|---|---|
| 起草部门:质量控制室 | 审核人: | 日期 | 年 | 月 | 日 |
| 颁发部门:质管部 | 批准人: | 日期 | 年 | 月 | 日 |
| 文件编码: | 生效日期: | 年 | 月 | 日 | 总页数: |
| 文件标题:易炭化物检查法标准操作程序 | | | | | |
| 分发部门: | | | | | |

1　目的　建立易炭化物检查的标准操作程序,规范操作。

2　适用范围　本规程适用于易炭化物检验。

3　职责　质量检验员、复核人执行本规程,质量控制室主管负责监督本规程的实施。

4　依据　《中华人民共和国药典》2010 年版二部。

5　程序

5.1　概述　易炭化物检查法是检查药物中夹杂有遇硫酸易炭化或易氧化而呈色的有机杂质。检查时,将一定量的供试品加入硫酸中溶解后,静置,产生的颜色与标准比色液比较,以控制易炭化限量。

5.2　仪器与用具

5.2.1　具塞比色管　要求内径、标线刻度一致,配对、玻璃无色,用前洗净,干燥。按该药品项下规定容量取用。

5.2.2　白色衬板。

5.3　试液与试药

5.3.1　硫酸　含 $H_2SO_4$ 应为 94.5%～95.5%(g/g),要防止硫酸吸水改变浓度,必要时应标定。

5.3.2　各种色调色号标准比色液,比色用重铬酸钾溶液,比色用硫酸铜溶液,比色用氯化钴溶液及高锰酸钾溶液(0.02mol/L)均按药典规定配制。

5.4　操作方法

5.4.1　取内径、色泽一致的具塞比色管两支,编号为甲、乙。

5.4.2　甲管中加各品种项下规定的对照液 5ml。

5.4.3　乙管中加硫酸(含 $H_2SO_4$ 94.5%～95.5%)5ml 后,分次缓缓加入规定量的供试品,摇匀使溶解。

5.4.4　除另有规定外,静置 15min 后,将甲、乙两管同置白色背景前,平视观察。

5.5　记录　必须记录供试品取用量,对照液取用量,操作过程中使用的特殊试剂,试液名称和用量,实验过程中出现的现象及实验结果。

5.6　结果判定　甲管与乙管比较,乙管所显颜色比甲管浅,判为符合规定;乙管所显颜色比甲管深,则判为不符合规定。判定有困难时,可交换甲、乙管位置观察。

6　注意事项

6.1　比色管应干燥、洁净,如乙管中加硫酸后,在加入供试品之前已显色,应重新洗涤比色管,干燥后再使用。

6.2　乙管必须先加硫酸而后再加供试品,以防供试品结在管底,不易溶解完全。

6.3　必须分次向乙管缓缓加入供试品,边加边振摇,使溶解完全,避免因一次加入量过多而导致供试品结成团,被硫酸炭化液包裹后溶解很困难。

6.4　如《中华人民共和国药典》规定需加热才能溶解时,可取供试品与硫酸混合均匀,加热溶解后,放冷至室温,再移至比色管中;加热条件,应严格按《中华人民共和国药典》规定。

6.5　易炭化物与硫酸呈现的颜色,与硫酸浓度、温度和放置时间有关,操作中应对实验条件严格控制。

# 附录二十一　残留溶剂检查法标准操作程序

| 标准操作程序——检查法 | 起草人： | 日期 | 年 | 月 | 日 |
|---|---|---|---|---|---|
| 起草部门:质量控制室 | 审核人： | 日期 | 年 | 月 | 日 |
| 颁发部门:质管部 | 批准人： | 日期 | 年 | 月 | 日 |
| 文件编码: | 生效日期： | 年 | 月 | 日 | 总页数: |
| 文件标题:残留溶剂检查法标准操作程序 | | | | | |
| 分发部门: | | | | | |

1　目的　建立残留溶剂检查的标准操作程序,规范操作。

2　适用范围　本规程适用于对各论项下未收载残留溶剂检测方法的品种中残留溶剂的检验,也可用于指导建立各论项下具体品种的残留溶剂检查方法。

3　职责　质量检验员、复核人执行本规程,质量控制室主管负责监督本规程的实施。

4　依据　《中华人民共和国药典》2010 年版二部。

5　程序

5.1　概述　残留溶剂检查法系指在原料药或辅料的生产中,以及在制剂制备过程中使用过,但在工艺过程中未能完全去除的有机杂质。

5.2　仪器与用具

5.2.1　气相色谱仪,带 FID 检测器,顶空进样装置。

5.2.2　计算机,安装工作站软件。

5.2.3　色谱柱。

5.2.3.1　毛细管柱　除另有规定外,极性相近的同类色谱柱之间可以互代使用。

5.2.3.1.1　非极性色谱柱　固定液为 100% 二甲基聚硅氧烷的毛细管柱。

5.2.3.1.2　极性色谱柱　固定液为聚乙二醇(PEG-20M)的毛细管柱。

5.2.3.1.3　中极性色谱柱　固定液为(35%)二苯基-(65%)甲基聚硅氧烷、(50%)二苯基-(50%)二甲基聚硅氧烷、(35%)二苯基-(65%)二甲基亚芳基聚硅氧烷、(14%)氰丙基苯基-(86%)二甲基聚硅氧烷、(6%)氰丙基苯基-(94%)二甲基聚硅氧烷的毛细管柱。

5.2.3.1.4　弱极性色谱柱　固定液为(5%)苯基-(95%)甲基聚硅氧烷、(5%)二苯基-(95%)二甲基亚芳基聚硅氧烷共聚物的毛细管柱。

5.2.3.2　填充柱　以粒径为 0.25～0.18mm 的乙二烯苯-乙基乙烯苯型高分子多孔小球或其他适宜的填料作为固定相。

5.3　系统适用性试验

5.3.1　用待测物的色谱峰计算,毛细管色谱柱的理论板数一般不低于 5000;填充柱的理论板数一般不低于 1000。

5.3.2　色谱图中,待测物色谱峰与其相邻色谱峰的分离度应大于 1.5。

5.3.3　以内标法测定时,对照品溶液连续进样 5 次,所得待测物与内标物峰面积之比的相对标准偏差(RSD)应不大于 5%;若以外标法测定,所得待测物峰面积的 RSD 应不大于 10%。

5.4 供试品溶液的制备

5.4.1 顶空进样 除另有规定外,精密称取供试品 0.1～1g;通常以水为溶剂;对于非水溶性药物,可采用 $N,N$-二甲基甲酰胺、二甲基亚砜或其他适宜溶剂;根据供试品和待测溶剂的溶解度,选择适宜的溶剂且应不干扰待测溶剂的测定。根据各品种项下残留溶剂的限度规定配制供试品溶液,其浓度应满足系统定量测定的需要。

5.4.2 溶液直接进样 精密称取供试品适量,用水或合适的有机溶剂使溶解;根据各品种项下残留溶剂的限度规定配制供试品溶液,其浓度应满足系统定量测定的需要。

5.5 对照品溶液的制备 精密称取各品种项下规定检查的有机溶剂适量,采用与制备供试品溶液相同的方法和溶剂制备对照品溶液;如用水作溶剂,应先将待测有机溶剂溶解在 50%二甲基亚砜或 $N,N$-二甲基甲酰胺溶液中,再用水逐步稀释。若为限度检查,根据残留溶剂的限度规定确定对照品溶液的浓度;若为定量测定,为保证定量结果的准确性,应根据供试品中残留溶剂的实际残留确定对照品溶液的浓度;通常对照品溶液色谱峰面积不超过供试品溶液中对应的残留溶剂色谱峰面积的 2 倍。必要时,应重新调整供试品溶液或对照品溶液的浓度。

5.6 操作方法

5.6.1 第一法 毛细管柱顶空进样等温法。

5.6.1.1 当需要检查有机溶剂的数量不多,且极性差异较小时,可采用此法。

色谱条件 柱温一般为 40～100℃;常以氮气为载气,流速为每分钟 1.0～2.0ml;以水为溶剂时顶空瓶平衡温度为 70～85℃,顶空瓶平衡时间为 30～60min;进样口温度为 200℃;如采用火焰离子化检测器(FID),温度为 250℃。

5.6.1.2 测定法 取对照品溶液和供试品溶液,分别连续进样不少于 2 次,测定待测峰的峰面积。由于静态顶空进样时,抽取的是处于气液平衡的顶空气,所以每个顶空瓶只能取样一次;供试溶液必须放入偶数个顶空瓶中,以保证偶数次进样的要求。

5.6.2 第二法 毛细管柱顶空瓶进样系统程序升温法。

5.6.2.1 当需要检查有机溶剂的数量较多,且极性差异较小时,可采用此法。

色谱条件 柱温一般为 40℃维持 8min,再以每分钟 8℃的升温速率升至 120℃,维持 10min;以氮气为载气,流速为每分钟 2.0ml;以水为溶剂时顶空瓶平衡温度为 70～85℃,顶空瓶平衡时间为 30～60min;进样口温度为 200℃;如采用 FID 检测器,进样口温度为 250℃。

5.6.2.2 具体到某个品种的残留溶剂检查时,可根据该品种项下残留溶剂的组成调整升温程序。

5.6.2.3 测定法 取对照品溶液和供试品溶液,分别连续进样不少于 2 次,测定待测峰的峰面积。

5.6.3 第三法 溶液直接进样法。

5.6.3.1 主要适用于企业对生产工艺中特定的残留溶剂的控制,可采用填充柱,亦可采用适宜极性的毛细管柱。

5.6.3.2 不应采用酸或碱作为溶剂。

5.6.3.3 测定法 取对照品溶液和供试品溶液,分别连续进样 2～3 次,每次 1～2μl,测定待测峰的峰面积。

5.7 计算法

5.7.1 限度检查 除另有规定外,按各品种项下规定的供试溶液浓度测定。以内标法测定时,供试品溶液所得被测峰面积与内标峰面积之比不得大于对照品溶液的相应比值。以外标法测定时,供试品溶液所得被测溶剂峰面积不得大于对照品溶液的相应峰面积。

5.7.2 定量测定 按内标法或外标法计算各残留溶剂的量。

6 注意事项

6.1 顶空条件的选择

6.1.1 应根据供试品中残留溶剂的沸点选择顶空平衡温度。对沸点较高的残留溶剂,通常选择较高的平衡温度;但此时应兼顾供试品的热分解特性,尽量避免供试品产生的挥发性热分解产物的干扰。

6.1.2 顶空平衡时间一般为 30~45min,以保证供试品溶液的气-液两相有足够的时间达到平衡。顶空平衡时间通常不宜过长,如超过 60min,可能引起顶空瓶的气密性变差,导致定量准确性的降低。

6.1.3 对照品溶液与供试品溶液必须使用相同的顶空条件。

6.2 定量方法的验证 当采用顶空进样时,供试品与对照品处于不完全相同的基质中,故应考虑气液平衡过程中的基质效应(供试品溶液与对照品溶液组成差异对顶空气-液平衡的影响)。由于标准加入法可以消除供试品溶液基质与对照品溶液基质不同所致的基质效应的影响,故通常采用标准加入法验证定量方法的准确性;当标准加入法与其他定量方法的结果不一致时,应以标准加入法的结果为准。

6.3 干扰峰的排除 供试品中的未知杂质或其挥发性热降解物易对残留溶剂的测定产生干扰。干扰作用包括在测定的色谱系统中未知杂质或其挥发性热降解物与待测物的保留值相同(共出峰),或热降解产物与待测物的结构相同。当测定的残留溶剂超出限度,但未能确定供试品中是否有未知杂质或其挥发性热降解物对测定有干扰作用时,应通过试验排除干扰作用的存在。对第一类干扰作用,通常采用在另一种极性不同的色谱柱系统中对相同供试品再进行测定,比较不同色谱系统中测定结果的方法,如两者结果一致,则表明测定中有共峰的干扰。对第二类干扰作用,通常要通过测定已知不含该溶剂的对照样品来加以判断。

6.4 含氮碱性化合物的测定 普通气相色谱仪中的不锈钢管路、进样器的衬管等对有机胺等含氮碱性化合物具有较强的吸附作用,致使其检出灵敏度降低,应采用惰性的硅钢材料或镍钢材料管路;采用溶液直接进样法测定时,供试品溶液应不呈酸性,以免待测物与酸反应后不易汽化。通常采用弱极性的色谱柱或其填料预先经碱处理过的色谱柱分析含氮碱性化合物,如果采用胺分析专用柱进行分析,效果更好。不宜采用气相色谱法测定的含氮碱性化合物,可采用其他方法如离子色谱法等测定。

6.5 检测器的选择 对含卤素元素的残留溶剂,采用电子捕获检测器(ECD),易得到高的灵敏度。

6.6 由于不同的实验室在测定同一供试品时可能采用了不同的实验方法,当测定结果处于合格与不合格边缘时,以采用内标法或标准加入法为准。

6.7 顶空平衡温度一般应低于溶解供试品所用溶剂的沸点10℃以下,能满足检测灵敏度即可;对于沸点过高的溶剂,用顶空进样测定的灵敏度不如直接进样,一般不宜用顶空进样方式测定。

6.8 利用保留值定性是气相色谱中最常用的定性方法。色谱系统中载气的流速、载气的温度和柱温等的变化都会使保留值改变,从而影响定性结果。校正相对保留时间(RART)只受柱温和固定相性质的影响,以此作为定性分析参数较可靠。应用中通常选用甲烷测定色谱系统的死体积($t_0$):

$$RART = \frac{t_R - t_0}{t'_R - t_0}$$

式中:$t_R$——组分的保留时间;

$t'_R$——参比物的保留时间。

# 附录二十二 制药用水中总有机碳 测定法标准操作程序

| 标准操作程序——检查法 | 起草人: | 日期 | 年 | 月 | 日 |
|---|---|---|---|---|---|
| 起草部门:质量控制室 | 审核人: | 日期 | 年 | 月 | 日 |
| 颁发部门:质管部 | 批准人: | 日期 | 年 | 月 | 日 |
| 文件编码: | 生效日期: | 年 月 日 | | 总页数: | |
| 文件标题:制药用水中总有机碳测定法标准操作程序 | | | | | |
| 分发部门: | | | | | |

1 目的 建立制药用水中总有机碳测定法的操作程序,规范操作。

2 适用范围 本规程适用于制药用水中总有机碳测定。

3 职责 质量检验员、复核人执行本规程,质量控制室主管负责监督本规程的实施。

4 依据 《中华人民共和国药典》2010 年版二部。

5 程序

5.1 概述 本法用于检查制药用水中总有机碳含量,用以间接控制水中的有机物含量,也可用于制水系统的流程控制,如监控净化和输水等单元操作的效能。

制药用水中的有机物质一般来自水源、供水系统(包括净化、贮存和输送系统)以及水系统中菌膜的生长。

5.2 仪器 总有机碳分析仪。

5.3 试剂

5.3.1 总有机碳检查用水 应采用每升含总有机碳低于 0.10mg、电导率低于 1.0$\mu$S/cm(25℃)的高纯水。所有总有机碳检查用水与配制对照品溶液及系统适用性试验溶液用水应是同一容器所盛之水。

5.3.2 蔗糖对照品溶液 除另有规定外,取 105℃ 干燥至恒重的蔗糖对照品适量,精密称定,加总有机碳检查用水溶解并稀释制成每升中约含 1.20mg 的溶液(每升含碳0.50mg)。应临用新制。

5.3.3 1,4-对苯醌对照品溶液 除另有规定外,取 1,4-对苯醌对照品适量,精密称定,加总有机碳检查用水溶解并稀释制成每升中含 0.75mg 的溶液(每升含碳 0.50mg)。应临用新制。

5.4　系统适用性试验　按仪器的使用要求,取总有机碳检查用水、蔗糖对照品溶液和1,4-对苯醌对照品溶液分别进样,依次记录仪器总有机碳响应值。按下式计算,以百分数表示的响应应为 85%～115%。

$$响应百分数 = \frac{r_{ss} - r_w}{r_s - r_w} \times 100$$

式中:$r_w$——总有机碳检查用水的空白响应值;

　　　$r_s$——蔗糖对照品溶液的响应值;

　　　$r_{ss}$——1,4-对苯醌对照品溶液的响应值。

所用仪器应经校正,并按规定的方法用对照品溶液定期对仪器的适用性进行试验。规定检出限为每 1L 中含碳 0.05mg 或更低。

5.5　样品测定及结果判定　取供试制药用水适量,按仪器规定方法测定。记录仪器的响应值 $r_u$,除另有规定外,供试制药用水的响应值 $r_u$ 不大于 $r_s - r_w$,即总有机碳的浓度应不超过 0.50mg/L(500ppb)。

6　注意事项

6.1　由于有机物的污染和二氧化碳的吸收都会影响测定结果的真实性,离线测定时,应注意采集水样及输送到测试装置的过程中尽可能避免污染。测定的各个环节都应十分谨慎。采样时应使用密闭容器,采样后容器顶空应尽量小,并应及时测试。

6.2　所使用的玻璃器皿必须严格清洗有机残留物,并用总有机碳检查用水做最后淋洗。

6.3　在线测定时,将总有机碳在线检测装置与制水系统连接妥当。取水及测定系统都须进行充分的清洗。

# 附录二十三　纯化水电导率测定法标准操作程序

| 标准操作程序——检查法 | 起草人: | 日期 | 年 | 月 | 日 |
|---|---|---|---|---|---|
| 起草部门:质量控制室 | 审核人: | 日期 | 年 | 月 | 日 |
| 颁发部门:质管部 | 批准人: | 日期 | 年 | 月 | 日 |
| 文件编码: | 生效日期: | 年 | 月 | 日 | 总页数: |
| 文件标题:纯化水电导率测定法标准操作程序 | | | | | |
| 分发部门: | | | | | |

1　目的　建立纯化水电导率测定的标准操作程序,规范操作。

2　适用范围　本规程适用于电导率测定。

3　职责　质量检验员、复核人执行本规程,质量控制室主管负责监督本规程的实施。

4　依据　《中华人民共和国药典》2010 年版二部。

5　程序

5.1　概述　本法是用于检查纯化水的电导率进而控制水中电解质总量的一种测定方法。

电导率是表征物体导电能力的物理量,其值为物体电阻率的倒数,单位是 S/cm 或 $\mu$S/cm。

纯水中的水分子也会发生某种程序的电离而产生氢离子与氢氧根离子,所以纯水的导电能力尽管很弱,但也具有可测定的电导率。水的电导率与水的纯度密切相关,水的纯度越高,电导率越小,反之亦然。当空气中的二氧化碳等气体溶于水并与水相互作用后,便可形成相应的离子,从而使水的电导率增高。水中含有其他杂质离子时,也会使水的电导率增高。另外,水的电导率还与水的 pH 值与温度有关。

5.2　仪器　电导率仪。

5.3　操作方法　使用在线或离线电导率仪,记录测定温度。在表 1 中,测定温度对应的电导率值即为限度值。如测定温度未在下表中列出,则采用线性内插法计算得到限度值。

表 1　温度和电导率的限度

| 温度/℃ | 电导率/$\mu$S·cm$^{-1}$ | 温度/℃ | 电导率/$\mu$S·cm$^{-1}$ |
|---|---|---|---|
| 0 | 2.4 | 60 | 8.1 |
| 10 | 3.6 | 70 | 9.1 |
| 20 | 4.3 | 75 | 9.7 |
| 25 | 5.1 | 80 | 9.7 |
| 30 | 5.4 | 90 | 9.7 |
| 40 | 6.5 | 100 | 10.2 |
| 50 | 7.1 | | |

内插法的计算公式为:

$$k = \left( \frac{T - T_0}{T_1 - T_0} \right) \times (k_1 - k_0) + k_0$$

式中:$k$——测定温度下的电导率限度值;

　　$k_1$——表中高于测定温度的最接近温度对应的电导率限度值;

　　$k_0$——表中低于测定温度的最接近温度对应的电导率限度值;

　　$T$——测定温度;

　　$T_1$——表中高于测定温度的最接近温度;

　　$T_0$——表中低于测定温度的最接近温度。

5.4　结果判定　测定的电导率值不大于限度值,判为符合规定;如测定的电导率值大于限度值,则判为不符合规定。

# 附录二十四　溶液澄清度检查法标准操作程序

| 标准操作程序——检查法 | 起草人: | 日期 | 年 | 月 | 日 |
|---|---|---|---|---|---|
| 起草部门:质量控制室 | 审核人: | 日期 | 年 | 月 | 日 |
| 颁发部门:质管部 | 批准人: | 日期 | 年 | 月 | 日 |
| 文件编码: | 生效日期: | 年 | 月 | 日 | 总页数: |
| 文件标题:溶液澄清度检查法标准操作程序 | | | | | |
| 分发部门: | | | | | |

1　目的　　建立澄清度检查法的操作程序,规范操作。

2　适用范围　　本规程适用于澄清度检验。

3　职责　　质量检验员、复核人执行本规程,质量控制室主管负责监督本规程的实施。

4　依据　　《中华人民共和国药典》2010 年版二部。

5　程序

5.1　概述　　本法用于检查溶液的浑浊程度,即浊度。药品溶液中如存在细微颗粒,当直射光通过溶液时,可导致光散射和光吸收现象,致使溶液微显浑浊;所以澄清度可在一定程度上反映药品的质量和生产工艺水平。澄清度检查法是用规定级号的浊度标准溶液与供试品溶液比较,以判定药品溶液的澄清度或其浑浊程度。

5.2　仪器与用具

5.2.1　比浊用玻璃管　　内径 15~16mm,平底,具塞,以无色、透明、中性硬质玻璃制成,要求供试品管与标准管的内径、标线刻度(距管底为 40mm)一致。

5.2.2　伞棚灯　　用可见异物检查法标准操作程序中第一法灯检法项下的检查装置,照度为 1000lx。

5.3　试药与试液

5.3.1　浊度标准贮备液的制备　　称取于 105℃ 干燥至恒重的硫酸肼 1.00g,置 100ml 量瓶中,加水适量使溶解,必要时可在 40℃ 水浴中温热溶解,并用水稀释至刻度,摇匀,放置 4~6h,取此溶液与等容量的 10% 乌洛托品溶液混合,摇匀,于 25℃ 避光静置 24h,即得。本液置冷处避光保存,可在两个月内使用,用前摇匀。

5.3.2　浊度标准原液制备　　取浊度标准贮备液 15.0ml,置 1000ml 量瓶中,加水稀释至刻度,摇匀,取适量,置 1cm 吸收池中,在 550nm 波长处测定其吸收度应在 0.12~0.15 范围内即得。本液应在 24h 内使用,用前摇匀。

5.3.3　浊度标准液制备　　取浊度标准原液与水,按表 1 配制,即得。本液应临时制备,使用前充分摇匀。

表 1　浊度标准液制备方法

| 级　　号 | 0.5 | 1 | 2 | 3 | 4 |
|---|---|---|---|---|---|
| 浊度标准原液/ml | 2.50 | 5.0 | 10.0 | 30.0 | 50.0 |
| 水/ml | 97.50 | 95.0 | 90.0 | 70.0 | 50.0 |

5.4　操作方法

5.4.1　除另有规定外,将一定浓度的供试品溶液与该品种项下规定的浊度标准液,分别置于配对的比浊用玻璃管中,液面高度为 40mm,在浊度标准液制备后 5min,在暗室内竖直同置于伞棚灯下,照度为 1000lx,从水平方向观察比较,用以检查溶液的澄清度或其浑浊程度。

5.4.2　在进行比较时,如供试品溶液管的浊度接近标准管,应将比浊管交换位置后再进行观察。

5.5　计算与记录　　记录供试品溶液制备方法、浊度标准液的级号、比较结果等。

5.6　结果判定　　比较结果,如供试品溶液管的浊度浅于或等于 0.5 级号的浊度标准液,即澄清;如浅于或等于该品种项下规定级号的浊度标准液,判为符合规定;如浓于规定级号的浊度标准液,则判为不符合规定。

# 附录二十五　溶液颜色检查法(第一、二法) 标准操作程序

| 标准操作程序——检查法 | 起草人： | 日期 | 年 | 月 | 日 |
|---|---|---|---|---|---|
| 起草部门:质量控制室 | 审核人： | 日期 | 年 | 月 | 日 |
| 颁发部门:质管部 | 批准人： | 日期 | 年 | 月 | 日 |
| 文件编码： | 生效日期： | 年 | 月 | 日 | 总页数： |
| 文件标题:溶液颜色检查法(第一、二法)标准操作程序 | | | | | |
| 分发部门： | | | | | |

1　目的　建立药品中溶液颜色检查(第一、二法)的标准操作程序,规范操作。

2　适用范围　本规程适用于采用第一、二法检验药品溶液颜色。

3　职责　质量检验员、复核人执行本规程,质量控制室主管负责监督本规程的实施。

4　依据　《中华人民共和国药典》2010 年版二部。

5　程序

5.1　概述　溶液颜色检查法系控制药品有色杂质限量的方法,是对通常利用紫外检测器进行有关物质高效液相色谱法测定的有效补充。

品种项下规定的"无色或几乎无色",其"无色"系指供试品溶液的颜色与所用溶剂相同,"几乎无色"系指浅于用水稀释 1 倍后的相应色调 1 号标准比色液。

5.2　第一法　本法为目视比色法,即将供试品溶液与各色调标准比色液进行比较,以判断结果。

5.2.1　仪器与用具

5.2.1.1　纳氏比色管　用具有 10ml 刻度标线的 25ml 纳氏比色管或专用管,要求玻璃质量较好,管壁厚度、管径、色泽、刻度标线一致。

5.2.1.2　白色背景要求不反光,一般用白纸或白布。

5.2.2　试液和试药

5.2.2.1　重铬酸钾用基准试剂,硫酸铜及氯化钴均为分析纯试剂。

5.2.2.2　比色用重铬酸钾液　精密称取在 120℃ 干燥至恒重的基准重铬酸钾 0.4000g,置 500ml 量瓶中,加适量水溶解并稀释至刻度,摇匀,即得。每 1ml 溶液中含 0.800mg 的 $K_2CrO_7$。

5.2.2.3　比色用硫酸铜溶液　取硫酸铜约 32.5g,加适量的盐酸溶液(1→40)使溶解成 500ml,精密量取 10ml,置碘量瓶中,加水 50ml、醋酸 4ml 与碘化钾 2g,用硫代硫酸钠滴定液(0.1mol/L)滴定,至近终点时,加淀粉指示液 2ml,继续滴定至蓝色消失。每 1ml 硫代硫酸钠滴定液(0.1mol/L)相当于 24.97mg 的 $CuSO_4 \cdot 5H_2O$。根据上述测定结果,在剩余的原溶液中加适量的盐酸溶液(1→40),使每 1ml 的溶液中含 62.4mg 的 $CuSO_4 \cdot 5H_2O$ 即得。

5.2.2.4　比色用氯化钴液　取氯化钴约 32.5g,加适量盐酸溶液(1→40)使溶解成 500ml,精密量取 2ml,置锥形瓶中,加水 200ml,摇匀,加氨试液至溶液由浅红色转变为绿色

后,加醋酸钠缓冲液(pH6.0)10ml,加热至60℃,再加二甲酚橙指示液5滴,用乙二胺四醋酸二钠滴定液(0.05mol/L)滴定至溶液显黄色。每1ml乙二胺四醋酸二钠滴定液(0.05mol/L)相当于11.90mg的$CoCl_2 \cdot 6H_2O$。根据上述测定结果,在剩余的原溶液中加适量的盐酸溶液(1→40),使每1ml溶液中约含59.5mg的$CoCl_2 \cdot 6H_2O$,即得。

5.2.2.5　各种色调标准贮备液的制备　按表1量取比色用氯化钴液、比色用重铬酸钾液、比色用硫酸铜液与水,摇匀,即得。

表1　各种色调标准贮备液的配制

| 色调 | 比色用氯化钴液/ml | 比色用重铬酸钾液/ml | 比色用硫酸铜液/ml | 水/ml |
|---|---|---|---|---|
| 黄绿色 | 1.2 | 22.8 | 7.2 | 68.8 |
| 黄色 | 4.0 | 23.3 | 0 | 72.7 |
| 橙黄色 | 10.6 | 19.0 | 4.0 | 66.4 |
| 橙红色 | 12.0 | 20.0 | 0 | 68.0 |
| 棕红色 | 22.5 | 12.5 | 20.0 | 45.0 |

各种色调色号标准比色液的制备　按表2量取各色调标准贮备液与水,摇匀,即得。

表2　各种色调色号标准比色液的配制

| 色号 | 1 | 2 | 3 | 4 | 5 | 6 | 7 | 8 | 9 | 10 |
|---|---|---|---|---|---|---|---|---|---|---|
| 贮备液/ml | 0.5 | 1.0 | 1.5 | 2.0 | 2.5 | 3.0 | 4.5 | 6.0 | 7.5 | 10.0 |
| 加水量/ml | 9.5 | 9.0 | 8.5 | 8.0 | 7.5 | 7.0 | 5.5 | 4.0 | 2.5 | 0 |

5.2.3　操作方法　除另有规定外,取各药品项下规定量的供试品,加水溶解,置于25ml的纳氏比色管中,加水稀释至10ml。另取规定色调和色号的标准比色液10ml,置于纳氏比色管中,两种同置白色背景上,自上向下透视,或同置白色背景前,平视观察,供试品管呈现的颜色与对照管比较,不得更深。

5.2.4　记录　应记录供试品溶液的制备方法,标准比色液的色调色号,比较结果。

5.2.5　结果与判定　供试品溶液如显色,与规定的标准比色液比较,颜色相似或更浅,即判为符合规定;如更深,则判为不符合规定。

5.2.6　注意事项

5.2.6.1　所用比色管应洁净、干燥,洗涤时不能用硬物洗刷,应用铬酸洗液浸泡,然后冲洗,避免表面粗糙。

5.2.6.2　检查时光线应明亮,光强度应能保证使各相邻色号的标准液清晰可辨。

5.2.6.3　如果供试品管的颜色与对照管的颜色非常接近或色调不尽一致,使目视观察无法辨别两者的深浅时,应改用色差计法测定。

5.3　第二法　本法为紫外-可见分光光度法。

5.3.1　仪器　紫外-可见分光光度计。

5.3.2　操作方法

5.3.2.1　除另有规定外,如供试品为原料药,称取各品种项下规定量的供试品,加水溶解使成10ml(或加水溶解使成规定量的体积),如有必要过滤时,取滤液照附录二《紫外-可见分光光度法标准操作程序》于规定的波长处测定吸光度。

5.3.2.2　如供试品为固体制剂,取该供试品,称取该药品项下规定量的细粉,加水溶解成规定量的体积,振摇或用其他规定的方法使溶解,滤过,取滤液照附录二《紫外-可见分光光度法标准操作程序》于规定的波长处测定吸光度。

5.3.2.3　如供试品为注射液或液体制剂,量取该供试品适量,加水或规定的溶剂稀释成规定的浓度(供试品的浓度与规定浓度相同时,可直接测定),照附录二《紫外-可见分光光度法标准操作程序》于规定的波长处测定吸光度。

5.3.3　记录　应记录仪器型号与测定波长,供试品溶液的制备方法、吸光度读数。

5.3.4　结果与判定　按规定溶剂与浓度配制成的供试液进行测定,如吸光度小于或等于规定值,判为符合规定;若吸光度大于规定值,则判为不符合规定。

5.3.5　注意事项　5.3.2.1与5.3.2.2中的滤过是指在规定"滤过"而无进一步说明时,使液体通过适当的滤纸或相应的装置过滤,直到滤液澄清。弃去初滤液,取续滤液测定。

# 附录二十六　不溶性微粒检查法标准操作程序

| 标准操作程序——检查法 | | 起草人: | 日期 | 年 | 月 | 日 |
|---|---|---|---|---|---|---|
| 起草部门:质量控制室 | | 审核人: | 日期 | 年 | 月 | 日 |
| 颁发部门:质管部 | | 批准人: | 日期 | 年 | 月 | 日 |
| 文件编码: | | 生效日期: | 年 | 月 | 日 | 总页数: |
| 文件标题:不溶性微粒检查法标准操作程序 | | | | | | |
| 分发部门: | | | | | | |

1　目的　建立不溶性微粒检查法的标准操作程序,规范操作。

2　适用范围　本规程适用于不溶性微粒检查。

3　职责　质量检验员、复核人执行本规程,质量控制室主管负责监督本规程的实施。

4　依据　《中华人民共和国药典》2010年版二部。

5　程序

5.1　概述　本法系在可见异物检查符合规定后,用以检查静脉用注射剂(溶液型注射液、注射用无菌粉末、注射用浓溶液)及供静脉用无菌原料药中不溶性微粒的大小及数量。

5.2　第一法(光阻法)

5.2.1　概述　光阻法是当一定体积的供试液中的微粒通过一窄小的检测区时,与液体流向垂直的入射光,由于被供试液中的微粒阻挡而减弱,因此由传感器输出的信号降低,这种信号变化与微粒的截面积大小相关,再根据通过检测区供试液的体积,计算出每1ml供试液中含$10\mu m$以上($\geqslant 10\mu m$)及含$25\mu m$以上($\geqslant 25\mu m$)的不溶性微粒数。

5.2.2　仪器与器具　取样器、传感器和数据处理器。

5.2.3　操作方法

5.2.3.1　标示装量为25ml或25ml以上的静脉用注射液或注射用浓溶液　除另有规定外,取供试品,用水将容器外壁洗净,小心翻转20次,使溶液混合均匀,立即小心开启容器,先倒出供试品溶液冲洗开启口及取样杯,再将供试品溶液倒入取样杯中,静置2min或适当时间脱气,置于取样器上(或将供试品容器直接置于取样器上),开启搅拌,使溶液混匀,依法测定至少3次,每次取样应不少于5ml,记录数据;另取至少2个供试品,同法测定。每个供试品第一次数据不计,取后续测定结果的平均值计算。

5.2.3.2　标示装量为 25ml 以下的静脉用注射液或注射用浓溶液　除另有规定外,取供试品,用水将容器外壁洗净,小心翻转 20 次,使溶液混合均匀,静置 2min 或适当时间脱气,小心开启容器,直接将供试品溶液置于取样器上,开启搅拌或以手缓缓转动,使溶液混匀,由仪器直接抽取适量溶液(以不吸入气泡为限),测定并记录数据;另取至少 3 个供试品,同法测定。第一个供试品数据不计,取后续测定结果的平均值计算。

也可采用适宜的办法,在层流净化台上小心合并至少 3 个供试品的内容物(使总体积不少于 25ml),置于取样杯中,静置 2min 或适当时间脱气,置于取样器上。开启搅拌,使溶液混匀,依法测定至少 4 次,每次取样应不少于 5ml。第一次数据不计,取后续测定结果的平均值,根据取样体积与每个容器的标示装量体积,计算每个容器所含的微粒数。

5.2.3.3　静脉注射用无菌粉末　除另有规定外,取供试品,用水将容器外壁洗净,小心开启瓶盖,精密加入适量微粒检查用水(或适宜的溶剂),小心盖上瓶盖,缓缓振摇使内容物溶解,静置 2min 或适当时间脱气,小心开启容器,直接将供试品容器置于取样器上,开启搅拌或以手缓缓转动,使溶液混匀,由仪器直接抽取适量溶液(以不吸入气泡为限),测定并记录数据;另取至少 3 个供试品,同法测定。第一个供试品的数据不计,取后续测定结果的平均值计算。

也可采用适宜的方法,取至少 3 个供试品,在层流净化台上用水将容器外壁洗净,小心开启瓶盖,分别精密加入适量微粒检查用水(或适宜的溶剂),缓缓振摇使内容物溶解,小心合并容器中的溶液(使总体积不少于 25ml),置于取样杯中,静置 2min 或适当时间脱气,置于取样器上。开启搅拌,使溶液混匀,依法测定至少 4 次,每次取样应不少于 5ml。第一次数据不计,取后续测定结果的平均值,根据取样体积与每个容器的标示装量体积,计算每个容器所含的微粒数。

5.2.3.4　供注射用无菌原料药　按品种项下规定,取供试品适量(相当于单个制剂的最大规格量),置取样杯或适宜的容器中,精密加入适量微粒检查用水(或适宜的溶剂),缓缓振摇使内容物溶解,静置 2min 或适当时间脱气,小心开启容器,直接将供试品容器置于取样器上,开启搅拌或以手缓缓转动,使溶液混匀,由仪器直接抽取适量溶液(以不吸入气泡为限),测定并记录数据;另取至少 3 个供试品,同法测定。第一个供试品的数据不计,取后续测定结果的平均值计算。

5.2.4　记录与计算　记录应包括所用仪器型号、样品包装情况、检验数量以及注射用无菌粉末和供注射用无菌原料药的溶解情况等,根据微粒测定仪数据处理器打印出相应的数据,计算出供试品每 1ml(或每个容器或每份样品)中所含 $10\mu m$ 以上($\geqslant 10\mu m$)及含 $25\mu m$ 以上($\geqslant 25\mu m$)的不溶性微粒。

5.2.5　结果判定

5.2.5.1　标示装量为 100ml 或 100ml 以上的静脉用注射液,除另有规定外,每 1ml 中含 $10\mu m$ 及 $10\mu m$ 以上的不溶性微粒应在 25 粒以内,含 $25\mu m$ 及 $25\mu m$ 以上的不溶性微粒不得过 3 粒。

5.2.5.2　标示装量为 100ml 以下的静脉用注射液,除另有规定外,每个供试品容器中含 $10\mu m$ 及 $10\mu m$ 以上的不溶性微粒不得过 6000 粒,含 $25\mu m$ 及 $25\mu m$ 以上的不溶性微粒不得过 600 粒。

5.2.6 注意事项

5.2.6.1 光阻法测定结果不符合规定或供试品不适于用光阻法测定时,应采用显微计数法进行测定,并以显微计数法的测定结果作为判定依据。

5.2.6.2 光阻法不适用于黏度过高和易析出结晶的制剂,也不适用于进入传感器时容易产生气泡的注射剂。对于一些溶解性差的样品,样品在管道中与水相混时,可能会在局部析出沉淀,这不仅会使检查结果偏高,也可能造成管路堵塞,出现这种情况时应考虑采用显微计数法。

5.2.6.3 黏度过高无法直接测定的注射液,可用适宜的溶剂经适当稀释后测定。

5.2.6.4 试验操作环境不得引入外来微粒,测定前的操作应在层流净化台中进行。玻璃仪器和其他所需的用品均应洁净、无微粒。

5.2.6.5 微粒检查用水(或其他适宜溶剂),使用前须经不大于 1.0μm 的微孔滤膜滤过。光阻法要求每 10ml 中含 10μm 及 10μm 以上的不溶性微粒应在 10 粒以下,含 25μm 及 25μm 以上的不溶性微粒应在 2 粒以下。显微计数法要求每 50ml 中含 10μm 及 10μm 以上的不溶性微粒应在 20 粒以下,含 25μm 及 25μm 以上的不溶性微粒应在 5 粒以下。

5.2.6.6 仪器的测量粒径范围为 2～100μm,检测微粒浓度为 0～10000 个/ml。至少每 6 个月校正一次。

5.2.6.7 供试品检查前应先除去外包装,并用净化水将容器外壁冲洗干净,置适宜实验环境中备用。

5.2.6.8 搅拌溶液时应避免气泡产生。

5.2.6.9 为确保检查结果具有统计学意义,除另有规定外,一般应取供试品 3 瓶(支)以上进行不溶性微粒检查。在多支样品的测定过程中,应尽量保持操作的一致性(如容器翻转次数、取样方式、除气泡方式、搅拌速度等),以确保测定结果的可靠性。

5.2.6.10 小容量注射液采用直接取样法测定时,应先将前几个容器的测定数据弃去,使供试品溶液充满管路,同时要避免吸入气泡,然后读取后续容器的测定数据作为供试品的测定结果。采用合并法取样时,应在保证开启安瓿的情况下尽量减小划痕的长度和力度,掰开前增加用水清洗的操作过程。安瓿打开后,用配有粗针头的干净注射器抽取溶液,以减少气泡产生和瓶口碎屑的干扰。

5.3 第二法(显微计数法)

5.3.1 概述 显微计数法是将一定体积的供试注射液滤过,使所含不溶性微粒截留在微孔滤膜上,在 100 倍显微镜下,用经标定的镜台测微尺分别测定其最大直径在 10μm 以上(≥10μm)及 25μm 以上(≥25μm)的不溶性微粒数,根据过滤面积上得到的微粒总数,计算出被检供试注射液每 1ml(或每个容器)中含不溶性微粒的数量。

5.3.2 仪器与器具 显微镜、层流净化台、孔径 0.45μm 直径 25mm 或 13mm 的微孔滤膜、镜台测微尺、直径 25mm 或 13mm 的夹式定量滤器、平皿、平头无齿镊子、计数码器。

5.3.3 操作方法

5.3.3.1 标示装量为 25ml 或 25ml 以上的静脉用注射液或注射用浓溶液 除另有规定外,取供试品,用水将容器外壁洗净,在层流净化台上小心翻转 20 次,使溶液混合均匀,立即小心开启容器,用适宜的方法抽取或量取供试品溶液 25ml,沿滤器内壁缓缓注入经预处理的滤器(滤膜直径 25mm)中。静置 1min,缓缓抽滤至滤膜近干,再用微粒检查用水 25ml,沿滤器内壁缓缓注入,洗涤并抽滤至滤膜近干,然后用平头镊子将滤膜移置平皿上,微启盖子使滤膜适当干燥后,将平皿闭合,置显微镜载物台上,调好入射光,放大100倍进行显微测量,调节显微镜至滤膜格栅清晰,移动坐标轴,分别测定有效滤过面积上最长粒径大于$10\mu m$和$25\mu m$的微粒数。另取至少2个供试品,同法测定,计算测定结果的平均值。

5.3.3.2　标示装量为25ml以下的静脉用注射液或注射用浓溶液　除另有规定外,取供试品,用水将容器外壁洗净,在层流净化台上小心翻转20次,使混合均匀,立即小心开启容器,用适宜方法直接抽取每个容器中的全部溶液,沿滤器内壁缓缓注入经预处理的滤器(滤膜直径13mm)中,照5.2.3.1同法测定。

5.3.3.3　除另有规定外,静脉注射用无菌粉末及供注射用无菌原料药照光阻法中检查法的5.2.3.3或5.2.3.4制备供试品溶液,同上述5.3.3.1操作测定。

5.4.4　记录与计算

5.4.4.1　记录　记录应包括所用仪器型号,供试品包装情况、检验数量,测定用滤膜处理前后微粒水平,微粒检查用水来源或制备情况与所含微粒数。

5.4.4.2　计算　用手揿计数码器分别统计滤膜上直径$10\mu m$以上($\geqslant 10\mu m$)的微粒数,以及直径$25\mu m$以上($\geqslant 25\mu m$)的微粒数,计算,即得每1ml供试品溶液(或每个容器或每份供试品)中所含$10\mu m$以上($\geqslant 10\mu m$)及含$25\mu m$以上($\geqslant 25\mu m$)的不溶性微粒数。

5.4.5　结果判定

5.4.5.1　标示装量为100ml或100ml以上的静脉用注射液,除另有规定外,每1ml中含$10\mu m$及$10\mu m$以上的不溶性微粒应在12粒以下,含$25\mu m$及$25\mu m$以上的不溶性微粒不得过2粒。

5.4.5.2　标示装量为100ml以下的静脉用注射液,除另有规定外,每个供试品容器中含$10\mu m$及$10\mu m$以上的不溶性微粒不得过3000粒,含$25\mu m$及$25\mu m$以上的不溶性微粒不得过300粒。

5.2.6　注意事项

5.2.6.1　本法不适用于乳液型和混合型注射剂,对于黏度过高者,光阻法和本法均无法测定时,可用适宜的溶剂经适量稀释后测定。

5.2.6.2　微粒检查用水(或其他适宜溶剂),使用前须经不大于$0.45\mu m$的微孔滤膜滤过,置于洁净的适宜容器中,旋转使可能存在的微粒均匀,静置待气泡消失。按显微计数法项下的检查法检查,每50ml中含$10\mu m$及$10\mu m$以上的不溶性微粒应在20粒以下,含$25\mu m$及$25\mu m$以上的不溶性微粒应在5粒以下。

5.2.6.3　滤器和平皿均用净化水反复冲洗至洁净,沥干,备用。

5.2.6.4　待检样品应事先除去外包装,并用净化水将容器外壁冲洗干净。

5.2.6.5　各种形状的微粒应以实测的最长粒径计算,重叠微粒和聚合胶体微粒均以单个微粒计数;结晶析出不属于检测范围,故不应计算。

5.2.6.6　必要时可另取微粒检查用水(或其他溶剂)25ml照5.3.3.1项下自"沿滤器内壁缓缓注入,缓缓抽滤至滤膜近干"起,依法操作,作为空白试验,可视作对操作环境、实验用具的认证,所得数据不必在供试品检查结果中扣除。此项试验必须检测全滤膜,达到5.2.6.2的要求后可进行样品检测。

5.2.6.7　为确保检查结果具有统计学意义,除另有规定外,一般应取供试品3瓶(支)以上进行不溶性微粒检查。

# 附录二十七　渗透压摩尔浓度测定法标准操作程序

| 标准操作程序——检查法 | 起草人：　　日期　　年　　　月　　　日 |
|---|---|
| 起草部门:质量控制室 | 审核人：　　日期　　年　　　月　　　日 |
| 颁发部门:质管部 | 批准人：　　日期　　年　　　月　　　日 |
| 文件编号: | 生效日期：　　年　　月　　日　　总页数： |
| 文件标题:渗透压摩尔浓度测定法标准操作程序 | |
| 分发部门: | |

1　目的　建立渗透压摩尔浓度测定的标准操作程序,规范操作,保证测定的准确。

2　适用范围　本规程适用于渗透压摩尔浓度测定。

3　职责　质量检验员、质量控制室主管执行本规程,质管部部长负责监督本规程的实施。

4　依据　《中华人民共和国药典》2010 年版二部。

5　程序

5.1　概述　溶液的渗透压依赖于溶液中溶质的数量,是溶液的依数性之一,通常以渗透压摩尔浓度(Osmolality)来表示,它反映的是溶液中各种溶质对溶液渗透压贡献的总和。

5.2　仪器　渗透压摩尔浓度测定仪。

5.3　操作方法

5.3.1　标准溶液的制备　取基准氯化钠试剂,于 500～650℃ 干燥 40～50min,置干燥器中放冷至室温。根据需要,按表 1 中所列数据精密称取适量,溶于 1kg 水中,摇匀,即得。

**表 1　渗透压摩尔浓度测定仪校正用标准溶液**

| 每 1kg 水中氯化钠的质量/g | 毫渗透压摩尔浓度/mOsmol·kg$^{-1}$ | 冰点下降温度 $\Delta T$/℃ |
|---|---|---|
| 3.087 | 100 | 0.186 |
| 6.260 | 200 | 0.372 |
| 9.463 | 300 | 0.558 |
| 12.684 | 400 | 0.744 |
| 15.916 | 500 | 0.930 |
| 19.147 | 600 | 1.116 |
| 22.380 | 700 | 1.302 |

5.3.2　供试品溶液的制备　供试品如为液体,可直接测定;如其渗透压摩尔浓度大于 700mOsmol/kg 或为浓溶液,可用适宜的溶剂(通常为注射用水)稀释至上表中测定范围内;如为固体(如注射用无菌粉末),可采用药品标签或说明书中的规定溶剂溶解并稀释至上表中测定范围内。

5.3.3　样品测定　取适量新沸放冷的水调节仪器零点,由上表中选择两种标准溶液(供试品溶液的渗透压摩尔浓度应介于两者之间)校正仪器,测定供试品溶液的渗透压摩尔浓度或冰点下降值。

5.3.4　计算　渗透压摩尔浓度的单位,通常以每千克溶剂中溶质的毫渗透压摩尔浓度

来表示,可按下列公式计算毫渗透压摩尔浓度(Osmolality):

$$毫渗透压摩尔浓度(mOsmol/kg)=\frac{每千克溶剂中溶解溶质的克数}{分子量}\times n\times 1000$$

式中:$n$——一个溶质分子溶解或解离时形成的粒子数(氯化钠 $n=2$);

5.3.5  结果判断  渗透压摩尔浓度应为 285～310mOsmol/kg。

6  注意事项

6.1  为了使测定结果准确并有良好的重现性,应按各仪器说明书规定的取样体积准确取样至测定管中,避免测定溶液中存在气泡。在每次测定后应用水清洗热敏探头并用滤纸吸干。

6.2  如重复测定一份样品,需重新取样至另一干净的测定管中,因为降至冰点再融化的溶液,溶质可能已不是均匀分布于溶剂中,易导致过早结晶,影响测定结果的重现性。

# 附录二十八  可见异物检查法(灯检法)标准操作程序

| 标准操作程序——制剂通则测定法 | 起草人: | 日期 | 年 | 月 | 日 |
|---|---|---|---|---|---|
| 起草部门:质量控制室 | 审核人: | 日期 | 年 | 月 | 日 |
| 颁发部门:质管部 | 批准人: | 日期 | 年 | 月 | 日 |
| 文件编码: | 生效日期: | 年 | 月 | 日 | 总页数: |
| 文件标题:可见异物检查法(灯检法)标准操作程序 | | | | | |
| 分发部门: | | | | | |

1  目的  建立可见异物检查的标准操作程序,规范操作,保证测定的准确。

2  适用范围  本规程适用于可见异物检查。

3  职责  质量检验员、质量控制室主管执行本规程,质管部部长负责监督本规程的实施。

4  依据  《中华人民共和国药典》2010 年版二部。

5  程序

5.1  概述  可见异物指存在于注射剂、滴眼剂中,在规定条件下目视可以观测到的不溶性物质,其粒径或长度通常大于 $50\mu m$。

灯检法为注射剂和滴眼剂可见异物的常用方法,还可用于光散射法检出可见异物的供试品的复核确认。

5.2  环境、装置与人员。

5.2.1  环境  实验室检测时应避免引入可见异物,供试品溶液的容器(如不透明、不规则形状容器等)不适于检测,需转移至专用玻璃容器中时,均应在 100 级的洁净环境(如层流净化台)中操作。灯检法应在避光室内或在暗处进行。

5.2.1  装置  如图 1 所示。

5.2.1.1  光源  采用带遮光板的日光灯,光照度在 1000～4000lx 范围内可以调节。无色透明容器包装的无色供试品液检查时的光照度为 1000～1500lx;透明塑料容器或棕色透明容器包装的供试品溶液或有色供试品溶液检查时的光照度应为 2000～3000lx;混悬型供试品溶液或乳状液检查时的光照度为 4000lx。

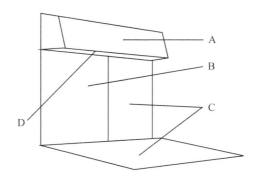

A 为带有遮光板的日光灯光源,光照度可在 1000～4000lx 范围内调节;B 为不反光的黑色背景;
C 为不反光的白色背景和底部(供检查有色异物);D 为反光的白色背景(指遮光板内侧)。

图 1   实验装置

5.2.1.2   背景   正面不反光的黑色面作为检查无色或白色异物的背景;侧面和底面的白色面作为检查有色异物的背景。

5.2.1.3   检查人员条件   远距离和近距离视力测验,均应为 4.9 或 4.9 以上(矫正后视力应为 5.0 或 5.0 以上);应无色盲。

5.2.1.4   距离   检查人员调节位置,使供试品位于眼部的明视距离处(指导供试品至人眼的距离,通常为 25cm)。

5.3   操作方法

5.3.1   液体供试品的检查方法

5.3.1.1   溶液型、乳状液及混悬型注射剂   除另有规定外,取供试品 20 支(瓶),除去容器标签,擦净容器外壁,必要时将药液转移至洁净透明的专用玻璃容器内;置供试品于遮光板边缘处,在明视距离(指供试品至人眼的距离,通常为 25cm),分别在黑色和白色背景下,手持供试品颈部轻轻旋转和翻转容器使药液中存在的可见异物悬浮(注意不使药液产生气泡),轻轻翻摇后即用目检视,重复 3 次,总时限为 20s。供试瓶装量每支(瓶)在 10ml 及 10ml 以下的,每次检查可手持 2 支(瓶)。

5.3.1.2   注射用无菌粉末   除另有规定外,取供试品 5 支(瓶),用适宜的溶剂及适当的方法使药粉全部溶解后,按 5.3.1.1 项下的方法检查。配带有专用溶剂的注射用无菌粉末,应先将专用溶剂按溶液型制剂检查合格后,再用以溶解注射用无菌粉末。

5.3.1.3   无菌原料药   除另有规定外,按抽样要求称取各品种制剂项下的最大规格量 5 份,分别置洁净透明的适宜容器内,用适宜的溶剂及适当的方法使药物全部溶解后,按 5.3.1.1 项下的方法检查。

5.4   记录   记录光照度,检查供试品的数量,异物存在情况。

5.5   结果判定   在静置一定时间后轻轻旋转时均不得检出烟雾状微粒柱,且不得检出金属屑、玻璃屑、长度或最大粒径超过 2mm 的纤毛和块状物等明显外来的可见异物。细微可见异物(点状物、2mm 以下的短纤毛和块状物等)如有检出,除另有规定外,应分别符合下列规定:

5.5.1 溶液型静脉用注射液、注射用浓溶液 20 支(瓶)供试品中,均不得检出可见异物。如检出微细可见异物的供试品仅有 1 支(瓶),应另取 20 支(瓶)同法复试,均不得检出。

5.5.2 溶液型非静脉用注射液 被检查的 20 支(瓶)供试品中,均不得检出可见异物。如检出细微可见异物,应另取 20 支(瓶)同法复试,初、复试的供试品中,检出细微可见异物的供试品不得超过 2 支(瓶)。

5.5.3 溶液型滴眼剂 被检查的 20 支(瓶)供试品中,均不得检出明显可见异物。如检出细微可见异物,应另取 20 支(瓶)同法复试,初、复试的供试品中,检出细微可见异物的供试品不得超过 3 支(瓶)。

5.5.4 混悬型、乳状液型注射液及滴眼剂 被检查的 20 支(瓶)供试品中,均不得检出金属屑、玻璃屑、色块、纤维等明显可见异物。

5.5.5 注射用无菌粉末 被检查的 5 支(瓶)供试品中,均不得检出明显可见异物。如检出细微可见异物,每支(瓶)供试品中检出细微可见异物的数量应符合下表的规定;如有 1 支(瓶)不符合规定,另取 10 支(瓶)同法复试,均应符合表 1 的规定。

表 1

| 类 别 | | 可见异物限度 |
|---|---|---|
| 化学药 | | ≤4 个 |
| 生化药、抗生素药和中药 | ≥2g | ≤10 个 |
| | <2g | ≤8 个 |

5.5.6 无菌原料药 5 份检查的供试品中,均不得检出明显可见异物。如检出细微可见异物,每份供试品中检出细微可见异物的数量应符合表 2 的规定;如有 1 份不符合规定,另取 10 份同法复试,均应符合规定。

表 2

| 类 别 | 可见异物限度 |
|---|---|
| 化学药 | ≤2 个 |
| 生化药、抗生素药和中药 | ≤5 个 |

6 注意事项

6.1 注射用无菌粉末及无菌原料药所选用的适宜溶剂应无可见异物。如为水溶性药物,一般使用不溶性微粒检查用水进行溶解制备;如为其他溶剂,则应在各品种项下作出规定。溶剂量应确保药物溶解完全并便于观察。

6.2 注射用无菌粉末及无菌原料药溶解所用的适当方法应与其制剂使用说明书中注明的临床使用前处理的方式相同。

6.3 配带有专用溶剂的注射用无菌粉末,专用溶剂应符合相应溶液型注射液的规定。

6.4 既可静脉用也可非静脉用的注射剂应执行静脉用注射剂的标准。

# 附录二十九　崩解时限检查法标准操作程序

| 标准操作程序——制剂通则测定法 | 起草人： | 日期 | 年 | 月 | 日 |
|---|---|---|---|---|---|
| 起草部门：质量控制室 | 审核人： | 日期 | 年 | 月 | 日 |
| 颁发部门：质管部 | 批准人： | 日期 | 年 | 月 | 日 |
| 文件编码： | 生效日期： | 年　　月　　日 | | 总页数： | |
| 文件标题：崩解时限检查法标准操作程序 | | | | | |
| 分发部门： | | | | | |

1　目的　建立崩解时限检查的标准操作程序，规范操作，保证测定的准确。

2　适用范围　本规程适用于崩解时限检查。

3　职责　质量检验员、质量控制室主管执行本规程，质管部部长负责监督本规程的实施。

4　依据　《中华人民共和国药典》2010年版二部。

5　程序

5.1　概述　崩解系指固体制剂在检查时限内全部崩解溶散或成碎粒，除不溶性包衣材料或破碎的胶囊壳外，应通过筛网。本法系用于检查固体制剂在规定条件下的崩解情况。凡规定检查溶出度、释放度或融变时限的制剂，不再进行崩解时限检查。

5.2　仪器与用具　崩解仪（滴丸剂检查时不锈钢丝筛网的筛孔内径为 0.425mm）、烧杯 1000ml、温度计（分度值 1℃）。

5.3　试药与试液

5.3.1　人工胃液（供软胶囊剂和以明胶为基滴丸剂检查用）　取稀盐酸 16.4ml，加水约 800ml 与胃蛋白酶 10g，摇匀后，加水稀释成 1000ml，即得。临用前制备。

5.3.2　人工肠液（供肠溶胶囊剂检查用）　即磷酸盐缓冲液（含胰酶）（pH6.8）。临用前制备。

5.4　操作方法

5.4.1　将吊篮通过上端的不锈钢轴悬挂于金属支架上，浸入 1000ml 烧瓶中，并调节吊篮位置使其下降时筛网距烧杯底部 25mm，烧杯内盛温度为 37±1℃ 的水（或规定的溶液），调节液面高度使吊篮上升时筛网在水面下 15mm 处。除另有规定外，取供试品 6 片，分别置上述吊篮的玻璃管中，每管各加一片，立即启动崩解仪进行检查。

5.4.2　片剂

5.4.2.1　口服普通片　按 5.4.1 项下方法检查，各片均应在 15min 内全部崩解。如有 1 片不能完全崩解，应另取 6 片复试，均应符合规定。

5.4.2.2　薄膜衣片　按 5.4.1 项下方法检查，并可改在盐酸溶液（9→1000）中进行检查，各片均应在 30min 内全崩解。如有 1 片不能完全崩解，应另取 6 片复试，均应符合规定。

5.4.2.3　糖衣片　按 5.4.1 项下方法检查，各片均应在 1h 内全部崩解。如有 1 片不能完全崩解，应另取 6 片复试，均应符合规定。

5.4.2.4　肠溶衣片　按 5.4.1 项下方法检查,先在盐酸溶液(9→1000)中检查 2h,每片均不得有裂缝、崩解或软化现象,继将吊篮取出,用少量水洗涤后,每管各加档板 1 块,再按上述方法在磷酸盐缓冲液(pH6.8)中进行检查,1h 内应全崩解。如有 1 片不能完全崩解,应另取 6 片,按上述方法复试,均应符合规定。

5.4.2.5　含片　除另有规定外,按 5.4.1 项下方法检查 6 片,各片均不应在 10min 内全部崩解或溶化。如有 1 片崩解不完全,应另取 6 片复试,均应符合规定。

5.4.2.6　舌下片　除另有规定外,按 5.4.1 项下方法检查 6 片,各片均应在 5min 内全部崩解并溶化。如有 1 片崩解不完全,应另取 6 片复试,均应符合规定。

5.4.2.7　可溶片　除另有规定外,水温为 15～25℃,按 5.4.1 项下方法检查 6 片,各片均应在 3min 内全部崩解并溶化。如有 1 片崩解不完全,应另取 6 片复试,均应符合规定。

5.4.2.8　结肠定位肠溶片　除另有规定外,先在盐酸溶液(9→1000)及 pH6.8 以下的磷酸盐缓冲液中,每片均不得有裂缝、崩解或软化现象;继将吊篮取出,用少量水洗涤后,再按上述方法,在 pH7.8～8.0 的磷酸盐缓冲液中 1h 内应全部释放或崩解,片芯亦应崩解。如有 1 片崩解不完全,应另取 6 片复试,均应符合规定。

5.4.2.9　泡腾片　取 1 片,置 250ml 烧杯中,烧杯内盛有 200ml 的水,水温为 15～25℃,有许多气泡放出,当片剂或碎片周围的气体停止逸出时,片剂应崩解、溶解或分散在水中,无聚集的颗粒存留,除另有规定外,按上述方法检查 6 片,各片均应在 5min 内崩解。如有 1 片崩解不完全,应另取 6 片复试,均应符合规定。

5.4.3　胶囊剂

5.4.3.1　硬胶囊剂　除另有规定外,取供试品 6 粒,分别置吊篮的玻璃管中,每管各加 1 粒,按 5.4.1 项下方法检查(若供试品漂浮在液面,应加挡板),各粒均应在 30min 内全部崩解。如有 1 粒崩解不完全,应另取 6 粒复试,均应符合规定。

5.4.3.2　软胶囊剂　除另有规定外,取供试品 6 粒,分别置吊篮的玻璃管中,每管各加 1 粒,按 5.4.1 项下方法检查(若供试品漂浮在液面,应加挡板),或改在人工胃液中进行检查,各粒均应在 1h 内全部崩解。如有 1 粒崩解不完全,应另取 6 粒复试,均应符合规定。

5.4.3.3　肠溶胶囊剂　除另有规定外,取供试品 6 粒,分别置吊篮的玻璃管中,每管各加 1 粒,按 5.4.1 项下方法,先在盐酸溶液(9→1000)中检查 2h,每粒的囊壳均不得有裂缝或崩解现象,继将吊篮取出,用少量水洗涤后,每管各加入挡板 1 块,再按上述方法,改在人工肠液中进行检查,各粒均应在 1h 内全部崩解。如有 1 粒不能完全崩解,应另取 6 粒,按上述方法复试,均应符合规定。

5.4.3.4　结肠肠溶胶囊剂　除另有规定外,取供试品 6 粒,分别置吊篮的玻璃管中,每管各加 1 粒,按 5.4.1 项下方法,先在盐酸溶液(9→1000)中不加挡板检查 2h,每粒的囊壳均不得有裂缝或崩解现象,继将吊篮取出,用少量水洗涤后,再按上述方法,改在磷酸盐缓冲液(pH6.8)中不加挡板进行检查 3h,每粒的囊壳均不得有裂缝或崩解现象;继将吊篮取出,用少量水洗涤后,每管加入挡板 1 板,再按上述方法,改在磷酸盐缓冲液(pH7.8)中进行检查,各粒均应在 1h 内全部崩解。如有 1 粒不能完全崩解,应另取 6 粒,按上述方法复试,均应符合规定。

5.4.4　滴丸剂

5.4.4.1　除另有规定外,取供试品 6 粒,分别置专用吊篮的玻璃管中,每管各加 1 粒,按 5.4.1 项下方法检查,各粒均应在 30min 内全部溶散(若为包衣滴丸,应在 1h 内全部溶散)。如有 1 粒崩解不完全,应另取 6 粒复试,均应符合规定。

5.4.4.2 以明胶为基质的滴丸,可改在人工胃液中进行检查,亦应符合上述规定。

5.4.5 记录 记录应包括仪器型号、制剂类型及测试条件(如包衣、肠溶或薄膜衣、硬或软胶囊、介质等),崩解或溶散时间及现象,肠溶衣片(胶囊)则应记录在盐酸溶液中有无裂缝、崩解或软化现象等。初试不符合规定者,应记录不符合规定的片(粒)数及现象、复试结果等。

5.4.6 结果与判定

5.4.6.1 供试品 6 片(粒),每片(粒)均能在规定的时限内全部崩解(溶散),判为符合规定。如有少量不能通过筛网,但已软化或轻质上浮且无硬芯者,可判为符合规定。

5.4.6.2 初试结果,到规定时限后如有 1 片不能完全崩解(溶散),应另取 6 片复试,各片在规定时限内均能全部崩解(溶散),仍判为符合规定。

5.4.6.3 初试结果中如有 2 片(粒)或 2 片(粒)以上不能完全崩解(溶散),或在复试结果中有 1 片(粒)或 1 片(粒)以上不能全部崩解(溶散),即判为不符合规定。

5.4.6.4 肠溶衣片(胶囊)在盐酸溶液(9→1000)中检查时,如发现裂缝、崩解或软化,即判为不符合规定。

肠溶衣片(胶囊)初试结果中,在磷酸盐缓冲液(pH6.8)或人工肠液介质中如有 2 片(粒)或 2 片(粒)以上不能完全崩解,即判为不符合规定,如仅有 1 片(粒)不能完全崩解,应另取 6 片(粒)复试,均应符合规定。

6 注意事项

6.1 在测试过程中,烧杯内的水温(或介质温度)应保持在 37±1℃。

6.2 每测试一次后,应清洗吊篮的玻璃内壁及筛网、挡板等,并重新更换水或规定的介质。

# 附录三十 溶出度测定法标准操作程序

| 标准操作程序——制剂通则测定法 | 起草人: | 日期 | 年 | 月 | 日 |
|---|---|---|---|---|---|
| 起草部门:质量控制室 | 审核人: | 日期 | 年 | 月 | 日 |
| 颁发部门:质管部 | 批准人: | 日期 | 年 | 月 | 日 |
| 文件编码: | 生效日期: | 年 | 月 | 日 | 总页数: |
| 文件标题:溶出度测定法标准操作程序 | | | | | |
| 分发部门: | | | | | |

1 目的 建立溶出度检查的标准操作程序,规范操作,保证测定的准确。

2 适用范围 本规程适用于溶出度检查。

3 职责 质量检验员、质量控制室主管执行本规程,质管部部长负责监督本规程的实施。

4 依据 《中华人民共和国药典》2010 年版二部。

5 程序

5.1　概述　溶出度指药物从片剂或胶囊剂等固体制剂在规定溶剂中溶出的速度和程度。它是评价药物口服固体制剂质量的一个指标,是一种模拟口服固体制剂在胃肠道中崩解和溶出的体外简易试验方法。

除另有规定外,凡检查溶出度的制剂,不再进行崩解时限的检查。

5.2　仪器与用具　溶出仪、取样器(注射器及取样针头)、过滤器(滤头及不同规格的孔径不得大于 $0.8\mu m$ 的滤膜)。

5.3　操作方法

5.3.1　测定前的准备

5.3.1.1　仪器的调试

5.3.1.1.1　检查仪器水平及转动轴的垂直度与偏心度,使用水平仪检查仪器是否处于水平状态;转轴的垂直程度应与容器中心线相吻合,用直角三角板检查转动轴与溶出杯平面的垂直度;检查转篮旋转时与溶出杯的垂直轴在任一点的偏离均不得大于 2mm,检查转篮旋转时摆动幅度不得大于 2mm,或检查搅拌桨旋转时 A、B 两点的摆动幅度不得大于0.5mm。

5.3.1.1.2　篮轴运转时整套装置应保持平衡,均不能产生明显的晃动或振动(包括仪器装置所放置的环境)。

5.3.1.1.3　转速与允差范围内　检测仪器的实际转速与仪器电子显示的数据是否一致,稳速误差不得超过±4%。

5.3.1.2　测定前,应对仪器装置进行必要的调试,第一法使转篮底部距离溶出杯的内底部 25±2mm;第二法使桨叶底部距溶出杯的内底部 25±2mm;第三法使桨叶底部距溶出杯的内底部 15±2mm。

5.3.1.3　溶出介质要求经脱气处理。可采用的脱气方法:取溶出介质,在缓慢搅拌下加热至约41℃,并在真空条件下不断搅拌 5min 以上;或采用煮沸、超声、抽滤等其他有效的除气方法。如果溶出介质为缓冲液,当需要调节 pH 值时,一般调节 pH 值至规定 pH 值±0.05 之内。

5.3.1.4　将该品种项下所规定的溶出介质经脱气,并按规定量置于溶出杯中,开启仪器的预制温度,一般应根据室温情况,可稍高于37℃,以使溶出杯中溶出介质的温度保持在37±0.5℃,并应使用 0.1 分度的温度计,逐一在溶出杯中测量,6 个溶出杯之间的差异应在0.5℃之内。

5.3.1.5　对滤过和滤材的要求

5.3.1.5.1　对滤过的要求　从每个溶出杯内取出规定体积的溶液,应立即用适当的微孔滤膜滤过,自取样至滤过应在30s 内完成,滤液应澄清。

5.3.1.5.2　对滤材的要求　所用滤器与滤膜均应是惰性的,不能明显吸附溶液中的有效成分,亦不能含有能被溶出介质提取的物质而使规定的分析方法受到干扰。

5.3.1.5.3　滤膜吸附的检查　实验前,必须进行干扰实验,方法如下:用对照品溶液按规定的方法测定吸光度或响应值,然后用滤膜滤过后再测定吸光度或响应值,滤膜吸附应在2%以下,如果滤膜的吸附较大,可以将滤膜在水中煮沸 1h 以上,如果吸附仍很大,应改用其他滤膜或滤材。必要时可将微孔滤膜滤过改为离心操作,取上清液测定。

5.3.1.5.4　空胶囊的干扰试验　进行胶囊剂溶出度检查时,应取 6 粒胶囊,尽可能完全地除尽内容物,置同一容器中用该品种项下规定体积的溶出介质溶解空胶囊壳,并按规定的分析方法测定,作必要的校正。如校正值不大于标示量的 2%,可忽略不计;如校正值低于标示量的 25%,可进行校正;如校正值大于标示量的 25%,试验无效。

### 5.3.2 转篮法

5.3.2.1 除另有规定外,分别量取经脱气处理的溶出介质,注入每个溶出杯内,实际量取的体积与规定体积的偏差应不超过±1%,加温使溶出介质温度保持在 37±0.5℃。

5.3.2.2 取供试品 6 片(粒、袋),分别投入 6 个干燥的转篮内,将转篮降入溶出杯中,注意供试品表面不要有气泡,按各品种项下规定的转速启动仪器,计时;至规定的取样时间(实际取样时间与规定时间的差异不得过±2%),在规定取样点(转篮的顶端至液面的中点,并距溶出杯内壁不小于 10mm 处)吸取溶液适量,立即经适当的微孔滤膜滤过,自取样到滤过应在 30s 内完成。

5.3.2.3 取澄清滤液,照各药品项下规定的方法测定,算出每片(粒、袋)的溶出量。

### 5.3.3 桨法

5.3.3.1 除另有规定外,分别量取经脱气处理的溶出介质,注入每个溶出杯内,实际量取的体积与规定体积的偏差应不超过±1%,加温使溶出介质温度保持在 37±0.5℃。

5.3.3.2 取供试品 6 片(粒、袋),分别投入(当在正文项下规定需要使用沉降篮或其他沉降装置时,可将片剂或胶囊剂先装入规定的沉降装置内)各溶出杯内,注意供试品表面不要有气泡,按各品种项下规定的转速启动仪器,计时;至规定的取样时间(实际取样时间与规定时间的差异不得过±2%),在规定取样点(转篮的顶端至液面的中点,并距溶出杯内壁不小于 10mm 处)吸取溶液适量,立即经适当的微孔滤膜滤过,自取样到滤过应在 30s 内完成。

5.3.3.3 取澄清滤液,照各药品项下规定的方法测定,算出每片(粒、袋)的溶出量。

### 5.3.4 小杯法

5.3.4.1 除另有规定外,分别量取经脱气处理的溶出介质,注入每个溶出杯内,实际量取的体积与规定体积的偏差应不超过±1%,加温使溶出介质温度保持在 37±0.5℃。

5.3.4.2 取供试品 6 片(粒、袋),分别投入(当在正文项下规定需要使用沉降篮或其他沉降装置时,可将片剂或胶囊剂先装入规定的沉降装置内)各溶出杯内,注意供试品表面不要有气泡,按各品种项下规定的转速启动仪器,计时;至规定的取样时间(实际取样时间与规定时间的差异不得过±2%),在规定取样点(转篮的顶端至液面的中点,并距溶出杯内壁不小于 6mm 处)吸取溶液适量,立即经适当的微孔滤膜滤过,自取样到滤过应在 30s 内完成。

5.3.4.3 取澄清滤液,照各药品项下规定的方法测定,算出每片(粒、袋)的溶出量。

### 5.3.5 记录与计算

5.3.5.1 记录以下实验内容

5.3.5.1.1 所用方法,溶出介质及加入量,转速,温度,取样时间。

5.3.5.1.2 取样体积、滤材。

5.3.5.1.3 测定方法

5.3.5.1.3.1 紫外-可见分光光度法或荧光分光光度法应记录测定波长与吸光度或荧光强度,用对照品时,应记录称取量与稀释倍数。

5.3.5.1.3.2 高效液相色谱法应记录色谱条件与峰面积,对照品的称取量与稀释倍数。

5.3.5.1.4 溶出量计算值 6 个、平均值 1 个。

5.3.5.2 计算溶出量以相当于标示量的百分数表示(％)。

5.3.5.2.1 采用吸收系数($E_{1cm}^{1\%}$)时的计算:

$$溶出量为标示量\％=\frac{A\times10\times S}{E_{1cm}^{1\%}\times W}\times100\%\tag{1}$$

式中:$A$——供试品的吸光度;

$S$——供试品溶出介质的体积(ml)及稀释倍数;

$W$——供试品的标示规格(mg)。

5.3.5.2.2 用对照品时的计算

$$溶出量为标示量\％=\frac{A\times W_r\times S}{A_r\times W\times S_r}\times100\%\tag{2}$$

式中:$A_r$——对照品溶液的吸光度或峰面积;

$W_r$——对照品溶液的取用量(mg);

$S_r$——对照品的溶解体积及稀释倍数;

$A$——供试品溶液的吸光度或峰面积;

$W$——供试品的标示规格(mg);

$S$——供试品溶出介质的体积(ml)及稀释倍数。

5.3.5.2.3 自身对照品法的计算

$$溶出量为标示量\％=\frac{A\times W_r\times S}{A_r\times W\times S_r}\times100\%\tag{3}$$

式中:$A_r$——对照品溶液的吸光度或峰面积;

$W_r$——对照品溶液的取用量(mg);

$S_r$——对照品的溶解体积及稀释倍数;

$A$)——供试品溶液的吸光度或峰面积;

$W$——供试品的标示规格(mg);

$S$——供试品溶出介质的体积(ml)及稀释倍数。

5.3.6 结果判定 转篮法、桨法与小杯法结果判断方法一致,除另有规定外,应符合《中华人民共和国药典》2010 年版二部附录ⅩC溶出度测定法项下的规定,具体判断方法如下:

| | |
|---|---|
| 6 片(粒、袋)中有 1～2 片(粒、袋)低于规定限度 $Q$,但不低于 $Q-10\%$,且其平均溶出量不低于规定限度 $Q$。 | 符合规定 |
| 6 片(粒、袋)中有 1～2 片(粒、袋)低于规定限度 $Q$,仅有 1 片(粒、袋)低于 $Q-10\%$,且不低于 $Q-20\%$,且其平均溶出量不低于规定限度 $Q$。 | 另取 6 片(粒、袋)复试 |
| 初、复试的 12 片(粒、袋)中仅 1～3 片(粒、袋)低于规定限度 $Q$,其中仅有 1 片(粒、袋)低于 $Q-10\%$,且不低于 $Q-20\%$,且其平均溶出量不低于规定限度 $Q$。 | 符合规定 |

符合下述条件之一者,可判为符合规定:

6 片(粒、袋)中每片(粒、袋)的溶出量,按标示含量计算,均应不低于规定限度($Q$),除另有规定外,限度 $Q$ 为标示含量的 70％。

除另有规定外,不符合上述情况者,均判为不符合规定。以上结果判断中所示的 10％、20％是指相对于标示量的百分率(％)。

# 附录三十一　片剂重量差异检查法标准操作程序

| 标准操作程序——制剂通则测定法 | 起草人： | 日期 | 年 | 月 | 日 |
|---|---|---|---|---|---|
| 起草部门:质量控制室 | 审核人： | 日期 | 年 | 月 | 日 |
| 颁发部门:质管部 | 批准人： | 日期 | 年 | 月 | 日 |
| 文件编码: | 生效日期： | 年　月　日　总页数: | | | |
| 文件标题:片剂重量差异检查法标准操作程序 | | | | | |
| 分发部门: | | | | | |

1　目的　建立片剂重量差异检查的标准操作程序,规范操作,保证测定的准确。

2　适用范围　本规程适用于片剂重量差异的检查。

3　职责　质量检验员执行本规程,质量控制室主管负责监督本规程的实施。

4　依据　《中华人民共和国药典》2010 年版二部。

5　程序

5.1　概述　凡规定检查含量均匀度的片剂,一般不再进行重量差异的检查。

本项检查的目的在于控制各片重量的一致性,保证用药剂量的准确。

5.2　仪器与用具

5.2.1　分析天平,感量 0.1mg(适用于平均片重 0.30g 以下的片剂)或感量 1mg(适用于平均片重 0.3g 或 0.30g 以上的片剂)。

5.2.2　扁形称量瓶。

5.2.3　弯头或平头手术镊。

5.3　操作方法

5.3.1　取空称量瓶,精密称定;再取供试品 20 片,置此称量瓶中,精密称定。两次称量值之差即为 20 片的总重量,除以 20,得平均片重($m_0$)。

5.3.2　从已称定总重量的 20 片供试品中,依次用镊子取出一片,分别精密称定重量,得各片的片重。

5.3.3　记录与计算

5.3.3.1　记录每次称量数据。

5.3.3.2　求出平均片重($\bar{m}$),保留三位有效数字,修约至两位有效数字,选择重量差异限度。

5.3.3.3　按下表规定的重量差异限度,求出允许片重的范围($\bar{m}\pm\bar{m}\times$重量差异限度)。

| 平均重量 | 重量差异限度(%) |
|---|---|
| 0.30g 以下 | ±7.5 |
| 0.30g 或 0.30g 以上 | ±5 |

5.3.4　结果与判定

5.3.4.1　每片重量均未超出允许片重范围($\bar{m}\pm\bar{m}\times$重量差异限度);或与平均片重相比较(凡无含量测定的片剂,每片重量应与标示片重比较),均未超出重量差异限度;或超出重量差异限度的药片不多于 2 片,且均未超出限度 1 倍;均判定为符合规定。

5.3.4.2　每片重量与平均片重相比较,超出重量差异限度的药片多于 2 片,超出重量差异限度的药片虽不多于 2 片,但其中 1 片未超出限度 1 倍,均判定为不符合规定。

# 附录三十二　片剂脆碎度检查法标准操作程序

| 标准操作程序——制剂通则测定法 | 起草人： | 日期　　年　　　月　　　日 |
|---|---|---|
| 起草部门:质量控制室 | 审核人： | 日期　　年　　　月　　　日 |
| 颁发部门:质管部 | 批准人： | 日期　　年　　　月　　　日 |
| 文件编码： | 生效日期：　　年　　月　　日　　总页数： | |
| 文件标题:片剂脆碎度检查法标准操作程序 | | |
| 分发部门： | | |

1　目的　建立片剂脆碎度检查法的标准操作程序,规范操作,保证测定的准确。

2　适用范围　本规程适用于片剂脆碎度检查。

3　职责　质量检验员、质量控制室主管执行本规程,质管部部长负责监督本规程的实施。

4　依据　《中华人民共和国药典》2010 年版二部。

5　程序

5.1　概述　片剂脆碎度检查法是指片剂在规定的脆碎度检查仪圆筒中滚动 100 次后减失重量的百分数,用于检查非包衣片剂的脆碎情况及其物理强度,如压碎强度等。

5.2　仪器　内径约为 286mm,深度为 39mm,内壁抛光,一边可打开的透明耐磨塑料圆筒,筒内有一自中心向外壁延伸的弧形隔片(内径为 80±1mm),使圆筒转动时,片剂产生滚动。圆筒直立固定于水平转轴上,转轴与电动机相连,转速为每分钟 25 转±1 转,每转动一圈,片剂滚动或滑动或滑动至筒壁或其他片剂上。

5.3　检查法　片重为 0.65g 或以下者取若干片,使其总重约为 6.5g;片重大于 0.65g 者取 10 片。用吹风机吹去脱落的粉末,精密称重,置圆筒中,转动 100 次,取出,同法除去粉末,精密称重,减失重量超过 1‰,且不得检出断裂、龟裂及粉碎的片。本试验一般仅作 1 次。如减失重量超过 1‰时,可复检 2 次,3 次的平均减失重量不得过 1‰,并不得检出断裂、龟裂及粉碎的片。

如供试品的形状或大小使片剂在圆筒中形成不规则滚动时,可调节圆筒的底座,使与桌面成约 10°的角,试验时片剂不再聚集,能顺利下落。

对泡腾片及口嚼片等易吸水的制剂,操作时应注意防止吸湿(通常控制相对湿度小于 40‰)。

# 附录三十三　胶囊剂装量差异检查法标准操作程序

| 标准操作程序——制剂通则测定法 | 起草人： | 日期　　年　　　月　　　日 |
|---|---|---|
| 起草部门:质量控制室 | 审核人： | 日期　　年　　　月　　　日 |
| 颁发部门:质管部 | 批准人： | 日期　　年　　　月　　　日 |
| 文件编码： | 生效日期：　　年　　月　　日　　总页数： | |
| 文件标题:胶囊剂装量差异检查法标准操作程序 | | |
| 分发部门： | | |

1 目的 建立胶囊剂装量差异检查的标准操作程序,规范操作,保证测定的准确。

2 适用范围 本规程适用于胶囊剂装量差异的检查。

3 职责 质量检验员执行本规程,质量控制室主管负责监督本规程的实施。

4 依据 《中华人民共和国药典》2010 年版二部。

5 程序

5.1 概述 凡规定检查含量均匀度的胶囊片剂可不再进行装量差异的检查。
本项检查的目的在于控制各粒装量的一致性,保证用药剂量的准确。

5.2 仪器与用具

5.2.1 分析天平,感量 0.1mg(适用于平均装量 0.30g 以下的胶囊剂)或感量 1mg(适用于平均装量 0.3g 或 0.30g 以上的胶囊剂)。

5.2.2 扁形称量瓶。

5.2.3 弯头或平头手术镊。

5.2.4 小毛刷。

5.2.5 剪刀或刀片。

5.3 操作方法。

5.3.1 硬胶囊 除另有规定外,取供试品 20 粒,分别精密称定每粒重量后,取开囊帽,倾出内容物(不得损失囊壳),用小毛刷或其他适宜用具将囊壳(包括囊体和囊帽)内外拭净,并依次精密称定每一囊壳重量,即可求出每粒内容物的装量和平均装量。

5.3.2 软胶囊 除另有规定外,取供试品 20 粒,分别精密称定每粒重量后,依次放置于固定位置;分别用剪刀或刀片划破囊壳,倾出内容物(不得损失囊壳),用乙醚等易挥发性溶剂洗净,置通风处使溶剂自然挥尽,再依次精密称定每一囊壳重量,即可求出每粒内容物的装量和平均装量。

5.3.3 记录与计算

5.3.3.1 依次记录每粒胶囊及其自身囊壳的称量数据。

5.3.3.2 根据每粒胶囊重量与囊壳重量之差计算每粒内容物重量,保留三位有效数字。

5.3.3.3 每粒内容物重量之和除以 20,得每粒平均装量($m$),保留三位有效数字。

5.3.3.4 按下表规定的装量差异限度,求出允许装量范围($m\pm m\times$装量差异限度)。

| 平均装量 | 装量差异限度(%) |
| --- | --- |
| 0.30g 以下 | $\pm10$ |
| 0.30g 或 0.30g 以上 | $\pm7.5$ |

5.3.3.5 遇有超出允许装量范围并处于边缘者,应再与平均装量比较,计算出该粒装量差异的百分率,再根据上表规定的装量差异限度作为判定的依据(避免在计算允许装量范围时受数值修约的影响)。

5.3.4 结果与判定

5.3.4.1 每粒装量均未超出允许装量范围($m\pm m\times$重量差异限度);或与平均装量相比较,均未超出装量差异限度;或超出装量差异限度的药片不多于 2 粒,且均未超出限度 1 倍;均判定为符合规定。

5.3.4.2　每粒重量与平均装量相比较,超出装量差异限度的胶囊多于 2 粒,超出装量差异限度的胶囊虽不多于 2 片,但其中 1 粒未超出限度 1 倍;均判定为不符合规定。

# 附录三十四　注射剂装量检查法标准操作程序

| 标准操作程序——制剂通则测定法 | 起草人: | 日期 | 年 | 月 | 日 |
|---|---|---|---|---|---|
| 起草部门:质量控制室 | 审核人: | 日期 | 年 | 月 | 日 |
| 颁发部门:质管部 | 批准人: | 日期 | 年 | 月 | 日 |
| 文件编码: | 生效日期: | 年 | 月 | 日 | 总页数: |
| 文件标题:注射剂装量检查法标准操作程序 | | | | | |
| 分发部门: | | | | | |

1　目的　建立注射剂装量检查的标准操作程序,规范操作,保证测定的准确。

2　适用范围　本规程适用于 50ml 及 50ml 以下的单剂量注射液的装量检查。

3　职责　质量检验员执行本规程,质量控制室主管负责监督本规程的实施。

4　依据　《中华人民共和国药典》2010 年版二部。

5　程序

5.1　概述　本项检查的目的在于保证单剂量注射液的注射用量不少于标示量,以达到临床用药剂量要求。

标示装量为 50ml 以上的注射液和注射用浓溶液,按最低装量检查法标准操作程序检查,应符合规定。

凡规定检查含量均匀度的注射液,可不进行“装量”检查。

5.2　仪器与用具

5.2.1　注射剂及注射针头。

5.2.2　量筒(量入型)　规格 1、2、5、10、20 及 50ml 的量筒,均应预经标化。

5.3　操作方法

5.3.1　按下表规定取用量抽取供试品:

| 标示装量 | 供试品取用量(支) |
|---|---|
| 2ml 或 2ml 以下 | 5 |
| 2ml 以上至 50ml | 3 |

5.3.2　取供试品,擦净瓶,轻弹瓶颈部使液体全部下落,小心开启,将每支内容物分别用相应体积的干燥注射器(包括注射器针头)抽尽,注入预经标化的量筒内,在室温下检视,读出每支装量。

5.3.3　如供试品为油溶液或混悬液时,检查前应先微温摇匀,立即按 5.3.2 项下方法操作,并冷至室温后检视。

5.4　记录与计算　主要记录室温,抽取供试品支数,供试品的标示装量,每支供试品的实测装量。

5.5　结果与判定　每支注射液的装量均不得少于其标示装量;如有少于其标示装量者,即判为不符合规定。

6　注意事项

6.1　所用注射器及量筒必须洁净、干燥并经定期校正;其最大容量应与供试品的标示装量相一致,量筒的体积应使待测体积至少占其额定体积的 40%。

6.2　注射器应配上适宜号数的注射针头,其大小与临床使用情况相近为宜。

# 附录三十五　最低装量检查法标准操作程序

| 标准操作程序——制剂通则测定法 | 起草人: | 日期 | 年 | 月 | 日 |
|---|---|---|---|---|---|
| 起草部门:质量控制室 | 审核人: | 日期 | 年 | 月 | 日 |
| 颁发部门:质管部 | 批准人: | 日期 | 年 | 月 | 日 |
| 文件编码: | 生效日期: | 年 | 月 | 日 | 总页数: |
| 文件标题:最低装量检查法标准操作程序 | | | | | |
| 分发部门: | | | | | |

1　目的　建立最低装量检查的标准操作程序,保证测定结果的准确、可靠。

2　适用范围　本规程适用于固体、半固体或液体制剂最低装量的检查。

3　职责　质量检验员、质量控制室主管执行本规程,质管部部长负责监督本规程的实施。

4　依据　《中华人民共和国药典》2010 年版二部。

5　程序

5.1　概述　凡放射性药品及制剂通则中规定检查重(装)量差异的剂型不再进行最低装量检查。

5.2　仪器与用具

5.2.1　天平　感量 1mg 或 10mg 或 0.1g。

5.2.2　注射器　规格 5、10、20 及 50ml,经定期检定合格(容量包括注射针头)。

5.2.3　量筒(量入型)　规格 50、100、200 及 500ml,经定期检定合格。

5.3　操作方法

5.3.1　重量法(适用于标示装量以重量计者)　除另有规定外,取供试品 5 个(标示装量为 50g 以上者 3 个),除去外盖和标签,容器外壁用适宜的方法清洁并干燥后,分别精密称定重量,除去内容物,容器内壁用适宜的溶剂洗净并干燥,再分别精密称定容器的重量,求出每个容器内容物的装量与平均装量(均取三位有效数字)。

5.3.2　容量法(适用于标示装量以容量计者)　除另有规定外,取供试品 5 个(50ml 以上者 3 个),将内容物分别用相应体积的干燥注射器抽尽;50ml 以上者可倾入相应体积的干燥量筒(量入型)中,黏稠液体倾出后,将容器倒置 15min,尽量倾净。读出每个容器内容物的装量,并求出其平均装量(均取三位有效数字)。

5.4　记录与计算

5.4.1　记录室温、标示装量、仪器及其规格、每个容器内容物读数(ml)、每个供试品重量及其自身空容器重量,并求算每个容器装量。

5.4.2　每个容器装量之和除以 5(或 3),即得平均装量。

5.4.3　按下表求出每个容器允许的最低装量,以及黏稠液体允许的最低平均装量(均取三位有效数字)。

| 标示装量 | 注射液及注射用浓溶液 | | 口服及外用固体、半固体、液体;黏稠液体 | |
|---|---|---|---|---|
| | 平均装量 | 每个容器装量 | 平均装量 | 每个容器装量 |
| 20g(ml)以下 | / | / | 不少于标示装量 | 不少于标示装量的93% |
| 20~50g(ml) | / | / | 不少于标示装量 | 不少于标示装量的95% |
| 50g(ml)以上 | 不少于标示装量 | 不少于标示装量的97% | 不少于标示装量 | 不少于标示装量的97% |

5.4.4　如遇平均装量处于标示装量边缘者,计算出平均装量为标示量的百分率,再取三位有效数。

5.5　结果判定

5.5.1　每个容器的装量不少于允许最低装量,且平均装量不少于标示装量(黏稠液体不少于允许最低平均装量),判为符合规定。

如仅有一个容器的装量不符合规定,则另取 5 个[50g(ml)以上者 3 个]复试,复试结果全部符合规定,仍可判为符合规定。

5.5.2　初试结果的平均装量少于标示装量(黏稠液体不少于允许最低平均装量),或有一个以上容器的装量不符合规定,或在复试中仍不能全部符合规定;均判为不符合规定。

6　注意事项

6.1　开启瓶盖时,应注意避免损失。

6.2　每个供试品的两次称量中,应注意编号顺序和容器的对号。

6.3　所用注射器或量筒必须洁净、干燥并经定期检定;其最大刻度值应与供试品的标示装量一致,或不超过标示装量的 2 倍。

6.4　所用注射器或量筒必须干净、干燥并经定期检定;其最大刻度值应与供试品的标示装量一致,或使待测体积至少占其额定体积的 40%。

6.5　供试品如为混悬液,应充分摇匀后再做装量检查。

6.6　呈负压或真空状态的供试品,应在称重前释放真空,恢复常压后再做装量检查。

# 附录三十六　细菌内毒素检查法(凝胶限量法)标准操作程序

| 标准操作程序——检查法 | 起草人: | 日期 | 年 | 月 | 日 |
|---|---|---|---|---|---|
| 起草部门:质量控制室 | 审核人: | 日期 | 年 | 月 | 日 |
| 颁发部门:质管部 | 批准人: | 日期 | 年 | 月 | 日 |
| 文件编码: | 生效日期: | 年 | 月 | 日 | 总页数: |
| 文件标题:细菌内毒素检查法(凝胶限量法)标准操作程序 | | | | | |
| 分发部门: | | | | | |

1 目的　利用鲎试剂来检测或量化革兰阴性菌产生的细菌内毒素,以判断供试品中细菌内毒素的限量是否符合规定。

2 适用范围　本程序适用于采用凝胶限量法检查药品中细菌内毒素。

3 职责　质量检验员、复核人执行本规程,质量控制室主管负责监督本规程的实施。

4 依据　《中华人民共和国药典》2010 年版二部。

5 程序

5.1 概述　细菌内毒素检查包括两种方法,即凝胶法和光度测定法,后者包括浊度法和显色基质法。供试品检测时,可使用其中任何一种方法进行试验。当测定结果有争议时,除另有规定外,以凝胶法结果为准。

5.2 设备、仪器及用具　细菌内毒素工作标准品(CSE)、鲎试剂、细菌内毒素检查用水(BET 水)、旋涡混合器、温度计(或试管恒温仪)、∅10mm×75mm 试管或复溶后的 0.1 ml/支规格的鲎试剂原安瓿、稀释容器(大口径试管、小三角瓶、小磨口瓶、抗生素瓶或安瓿)、移液器材(0.5ml、1ml、2ml、5ml 移液管)、试管架或试管浮板、其他用具(包括酒精灯、消毒酒精棉球、剪刀、砂轮、封口膜、记号笔)等。

5.3 操作方法

5.3.1 检查仪器及用具等的准备　试验所用的器皿需经处理,以去除可能存在的外源性内毒素。耐热器皿常用干热灭菌法(250℃,30min 以上)去除,也可采用其他确证不干扰细菌内毒素检查的适宜方法。若使用塑料器械,如微孔板和与微量加样器配套的吸头等,应选用标明无内毒素并且对试验无干扰的器械。

5.3.2 确定药品的细菌内毒素限值($L$)　药品、生物制品的细菌内毒素限值($L$)一般按以下公式确定:

$$L = K/M \tag{1}$$

式中:$L$——供试品的细菌内毒素限值,以 EU/ml、EU/mg 或 EU/U(活性单位)表示。

$K$——人每公斤体重或每平方米每小时最大可接受的内毒素剂量。若按体重计算,$K$ 以 EU/(kg·h)表示,注射剂 $K = 5$EU/(kg·h),放射性药品注射剂 $K = 2.5$EU/(kg·h),鞘内用注射剂 $K = 0.2$EU/(kg·h)。若按体表面积计算,$K$ 以 EU/(m²·h)表示,$K = 194$EU/(m²·h)。

$M$——人每公斤体重或每平方米每小时的最大供试品剂量,以 ml/(kg·h)、mg/(kg·h)或 U/(kg·h)表示,人均体重按 60kg 计算,注射时间若不足 1h,按 1h 计算。

按人用剂量计算限值时,如遇特殊情况,可根据生产和临床用药实际情况做必要调整,但需说明理由。

5.3.3 选择鲎试剂的灵敏度 λ(购买商品试剂盒,按试剂盒上灵敏度进行复核试验)。

5.3.4 计算供试品的最大有效稀释(MVD)　最大有效稀释倍数是指在试验中供试品溶液被允许稀释的最大倍数,在不超过此稀释倍数的浓度下进行内毒素限值的检测。用以下公式来确定 MVD:

$$\text{MVD} = cL/\lambda \tag{2}$$

式中:$L$——供试品溶液的浓度,当 $L$ 以 EU/ml 表示时,$c$ 等于 1.0ml/ml,当 $L$ 以 EU/mg 或 EU/U 表示时,$c$ 的单位需为 mg/ml 或 U/ml。如供试品为注射用无菌粉末或原料药,则 MVD 取 1,可计算供试品的最小有效稀释浓度 $c = \lambda/L$;

λ——在凝胶法中鲎试剂的标示灵敏度（EU/ml），或是在光度测定法中所使用的标准曲线上最低的内毒素浓度。

5.3.5　鲎试剂的灵敏度复核　《中华人民共和国药典》（2010 年版）规定：在检查法规定的条件下，使鲎试剂产生凝集的内毒素的最低浓度即为鲎试剂的标示灵敏度，用 EU/ml 表示。当使用新批号的鲎试剂或试验条件发生了任何可能影响检验结果的改变时，应进行鲎试剂灵敏度复核试验。由此可见，进行复核的目的更重要的是对试剂、检测者的操作、环境条件进行验证，以证实操作正常无误、准确可靠和结果可信。

根据鲎试剂灵敏度的标示值（λ），将细菌内毒素国家标准品或细菌内毒素工作标准品用细菌内毒素检查用水（BET 水）溶解，在旋涡混合器上混匀 15min，然后制成 2λ、λ、0.5λ 和 0.25λ 四个浓度的内毒素标准溶液，每稀释一步均应在旋涡混合器上混匀 30s。

取分装有 0.1ml 鲎试剂溶液的 10mm×75mm 试管或复溶后的 0.1ml/支规格的鲎试剂原安瓿 18 支，其中 16 管分别加入 0.1ml 不同浓度的内毒素标准溶液，每一个内毒素浓度平行做 4 管；另外 2 管加入 0.1ml 细菌内毒素检查用水作为阴性对照。将试管中溶液轻轻混匀后，封闭管口，竖直放入 37±1℃ 的恒温器中，保温 60±2min。将试管从恒温器中轻轻取出，缓缓倒转 180°，若管内形成凝胶，并且凝胶不变形、不从管壁滑脱者为阳性；未形成凝胶或形成的凝胶不坚实、变形并从管壁滑脱者为阴性。保温和拿取试管过程应避免受到振动造成假阴性结果。

当最大浓度 2λ 管均为阳性，最低浓度 0.25λ 管均为阴性，阴性对照管为阴性，试验方为有效。按下式计算反应终点浓度的几何平均值，即为鲎试剂灵敏度的测定值（λc）。

$$\lambda c = \lg^{-1}\left(\sum X / 4\right) \tag{3}$$

式中：$X$ 为反应终点浓度的对数值。

反应终点浓度是指系列递减的内毒素浓度中最后一个呈阳性结果的浓度。当 λc 在 0.5λ～2λ（包括 0.5λ 和 2λ）时，方可用于细菌内毒素检查，并以标示灵敏度 λ 为该批鲎试剂的灵敏度。

例 1　对标示灵敏度 λ＝0.5EU/ml 的鲎试剂进行复核试验。

①取鲎试剂（λ＝0.5EU/ml）18 支，先消毒处理、断开瓶颈部后，插入试管架（或试管浮板）的圆孔内，每支加入 0.1ml 鲎试剂复溶液（一般为 BET 水，注意复溶液应顺着瓶壁渗入，避免产生过多泡沫）。复溶后轻轻摇匀，直至内容物全部溶解（见表 1）。

表 1　灵敏度复核试验的排列

| | | $E_{2\lambda}$ (1.0EU/ml) | $E_{\lambda}$ (0.5EU/ml) | $E_{0.5\lambda}$ (0.25EU/ml) | $E_{0.25\lambda}$ (0.125EU/ml) | NC |
|---|---|---|---|---|---|---|
| 鲎试剂 λ＝0.5EU/ml | 1 号 | ● | ● | ● | ● | ● |
| | 2 号 | ● | ● | ● | ● | ● |
| | 3 号 | ● | ● | ● | ● | |
| | 4 号 | ● | ● | ● | ● | |
| | | 0.1ml BET 水 ＋0.1ml $E_{2\lambda}$ | 0.1ml BET 水 ＋0.1ml $E_{\lambda}$ | 0.1ml BET 水 ＋0.1ml $E_{0.5\lambda}$ | 0.1ml BET 水 ＋0.1ml $E_{0.5\lambda}$ | 0.2ml 水 |

NC 表示阴性对照；●表示为插入试管架（或浮板上的鲎试剂安瓿或试管口），下文注释相同。

②NC 管各加入 0.2ml 复溶液,其余试管各加入 0.1ml 复溶液与相应浓度的内毒素。

③用封口膜封口,将管内容物轻轻摇匀。

④把试管架(或试管浮板)放入 $37\pm1℃$ 恒温水浴中保温 $60\pm2min$。保温结束,将试管(或试管浮板)取出观察结果,但 NC 管保留至 4h 才取出观察结果。

⑤将试管缓缓倒转 $180°$,若管内形成凝胶,并且凝胶不变形、不从管壁滑脱者为阳性(＋);未形成凝胶或形成的凝胶不坚实、变形并从管壁滑脱者为阴性(一)。

⑥结果计算举例——反应结果如表 2 所示。

表 2  灵敏度复核试验结果

| 管号 | $E_{2\lambda}$ (1.0EU/ml) | $E_{\lambda}$ (0.5EU/ml) | $E_{0.5\lambda}$ (0.25EU/ml) | $E_{0.25\lambda}$ (0.125EU/ml) | NC | 反应终点 | $X$ |
|---|---|---|---|---|---|---|---|
| 1 | ＋ | ＋ | ＋ | 一 | 一 | 0.25 | $-0.602$ |
| 2 | ＋ | ＋ | 一 | 一 | 一 | 0.5 | $-0.301$ |
| 3 | ＋ | ＋ | | | | 0.5 | $-0.301$ |
| 4 | ＋ | ＋ | | | | 0.5 | $-0.301$ |

$$计算 \lambda c = \lg^{-1}\left(\sum X/4\right) = \lg^{-1}\left[\frac{(-0.602)+(-0.301)+(-0.301)+(-0.301)}{4}\right]$$
$$= \lg^{-1}(-0.376) = 0.42 EU/ml$$

即灵敏度复核值 $\lambda c=0.42EU/ml$。由于 $0.5\lambda<\lambda c<2\lambda$,本批鲎试剂的灵敏度标示值正确,应按标示值 $\lambda=0.5EU/ml$ 使用。

⑦若复核的结果不是内毒素最大浓度($2\lambda$)4 管全阳性、最小浓度($0.25\lambda$)4 管全阴性,本批鲎试剂不能使用,须查找原因。可能是灵敏度标示不准确,或是内毒素效价标示不准确,或是操作不当的原因导致,应重试。

5.3.6  供试品的干扰试验的验证(正式干扰试验)  目的是检验在某一浓度下的供试品对于鲎试剂与内毒素的反应有无干扰作用。使用的供试品溶液应为未检验出内毒素且不超过所使用的鲎试剂的最大有效稀释倍数的溶液。药典中已有规定的品种或有其他内毒素检验标准的品种,可直接进行内毒素检查,如在检验中出现干扰的情况需再进行干扰实验的验证;其他未建立内毒素检查的品种需先进行干扰实验,确定不干扰浓度后再进行内毒素检查。

5.3.6.1  制备内毒素标准对照溶液  取 1 支细菌内毒素标准品,用细菌内毒素检查用水稀释成 4 个浓度的标准溶液,即 $2\lambda$、$\lambda$、$0.5\lambda$、$0.25\lambda$。

5.3.6.2  制备含内毒素的供试品溶液

5.3.6.2.1  将供试品稀释至预实验中确定的不干扰稀释倍数,再用此稀释液将细菌内毒素标准品稀释成 4 个浓度(即 $2\lambda$、$\lambda$、$0.5\lambda$、$0.25\lambda$)的含内毒素的供试品溶液。

5.3.6.2.2  以注射用头孢哌酮钠(1g/瓶)为例:取 10ml 检查用水溶解注射用头孢哌酮钠即为 100mg/ml,设需将其稀释 20 倍(5mg/ml)后备用。(注:冻干品或无菌粉末用检查用水溶解后体积有无变化,根据具体情况定。)

5.3.6.2.3  取一支细菌内毒素标准品,加入 1ml 检查用水溶解,然后取内毒素标准溶液 0.3ml 制备内毒素标准对照溶液;再取内毒素标准溶液 0.3ml 加上 2.7ml 的 5mg/ml 头孢哌酮钠溶液,即为含 10 倍内毒素稀释液的供试品溶液,取 0.3ml 含 10 倍内毒素稀释液的供试品加上 2.7ml 的 5mg/ml 头孢哌酮钠溶液,即为含 100 倍内毒素稀释液的供试品溶液。其余依次类推。

5.3.6.2.4　简化法制备含内毒素的供试品溶液　0.5ml 浓度为 1.0EU/ml 的内毒素标准溶液＋0.5ml 浓度为 10mg/ml 的供试品溶液→得到 1ml 含 0.5EU/ml 内毒素的浓度为 5mg/ml 的供试品溶液。

同理分别用 0.5ml 浓度为 0.5EU/ml、0.25EU/ml 和 0.125EU/ml 的内毒素标准溶液制备含 0.25EU/ml、0.125EU/ml 和 0.0625EU/ml 内毒素的浓度为 5mg/ml 的供试品系列溶液(其体积的大小视情况而定)。

5.3.6.2.5　鲎试剂的准备　取规格为 0.1ml/支的鲎试剂 36 支,轻弹壁使粉末落入瓶底,用砂轮在瓶颈轻轻划痕,75% 酒精棉球擦拭后启开备用,防止玻璃屑落入瓶内。每支加入 0.1ml 检查用水溶解,轻轻转动瓶壁,使内容物充分溶解,避免产生气泡。若待复核鲎试剂的规格不是 0.1ml/支时,按其标示量加入检查用水复溶,将复溶后的鲎试剂溶液混和在一起,然后每 0.1ml 分装到 10mm×75mm 凝集管中,要求至少分装 36 管备用。

5.3.6.2.6　加样　将准备好的鲎试剂取其中 18 支(管)放在试管架上,排成 5 列,4 列 4 支(管),1 列 2 支(管)。其中的 4 支 4 列每列每支分别加入 0.1ml 的 2.0λ、1.0λ、0.5λ、0.25λ 的内毒素标准溶液,另一列 2 支(管)加入 0.1ml BET 水作为阴性对照。

将另外 18 支(管)鲎试剂放在试管架上,排成 5 列,4 列 4 支(管),1 列 2 支(管)。其中的 4 支 4 列每列每支分别加入 0.1ml 的含 2.0λ、1.0λ、0.5λ、0.25λ 的内毒素的供试品溶液,另一列 2 支(管)加入 0.1ml 供试品溶液作为样品阴性对照。

加样结束后,用封口膜封口,轻轻振动混匀,避免产生气泡,连同试管架放入 37±1℃ 水浴或适宜恒温器中,保温 60±2min 后,观察并记录结果。

5.3.6.3　实验结果计算　如两组最大浓度 2.0λ 均为阳性,最低浓度 0.25λ 均为阴性,阴性对照 4 管均为阴性时,按下式计算用检查用水制成的内毒素标准溶液的反应终点浓度的几何平均值($E_s$)和用供试品溶液或稀释液制成的内毒素溶液的反应终点浓度的几何平均值($E_t$)。

$$E_s = \lg^{-1}(\sum X_s/4) \tag{4}$$

$$E_t = \lg^{-1}(\sum X_t/4) \tag{5}$$

式中:$X_s$、$X_t$——分别为用检查用水和供试品溶液或稀释液制成的内毒素溶液的反应终点浓度的对数值。

5.3.6.4　结果判断　当 $E_s$ 在 0.5λ~2.0λ(包括 0.5λ 和 2.0λ)时,且 $E_t$ 在 $0.5E_s$~$2.0E_s$(包括 $0.5E_s$ 和 $2.0E_s$)时,认为供试品在该浓度下不干扰实验,可在该浓度下对此供试品进行细菌内毒素检查。

当 $E_t$ 不在 $0.5E_s$~$2.0E_s$(包括 $0.5E_s$ 和 $2.0E_s$)时,认为供试品在该浓度下干扰实验。应使用适宜方法排除干扰,如对供试品进行更大倍数稀释,是排除干扰因素的简单有效方法,建立新品种细菌内毒素检查方法时,每个厂家至少取三个批号(不包括亚批)的供试品,用两个以上鲎试剂生产厂家的鲎试剂进行干扰实验。

5.3.6.5　举例

例 2　设供试品为某注射液,预实验中初步确定其最小不干扰稀释倍数为 20 倍,使用灵敏度为 0.125EU/ml 的鲎试剂检测供试品是否对内毒素检查存在干扰(表 3)。

**表3  正式干扰实验**

| 内毒素浓度(EU/ml) | | 0.25 | 0.125 | 0.0625 | 0.03 | NC | 反应终点浓度 |
|---|---|---|---|---|---|---|---|
| 1 | | + | + | + | — | | 0.0625 |
| 2 | 内毒素标准溶液 | + | + | + | — | — | 0.0625 |
| 3 | | + | + | + | — | | 0.0625 |
| 4 | | + | + | + | — | | 0.0625 |
| 1 | | + | + | + | — | | 0.125 |
| 2 | 含供试品的 | + | + | — | — | — | 0.125 |
| 3 | 内毒素溶液 | + | + | — | — | | 0.125 |
| 4 | | + | + | — | — | | 0.125 |

$$E_s = lg^{-1}(\sum X_s/4)$$
$$= lg^{-1}[(lg0.0625 + lg0.125 + lg0.0625 + lg0.0625)/4]$$
$$= 0.125(EU/ml)$$
$$E_t = lg^{-1}(\sum X_t/4)$$
$$= lg^{-1}[(lg0.125 + lg0.125 + lg0.125 + lg0.125)/4]$$
$$= 0.125(EU/ml)$$

$E_t$ 在 $0.5E_s \sim 2.0E_s$ 范围内,说明该供试品进行 20 倍稀释后确已排除干扰作用,在低于或等于此浓度的情况下即可使用细菌内毒素检查法。

5.3.7  对照试验  细菌内毒素检查过程中的阴性对照、阳性对照和供试品阳性对照必须同时进行,否则实验结果无效。

5.4  操作要点

5.4.1  根据鲎试剂灵敏度的标示值(λ),将细菌内毒素标准品用细菌内毒素检查用水溶解,在旋涡混合器上混匀 15min,然后分 3~4 步制成 2λ 浓度的内毒素标准溶液,每稀释一步均应在旋涡混合器上混匀 30s。

5.4.2  计算 MVD,将供试品进行稀释,其稀释倍数不得超过 MVD。

5.4.3  取规格为 0.1ml/支的鲎试剂 8 支,轻弹瓶壁使粉末落入瓶底,用砂轮在瓶颈轻轻划痕,75%酒精棉球擦拭后启开备用,防止玻璃屑落入瓶内。按表4"凝胶限量试验溶液的制备"加样。

**表4  凝胶限量试验溶液的制备(参考鲎试剂灵敏度检查)**

| 编号 | 表示 | 内毒素标准溶液/复溶溶液 | 平行管数 |
|---|---|---|---|
| A | T(供试品溶液) | 无/供试品溶液 | 2 |
| B | PPC 供试品阳性对照 | 2λ/供试品溶液 | 2 |
| C | PC 阳性对照 | 2λ/检查用水 | 2 |
| D | NC 阴性对照 | 无/检查用水 | 2 |

将试管中溶液轻轻混匀后,用封口膜封闭管口,垂直放入 37±1℃ 水浴或适宜恒温器中,保温 60±2min。保温和取放试管过程应避免受到振动造成假阴性结果。

5.4.4  结果判断  将试管从水浴中轻轻取出,缓缓倒转 180° 时,管内凝胶不变形,不从管壁滑脱者为阳性,记录为(+),凝胶不能保持完整并从管壁滑脱者为阴性,记录为(一)。

供试品 2 管均为(一),应认为符合规定,不再进行热原检查法(家兔法)试验。如 2 管均为(十),应认为不符合规定。如 2 管中 1 管为(十),1 管为(一),按上述方法另取 4 支供试品管复试,4 管中有 1 管为(十),即认为不符合规定。除正文另有规定外,有符合规定的供试品应再以热原检查法(家兔升温法)试验,并根据的结果判定。

5.4.5　检查报告

细菌内毒素检查报告

检品名称:_____　　检品批号:_____　　检品规格:_____

检验部门:_____　　检验日期:_____　　报告日期:_____

内毒素标准品批号:_____　　规格:_____EU/支　来源:_____

BET 水批号:_____　　规格:_____ml/支　来源:_____

鲎试剂批号:_____　　规格:_____ml　　厂家:_____

灵敏度:_____

样品内毒素限值 L=_____EU/ml

MVD=_____

◆供试品溶液制备:

◆内毒素对照品溶液制备:

取_____EU/支,加 BET 水_____ml,得_____EU/ml

取_____ml,加 BET 水_____ml,得_____EU/ml

取_____ml,加 BET 水_____ml,得_____EU/ml

取_____ml,加 BET 水_____ml,得_____EU/ml

取_____ml,加 BET 水_____ml,得_____EU/ml

取_____ml,加 BET 水_____ml,得_____EU/ml

◆鲎试剂灵敏度复核试验结果:

| 内毒素浓度(EU/ml) | | | | | Nc | 反应终点浓度(X) |
|---|---|---|---|---|---|---|
| 重 | 1 | | | | | |
| 复 | 2 | | | | | |
| 管 | 3 | | | | | |
| 数 | 4 | | | | | |
| | | | | | | |

计算 λ=_____

结论:

◆ 供试品细菌内毒素检查实验结果(保温时间:　　分钟,温度:　　℃)

| 供试品 | PPC | 阳性对照 | 阴性对照 |
|---|---|---|---|
| | | | |
| | | | |

结论:本品按 CP2010 版检验,结果_____

检验者:_____　　　　校对者:_____

6 注意事项

6.1 检查前,须用肥皂洗手,用75%酒精棉球消毒。

6.2 溶解鲎试剂及混匀供试品和鲎试剂时,不要剧烈振荡避免产生气泡。

6.3 由于凝集反应是不可逆的,所以在反应过程中及观察结果时应注意不要使试管受到振动,以免使凝胶破碎产生假阴性结果。

6.4 进行干扰实验时,标准对照系列和含内毒素的供试品溶液系列应同时进行。

6.5 在进行鲎试剂灵敏度复核、干扰实验和供试品细菌内毒素检查时,各个实验中要求的对照应同时进行,并在实验有效的情况下才能进行计算和判断。

6.6 检查操作应在清洁环境中进行,检查过程中应防止微生物的污染。

# 附录三十七 细菌、霉菌、酵母菌数测定法标准操作程序

| 标准操作程序——检查法 | 起草人: | 日期 | 年 | 月 | 日 |
|---|---|---|---|---|---|
| 起草部门:质量控制室 | 审核人: | 日期 | 年 | 月 | 日 |
| 颁发部门:质管部 | 批准人: | 日期 | 年 | 月 | 日 |
| 文件编码: | 生效日期: | 年 | 月 | 日 | 总页数: |
| 文件标题:细菌、霉菌、酵母菌数测定法标准操作程序 | | | | | |
| 分发部门: | | | | | |

1 目的 建立细菌数、霉菌和酵霉菌数测定的标准操作及规范操作。

2 适用范围 本程序适用于药品中细菌、酵母菌、霉菌数测定。

3 职责 质量检验人员执行本规程,质量控制室主管负责监督本规程的实施。

4 依据 《中华人民共和国药典》2010年版二部。

5 程序

5.1 概述

5.1.1 细菌数测定是为了考察被检药品每克或每毫升内所污染的活细菌数,来判断被检药品被细菌污染的程度。

5.1.2 霉菌、酵母菌数测定是为了考察被检药品每克或每毫升内所污染的活霉菌和酵母菌数,以此来判断被检药品被真菌污染的程度。

5.2 仪器与用具

5.2.1 菌检室

5.2.2 超净操作台、恒温培养箱(30~35℃)、恒温培养箱(25~28℃)、净化工作台、磁力搅拌器、电热干燥箱、空调、微波炉、高压蒸汽灭菌器、真空泵、离心机、均浆机、恒温水浴。

5.2.3 菌落计数器、光学显微镜、药用天平(感量0.1g)、培养皿(9cm)、锥形瓶(250~300ml)、量筒(100ml)、试管(18mm×180mm)、吸管(1ml,分度0.01;10ml,分度0.1)、离心管(10ml)、载玻片及盖玻片。

5.3 试药与试液 pH7.2磷酸盐缓冲液(0.1mol/L)、无菌生理盐水。

5.4 培养基 肉汤琼脂(或0.001% TTC肉汤琼脂)、YPD琼脂培养基、玫瑰红钠培

养基。

5.5　操作方法

5.5.1　抽样

5.5.1.1　供试品一般按批号抽样。

5.5.1.2　抽样时,凡发现有异常或可疑的样品,应抽选有疑问的样品,但因机械损伤破裂明显的包装不得作为样品。

5.5.1.3　凡已能从药品、瓶口(外盖内侧及瓶口周围)外观看出长螨、发霉、虫蛀以及变质的药品,可直接判为不合格品,无需再抽样检验。

5.5.1.4　抽样量一般应为检验用量(2个以上量小包装单位)的3倍量。

5.5.1.5　一般采用随机抽样方法抽样。

5.5.2　供试品保存

5.5.2.1　供试品在检验之前,应保存在阴凉干燥处。(冷藏或冷冻),以防供试品中的污染菌因保藏条件所引起致死、损伤或繁殖。

5.5.2.2　供试品在检验之前,应保持原包装状态,严禁开启。包装已开启的样品不得为供试品。

5.5.3　检验

5.5.3.1　供试品检验项目按中华人民共和国卫生部颁布的《药品卫生标准》确定。

5.5.3.2　检验全过程必须符合无菌技术要求。

5.5.3.3　除另有规定外,供试品制备成供试液后,应在均匀状态取样。

5.5.3.4　供试品制成供试液后,应在1h内注皿操作完毕。

5.5.4　检验量

5.5.4.1　所有剂型的检验均需取自2个以上包装单位。

5.5.4.2　口服固体制剂、化学药品、生化药品的粉剂、胶囊剂、片剂、冲剂、滴丸剂等检验量为10g。

5.5.5　对照试验

5.5.5.1　阴性对照试验,测试检验全过程无菌技术的可靠性。

菌数测定阴性对照试验:用吸管从供用的稀释剂中各吸取1ml于4个无菌平皿中,分别按细菌数、霉菌数测定方法注皿培养、检查,不得长菌。

5.5.5.2　阳性对照试验,检查供试品是否对控制菌生长有干扰作用及检查培养条件是否适宜。

5.5.5.2.1　阳性对照试验,方法同供试品检验,于供试液中加入一定量的相应对照菌,做平行试验。

5.5.5.2.2　规定阳性对照菌株:大肠杆菌[CMCC(B)44102]、沙门菌[CMCC(B)50094]、绿脓杆菌[CMCC(B)10104]、金黄色葡萄球菌[CMCC(B)26003]及破伤风杆菌[CMCC(B)64067]。

5.5.5.2.3　对照菌的加入量为50～100个,或事前预试确定。需气菌常用计数方法,取37℃培养18～20h的新鲜肉汤培养物,10倍递增稀释至$10^{-6}$,取其0.1ml普通肉汤琼脂平板表面涂抹或取$10^{-7}$稀释液1ml以注皿法进行菌数测定。

5.5.5.2.4　当供试品未检出供试菌时,而阳性对照试验也未能检出,不能做出供试品未检出控制菌的结论。

5.5.5.2.5　阳性对照试验操作必须与供试品检验操作严格分开,避免交叉污染。

5.5.6　检验报告单位

5.5.6.1　细菌数、霉菌数和酵母菌数的测定一般以 1g 或 1ml 为单位的菌数表示。中药膜剂以 $10cm^2$、化学药及生化药膜剂以 $1cm^2$ 为单位的菌数表示。眼科用药的霉菌和酵母菌数以 1g 或 1ml 为单位的菌落数或"未检出"表示。

5.5.6.2　控制菌检验报告一般以 1g 或 1ml、中药膜剂以 $10cm^2$、化学及生化药膜剂以 $1cm^2$ 为单位报告"检出"或"未检出"。

5.5.7　复试

5.5.7.1　菌数测定不合格者应复试。控制菌检验以一次检出为准,不再复试,但应保留检出菌株一个月备查。

5.5.7.2　复试项目以不合格项目为准,作单项复试。

5.5.7.3　复试需另取批号样品,测定 2 次。

5.5.7.4　复试报告以 3 次测定结果的算术平均值报告。

5.5.8　特别抽样　不符合部颁药品卫生标准规定的药品,经卫生行政部门审批准予在不影响外观质量的前提下,允许采取适宜措施进行处理,处理后的药品抽样按本法进行。

5.5.8.1　抽样方法　大包装抽样,按出厂的大包装,10 件以下抽 1 件,10 件以上每增加 20 件加抽一件,最后不足 10 件者不加抽,超过 10 件加抽一件。小包装抽样,按规定手续,从大包装中随机抽取小包装 2 个以上单位为供试品。

5.5.8.2　检验项目　按《中华人民共和国药典》(2010 版)规定检验,不得单项检验。

5.5.8.3　检验报告　以各次测定结果全部平均值报告。

5.6　细菌数测定　细菌数是指规定单位的非规定灭菌药品制剂中污染活细菌的数量。细菌数测定是判定药品受到细菌污染程度的标志。细菌数愈多,表明药品受到致病微生物污染的可能性以及药品制剂的变质可能性也愈大,安全性也就越差。同时细菌数测定也是对生产单位的药品原辅料、器具设备、工艺流程、生产环境及操作者卫生状况进行卫生学评价的综合依据之一。

细菌数测定采用平板菌落计数法,平板菌落计数法是一种活菌计数法。测定结果只反映出在规定条件下生长的细菌数,不包括在本法条件下生长的细菌,因而测定数只可能低于实际的污染数。此外,测定中一个细菌可能繁殖成一个菌落,而一群也可能只形成一个菌落,以及污染的不均匀性等等原因,极易造成测定差异。故在测定细菌数时,必须严格按本法所规定条件操作。

5.6.1　检验程序(见图 1)

5.6.2　操作步骤

5.6.2.1　供试液制备,经阴性对照取样后,按各类制剂制备供试液的方法制备。

5.6.2.2　稀释及吸样　稀释级一般应采用 3 级。

5.6.2.2.1　稀释　取 1ml 吸管 1 支,吸取混匀的 1:10 供试液(或原液、1:20 供试液)1ml,在离稀释剂液上约 1cm 处,沿管壁注入装有 9ml 稀释剂的试管中,混匀成 1:100 (或 1:10、1:200)的稀释液。

5.6.2.2.2　吸样　用上述吸管分别取 1:10 供试液(或原液、1:20 供试液)1ml,注入

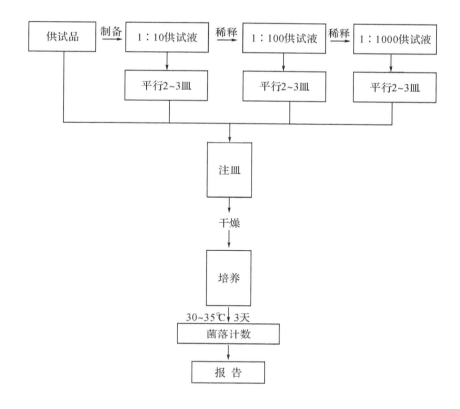

图 1　细菌数测定检验程序

2～3 个平皿中。以另一支 1ml 吸管,按上述操作,作下一级的稀释与吸样。操作时,应特别注意每次吸液前必须使稀释液充分混匀(吸管反复吹吸数次或充分震荡),以使菌体充分均匀分散。

5.6.2.3　倾注琼脂(注皿)与干燥

5.6.2.3.1　事先将肉汤琼脂融化、置 45～50℃水浴中,备用。

5.6.2.3.2　当供试液及各级稀释液均注入平皿后,以上述琼脂倾注平皿,每皿约 15ml,随即转动平皿,使样液与琼脂混匀后置水平台上待凝。

5.6.2.3.3　干燥　琼脂凝固后,在净化条件下开盖倒置或换灭菌后陶瓦盖,使平板干燥,减少平板表面的水分,防止菌落蔓延生长。干燥时间一般在 3h 左右,干燥时间计入培养时限。

5.6.2.4　将上述平板倒置于 30～35℃培养箱中,培养 3 天。

5.6.3　菌落计数

5.6.3.1　细菌菌落是一个菌细胞或菌细胞团在局限位置上,经一定条件繁殖成肉眼可见的细菌群体。由于细菌种类繁多,形成菌落大小、形状、色泽、透明度等皆因种而异,差别甚大。计数时一般用透射光于平板背面或正面仔细观察。不要漏计琼脂层内和平板边缘生长的菌落。并须注意细菌菌落与药渣或培养基的沉淀物、酵母菌及霉菌菌落的区别。必要时,用显微镜鉴别。

5.6.3.2　用肉眼直接计数、标记或在菌落计数器上点计,然后用 5～10 倍放大镜检查,有否遗漏。

5.6.3.3　若平板上有2个或2个以上的菌落重叠,可分辨时仍以2个或2个以上菌落计数。

5.6.3.4　平板上有片状菌落或花斑样菌落蔓延生长以及平板受到污染的情况,该平板计数无效。

5.6.3.5　计算各稀释级平均平板菌落数。

5.6.3.5.1　当用一稀释级使用2个平板时,应采用2个平板落数的均值为平均平板菌落数。若2个平板菌落数相差在1倍以上,则该稀释级不宜采用,但不包括2个平板菌落数均在15个以下的情况。

5.6.3.5.2　当同一稀释级使用3个平板时,应采用3个平板菌落数的均值为平均平板菌落数。若其中1个平板菌落数与其他2个相近的平板菌落数的均值相差1倍以上,则该平板菌数不能参与平均,但不包括平板菌落数均在10个以下的情况。

5.6.4　菌数报告规则　细菌宜选取平均菌落数小于300cfu,作为菌数报告(取两位有效数字)的依据。以最高的平均菌落数乘以稀释倍数的值报告1g、1ml或10cm$^2$供试品中所含的菌数。如各稀释级的平板均无菌落生长,或仅最低稀释级的平板有菌落生长,但平均菌落数小于1时,以<1乘以最低稀释倍数的值报告菌数。

5.7　霉菌、酵母菌数测定

5.7.1　检验程序(见图2)

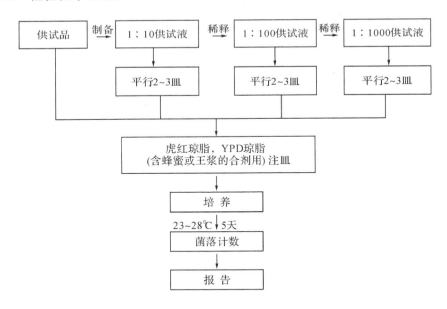

图2　霉菌、酵母菌数测定检验程序

5.7.2　操作步骤

5.7.2.1　供试液的制备与稀释,按细菌数测定项下的方法进行。稀释级一般采用3级,含蜂蜜或王浆者和滴眼剂可用原液作第1级供试液,分别在作10倍递增稀释的同时,即可取该稀释级的吸管吸取1ml稀释液于灭菌平皿内,每个稀释级2~3个平皿。

5.7.2.2　各稀释液注入平皿后,应及时将融化并冷至45℃左右的虎红琼脂培养基(如供试品为含蜂蜜或王浆的合剂,加用 YPD 琼脂培养基测定酵母菌数)约 15ml 倾注平皿内,摇匀待凝。

5.7.2.3　凝固后,置 23~28℃培养箱内,培养 5 天,如有可疑,可标记后适当延长培养时间。

5.7.3　菌落计数方法

5.7.3.1　菌落形态

5.7.3.1.1　霉菌菌落形态　具有放射状或树状分枝的菌丝是霉菌菌落的特征。初形成时,多无色透明,有明显的折光性,在较暗的背景下,以透射光观察,易于识别。少数生长在琼脂表面的菌落,初起时,似为一小块水迹,需借助暗反射光才能看清。成熟的霉菌菌落多数有各种颜色的孢子形成,随种而异,极易判定。

5.7.3.1.2　酵母菌菌落形态　在虎红琼脂平板上,多数为圆形凸起,边缘整齐,表面光滑湿润,呈不透明乳脂状,乳白色或粉红色。少数表面粗糙或皱褶,有的菌落周边呈细分枝状。位于琼脂内的菌落,可呈铁饼形、三角形及多角形。菌落外观与细菌菌落不易区别时,应挑取菌落,用水制片,置高倍显微镜下观察,其细胞个体比细菌大数倍,多为圆形或卵圆形,绝大多数为出芽繁殖。当平板内酵母菌菌落甚多时,常有酒香气。在 YPD 琼脂平板上的菌落与虎红平板上的形态相似,但稍大,多数为乳白色。

5.7.4　菌落计数　一般在平板背面用肉眼直接点数,必须时用放大镜检查,以防遗漏。若有根霉蔓延生长时,为避免影响其他霉菌和酵母菌计数,应及时将平板取出计数或从平板背面观察霉菌生长中心点或霉菌蔓延生长区域来计数。固体制剂仅计数霉菌菌落;液体制剂应计数霉菌菌落和酵母菌菌落的总数;含王浆或蜂蜜的合剂则应将虎红平板上的霉菌数加上 YPD 平板上的酵母菌数为霉菌和酵母菌总数,计算各稀释级的平均平板菌落数。

5.7.5　菌数报告规则　霉菌宜选取平均菌落数小于 100cfu 的稀释级,酵母菌宜选取平均菌落数小于 300cfu 的释释级作为菌数报告(取两位有效数字)的依据。以最高的平均菌落数乘以稀释倍数的值报告 1g、1ml 或 10cm² 供试品中所含的菌数。如各稀释级的平板均无菌落生长,或仅最低稀释级的平板有菌落生长,但平均菌落数小于 1 时,以<1 乘以最低稀释倍数的值报告菌数。

5.8　菌数报告的书写(固体制剂为例)

表 1　微生物限度检验记录

| 检品名称 | | 规格 | | | |
|---|---|---|---|---|---|
| 批号/编号 | | 检验日期 | 年 | 月 | 日 |
| 检品来源 | | 报告日期 | 年 | 月 | 日 |

一、细菌总数

| 培养基名称 | 营养琼脂 | 培养温度 | 30~35℃ | 培养时间 | 48h |
|---|---|---|---|---|---|
| 稀释倍数 | 10 倍 | 100 倍 | 阴性对照 | 结果: 本品每克(毫升)含有细菌总数　　　个 | |
| 碟号 1 | | | | | |
| 碟号 2 | | | | | |
| 平均菌落数 | | | | | |

二、霉菌数

| 培养基名称 | 营养琼脂 | | 培养温度 | 25～28℃ | 培养时间 | 72h |
|---|---|---|---|---|---|---|
| 稀释倍数 | 10 倍 | 100 倍 | 阴性对照 | 结果：<br>本品每克(毫升)含有细菌总数　　　　个 | | |
| 碟号 1 | | | | | | |
| 碟号 2 | | | | | | |
| 平均菌落数 | | | | | | |

检验人：　　　　　　　　　　　　复核人：

# 附录三十八　大肠埃希菌检查法标准操作程序

| 标准操作程序——检查法 | 起草人： | 日期 | 年 | 月 | 日 |
|---|---|---|---|---|---|
| 起草部门:质量控制室 | 审核人： | 日期 | 年 | 月 | 日 |
| 颁发部门:质管部 | 批准人： | 日期 | 年 | 月 | 日 |
| 文件编码： | 生效日期： | 年 | 月 | 日　总页数： | |
| 文件标题:大肠埃希菌检查法标准操作程序 | | | | | |
| 分发部门： | | | | | |

1　目的　建立大肠埃希菌检查法的标准操作程序,规范操作。

2　适用范围　本程序适用于药品中大肠埃希菌检查。

3　职责　质量检验员、复核人执行本规程,质量控制室主管负责监督本规程的实施。

4　依据　《中华人民共和国药典》2010 年版二部。

5　程序

5.1　概述　大肠埃希菌是人和动物肠道中寄生的正常菌群,当机体抵抗力下降,大肠埃希菌侵入某些器官则成为条件致病菌引起感染。凡由供试品检出大肠埃希菌者,表明该药物已被粪便污染。患者服用后,有被粪便中可能存在的其他肠道病原菌和寄生虫卵感染的危险。因此,大肠埃希菌被列为重要的卫生指标菌,是口服药品的常规必检项目之一。根据规定,口服药品每克或每毫升不得检出大肠埃希菌。检验同步取大肠埃希菌〔CMCC(B)44102〕为对照菌液。

5.2　仪器、设备及用具　无菌室、超净工作台、恒温培养箱、高压蒸汽灭菌器、光学显微镜、玻璃器具、试管、锥形瓶、刻度吸管、培养皿、量筒、载玻片、盖玻片、无菌衣、帽、口罩、酒精灯、接种针、试管架。

5.3　试液、指示液　柯氏试剂、甲基红指示剂、V-P 试剂、革兰染色液。

5.4　培养基　普通肉汤培养基、胆盐乳糖(BL)增菌液、乳糖发酵管或 5%乳糖发酵管、MUG 培养基、蛋白胨水培养基、磷酸盐葡萄糖蛋白胨水培养基、柠檬酸盐培养基、伊红美兰(EMB)琼脂(或麦康凯琼脂)。

5.5　检验程序　供试液(10ml)→增菌培养(BL 增菌液)→MUG 和 Indole 试验,详见图 1 所示。

5.6　操作方法

5.6.1　增菌培养　取胆盐乳糖培养基(BL)3 瓶,每瓶 100ml,2 瓶分别加入供试液

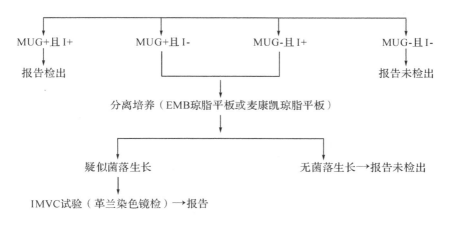

图 1　检验程序

10ml(相当于供试品 1g、1ml、10cm²),其中 1 瓶加入对照菌 50～100 个作阳性对照菌,第 3 瓶加入与供试液等量的稀释液作阴性对照,30～35℃培养 18～24h(必要时可延至 48h)。阴性对照应无菌生长。若阴性对照呈阴性,阳性对照正常生长,供试液胆盐乳糖增菌液澄明,并证明无菌生长,判为未检出大肠埃希菌。若供试液增菌液浑浊,并证明有菌生长,做如下检查。

5.6.2　MUG-Indole 检查　摇匀上述胆盐乳糖增菌培养液,用灭菌吸管各吸取 0.2ml 分别接种至有 5ml MUG 培养基的试管内,培养,于 5h、24h 在 366nm 紫外线下观察,同时用未接种的 MUG 培养基管做本底对照。若管内培养物呈现荧光,则为 MUG 阳性;若不呈现荧光,则为 MUG 阴性。观察后加靛基质(Indole)试液 4～5 滴于上述 MUG 管内,观察液面颜色,呈现玫瑰红色为阳性,呈试剂本色为阴性。本底对照应为 MUG 阴性和靛基质阴性。供试液按照表 1 的结果进行判断或做进一步的检查。

表 1　MUG-Indole 结果判断

| MUG | Indole | 结　果 |
|------|--------|--------|
| 阴性 | 阴性 | 报告未检出大肠埃希菌 |
| 阳性 | 阳性 | 报告检出大肠埃希菌 |
| 阳性 | 阴性 | 需要进一步做如下检查 |
| 阴性 | 阳性 | 需要进一步做如下检查 |

5.6.3　分离培养　取供试液增菌液及阳性对照培养液,轻轻摇动,以接种环蘸取 1～2 环培养物划线接种于曙红亚甲蓝琼脂平板或麦康凯琼脂平板,培养 18～24h,若阳性对照的平板呈典型菌落(见表 2)生长,供试液培养物的分离平板无菌落生长,则判为未检出大肠埃希菌。若有疑似大肠埃希菌的菌落生长,则进行生化反应试验。

表 2　大肠埃希菌菌落形态特征

| 培养基 | 菌　落　形　态 |
|--------|----------------|
| 曙红亚甲蓝琼脂平板 | 紫黑色,有金属光泽为典型菌落;浅紫色、蓝紫色或粉红色,菌落中心深紫色或无明显暗色中心,圆形,稍凸起,边缘整齐,表面光滑,湿润,常有金属光泽 |
| 麦康凯琼脂平板 | 鲜桃红色为典型菌落;微红色,菌落中心深鲜桃红色,圆形,扁平,边缘整齐,表面光滑,湿润为非典型菌落 |

5.6.4 染色镜检 取分离培养基上疑似大肠埃希菌菌落,进行革兰染色,镜检观察,如是中等大小的革兰阴性杆菌,长约 $2\sim3\mu m$,继续进行下一步确证。

5.6.5 生化试验

5.6.5.1 靛基质试验(I) 取可疑菌落或斜面培养物,接种于蛋白胨水培养基中,培养 24h,沿管壁加入靛基质试液数滴,液面呈玫瑰红色为阳性,呈试剂本色为阴性。

5.6.5.2 甲基红试验(M) 取可疑菌落或斜面培养物,接种于磷酸盐葡萄糖蛋白胨水培养基中,培养 48h±2h,于管内加入甲基红指示液数滴,立即观察,呈鲜红色或橘红色为阳性,呈黄色为阴性。

5.6.5.3 乙酰甲基甲醇生成试验(V-P) 取可疑菌落或斜面培养物,接种于磷酸盐葡萄蛋白糖胨水培养基中,培养 48±2h,于每 2ml 培养液中加入 α-萘酚乙醇试液 1ml,混匀,再加 40%氢氧化钾溶液 0.4ml,充分振摇,在 4h 内出现红色为阳性,无红色反应为阴性。

5.6.5.4 枸橼酸盐利用试验(C) 取可疑菌落或斜面培养物,接种于枸橼酸盐培养基的斜面上,一般培养 48~72h,培养基斜面有菌落生长,培养基由绿色变为蓝色为阳性,培养基颜色无改变为阴性。

5.6.6 结果判断(见表3)

对与 MUG-I 反应不符的可疑菌株见注(1)、(2),应重新分离培养,再做生化试验证实。

表 3 大肠埃希菌检查结果判断

| MUG-I | | 曙红亚甲蓝琼脂 | IMVC | 结 果 |
|---|---|---|---|---|
| + | + | | | 检出大肠埃希菌 |
| − | − | | | 未检出大肠埃希菌 |
| + | − | 无菌生长 | | 未检出大肠埃希菌 |
| + | − | 有菌生长 | −+−−(1) | 检出大肠埃希菌 |
| − | + | 有菌生长 | ++−−(2) | 检出大肠埃希菌 |

[注](1)、(2):如(1)出现++−−或(2)出现−+−−,均应重新分离菌株,再做 MUG-I 和 IMVC 试验。

6 注意事项

6.1 供试品溶液应为中性,如供试溶液 pH 值在 6.0 以下或 pH 值在 8.0 以上,均可影响大肠埃希菌的生长和检出。

6.2 药品中污染的大肠埃希菌,易受生产工艺及药物的影响。在曙红亚甲蓝琼脂或麦康凯琼脂平板上的菌落形态时有变化,挑取可疑菌落往往凭经验,主观性较大,务必挑选 2~3 个菌落分别做 IMVC 试验鉴别,挑选菌落越多,检出阳性菌的概率越高。如仅挑选一个菌落做 IMVC 试验鉴别,则易漏检。

6.3 在 IMVC 试验中,以灭菌接种针蘸取菌苔,首先接种于枸橼酸盐琼脂斜面上,然后接种于蛋白胨水培养基、磷酸盐葡萄糖蛋白胨水培养基中,切勿将培养基带入枸橼酸盐琼脂斜面上,以免产生假阳性结果。枸橼酸盐利用试验培养时间,原定为 2 天,根据试验资料,两次发现培养 3 天后,枸橼酸盐利用试验产生阳性,故将枸橼酸盐利用试验培养时间改为 2~4 天。

6.4 大肠埃希菌(E. coli)是大肠埃希菌属中一种细菌,已知大肠埃希菌属有 6 种,其 IMVC 试验模式为++−−或−+−−。故仅以 IMVC 试验判断结果与 BP 1998 的 E. coli 检查法比较,判断检出或未检出大肠埃希菌(E. coli),有其局限性。

6.5 阳性对照试验是检查供试品是否有抑菌作用及培养条件是否适宜。阳性对照菌液的制备及计数,阳性对照菌液加入含供试品的培养基中作阳性对照时,不能在检测供试品的无菌室或净化台上操作,必须在单独的隔离间或生物安全柜上操作,以免污染供试品及操作环境。

6.6 在各类供试品中检测大肠埃希菌,按一次检出结果为准,不再抽样复验。检出的大肠埃希菌菌株须保留、备查。

# 附录三十九　沙门菌检查法标准操作程序

| 标准操作程序——检查法 | 起草人: | 日期 | 年 | 月 | 日 |
|---|---|---|---|---|---|
| 起草部门:质量控制室 | 审核人: | 日期 | 年 | 月 | 日 |
| 颁发部门:质管部 | 批准人: | 日期 | 年 | 月 | 日 |
| 文件编码: | 生效日期: | 年 | 月 | 日 | 总页数: |
| 文件标题:沙门菌检查法标准操作程序 | | | | | |
| 分发部门: | | | | | |

1　目的　建立沙门菌检查法标准操作程序,规范操作。

2　适用范围　本程序适用于药品中沙门菌检查。

3　职责　质量检验员、复核人执行本规程,质量控制室主管负责监督本规程的实施。

4　依据　《中华人民共和国药典》2010 年版二部。

5　程序

5.1　概述　沙门菌是大肠杆菌科重要致病菌,包括常见的伤寒、甲型副伤寒、乙型副伤寒、丙型副伤寒、鼠伤寒、猪霍乱等沙门菌在内。药品中的沙门菌,是以鉴定沙门菌属为准,即对每 10g(或 10ml)药品中是否检出沙门菌作出检验报告。药品在生产过程中,常受到加热、干燥等加工步骤的影响,药品中污染的沙门菌可受到损伤或呈休眠状态,故须在增菌培养前先进行预增菌,然后再进行增菌及分离、三糖铁琼脂初步鉴别、生化试验、血清学试验等步骤。

5.2　仪器、设备,用具

5.2.1　实验全过程应严格遵守无菌操作,在环境洁净度 10000 级和局部洁净度 100 级单向流空气区域内进行,以防止再污染。

5.2.2　无菌室、超净工作台、生物安全柜、冰箱、电热恒温干燥箱(250℃)、显微镜(1500×)、微波炉、匀浆仪(4000～10000r/min)、康氏振荡器、电热手提式压力蒸汽灭菌器(使用时要进行灭菌效果验证并应定期请有关部门检定)、电热恒温培养箱(35～38℃)、恒温水浴、电子天平(感量 0.1g)、pH 计。

5.2.3　烧杯、量筒(10ml 和 100ml)、试管(18mm×80mm)、锥形瓶(250～300ml)、培养皿(∅90mm)、刻度吸管(1、5、10ml)、载玻片、玻璃或搪瓷、不锈钢消毒缸(带盖)。

5.3　试液、指示液

无菌脲试液、酚磺酞指示液、亮绿试液、氰化钾试液、溴甲酚紫指示液、柯氏试剂、甲基红指示剂、V-P 试剂、革兰染色液、pH7.0 无菌氯化钠-蛋白胨缓冲液、0.9%无菌氯化钠溶液、沙门菌属 A~F"O"多价血清。

5.4　培养基　营养肉汤培养基、营养琼脂培养基、半固体营养琼脂培养基、曙红亚甲蓝琼脂培养基(EMB)、四硫磺酸钠亮绿培养基(TTB)、麦康凯琼脂培养基、三糖铁琼脂培养基(TSI)、胆盐硫乳琼脂培养基、沙门菌属志贺菌属琼脂培养基、蛋白胨水培养基、脲(尿素)琼脂培养基、氰化钾培养基和赖氨酸脱羧酶培养基。

5.5　对照用菌液　取乙型副伤寒沙门菌[CMCC(B)50094]的营养琼脂斜面培养物少许,接种至 5ml 营养肉汤培养基内,36±1℃培养 18~24h 后,用 0.9％无菌氯化钠稀释至 1:10⁶(浓度相当于 50~100cfu/0.1ml),作阳性对照用菌液。其菌液浓度可用平板菌落计数法测得,即取 0.1ml 加入平皿内,倾注营养琼脂,混匀,或以 0.1ml 均匀涂布于事先准备好的营养琼脂平板上,经培养后点计求得。

5.6　菌检程序见图 1 所示。

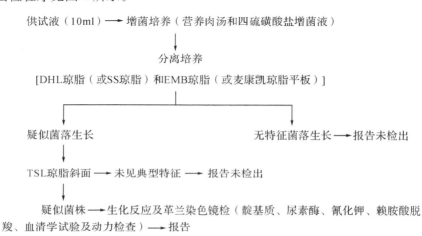

图 1　沙门菌检查程序

5.7　操作方法

5.7.1　检验前的准备

5.7.1.1　将试验用灭菌的器皿、稀释剂及供试品外包装去掉,内包装消毒后移至无菌室内。每次试验所用物品必须事先计划周密,准备足够用量,避免操作中出入操作间。

5.7.1.2　开启无菌室紫外线杀菌灯和空气过滤装置并使其工作 30min 以上。人员进入无菌室操作时,应关闭紫外线灯。

5.7.1.3　操作人员用肥皂洗手,进入缓冲间,换工作鞋。再用消毒液洗手,穿戴无菌衣、帽、口罩、手套。

5.7.1.4　用碘伏棉球或乙醇棉球擦拭供试品瓶、盒、袋等的开口处周围,待干后,用灭菌的手术剪刀将供试品启封。

5.7.2　增菌培养

5.7.2.1　预增菌　取营养肉汤培养基 3 瓶,每瓶 200ml,2 瓶分别加入供试液 10ml,其中 1 瓶加入 50~100 个对照菌作为阳性对照。第 3 瓶加入稀释剂 10ml 作为阴性对照,置 30~35℃培养 18~24h,阴性对照应无菌生长。

5.7.2.2　增菌培养　取上述供试品预增菌液及阳性对照液,轻轻摇动,各取 1ml 分别接种于 10ml 四硫磺酸钠亮绿培养基中,置 30～35℃培养 18～24h。

5.7.3　分离培养　取上述增菌液分别划线接种于 DHL(或 SS 琼脂)培养基和麦康凯琼脂(或 EMB 琼脂)培养基的平板上,置 30～35℃培养 18～24h(必要时延长到 40～48h)。当阳性对照的平板呈现阳性菌落时,供试品的平板无菌落生长,或有菌落但不同于表 1 所列的特征,可判供试品为未检出沙门菌。

表 1　沙门菌菌落形态特征

| 培养基 | 菌落形态 |
| --- | --- |
| DHL 琼脂 | 无色至浅橙色,半透明,菌落中心带黑色或全部黑色或无黑色 |
| SS 琼脂 | 无色至淡红色,半透明或不透明,菌落中心有时带黑褐色 |
| EMB 琼脂 | 无色至浅橙色,透明或半透明,光滑湿润的圆形菌落 |
| 麦康凯琼脂 | 无色至浅橙色,透明或半透明,菌落中心有时为暗色 |

5.7.4　初步鉴别试验　若供试品在上述分离培养基上有菌落生长,并与表 1 所列特征相符或疑似时,应挑选 2～3 个菌落,分别接种于三糖铁琼脂培养基高层斜面上进行斜面和高层穿刺接种,阳性对照同时接种该培养基,置 30～35℃培养 18～24h 后,阳性对照的斜面应为红色(呈碱性),底层为黄色(呈酸性),硫化氢阳性(底层黑色)或阴性(无黑色),而供试品的疑似菌斜面未见红色、底层未见黄色,可判为未检出沙门菌。否则,应取三糖铁琼脂培养基斜面的培养物进行适宜的鉴定试验,确认是否为沙门菌。

5.7.5　生化试验

5.7.5.1　靛基质试验　照大肠埃希菌项下操作并判断结果。

5.7.5.2　脲酶试验　取疑似菌斜面培养物接种于脲琼脂培养基斜面,培养 24h 观察结果。斜面变为红色为阳性,不变色为阴性。

5.7.5.3　氰化钾试验　取培养 20～24h 的疑似菌株营养肉汤培养液,分别用接种环蘸取培养液 1 环,接种至氰化钾培养基及不含氰化钾的基础培养基(对照管)各 1 管,接种后立即塞紧橡胶塞,置 30～35℃培养 24～48h,对照管内应有菌生长,试验管有菌生长者为阳性,试验管无菌生长者阴性。

5.7.5.4　赖氨酸脱羧酶试验　用接种环蘸取疑似菌斜面培养物分别接种于赖氨酸脱羧酶培养基及不含赖氨酸的基础培养基(对照管),置 30～35℃培养 24～48h,观察结果。对照管应为黄色,试验管呈紫色为阳性(赖胺酸脱羧产碱),呈黄色为阴性。

5.7.5.5　动力检查　用接种针蘸取疑似斜面培养物穿刺接种于半固体营养琼脂培养基中,培养 24h,细菌沿穿刺外周扩散生长,为动力阳性,否则为阴性。阴性培养物应在室温保留 2～3d 后,再判断。

5.7.6　血清凝集试验　在洁净载玻片一端,以白金耳蘸取沙门菌属 A～F"O"多价血清 2～3 环,再取斜面上部的培养物少许,与血清混合,将玻片前后侧动,对出现凝集现象待检菌培养物,应以 0.9% 无菌氯化钠溶液与同株培养物作对照试验,对照试验无凝集现象时,方可判为血清凝集阳性。有时反应迟缓,需将玻片与湿棉球置平皿内,约过 20min 再观察。仍未出现凝集时,应取斜面培养物,置含少量 0.9% 无菌氯化钠溶液的试管中,制成浓菌悬液,在 100℃水浴中保温 30min,待冷,再做凝集试验。如出现凝集,应判为阳性,否则为阴性。

5.8 结果判断 上述各项试验反应,沙门菌一般应为硫化氢阳性(或阴性),靛基质阴性,脲酶阴性,氰化钾阴性,赖氨酸脱羧酶阳性,动力阳性,A～F"O"多价血清凝集试验阳性。各鉴定结果按表2判定。

表2 沙门菌检查结果判定

| 序号 | 血清凝集试验(A～F"O"血清) | | | 生化试验 | 结 果 |
| | 凝集反应 | 100℃30min凝集反应 | 0.9%氯化钠溶液对照 | | |
|---|---|---|---|---|---|
| 1 | 阳性 | | 阴性 | 符合 | 检出沙门菌 |
| 2 | 阴性 | 阳性 | 阴性 | 符合 | 检出沙门菌 |
| 3 | 阴性 | 阴性 | 阴性 | 不符合 | 未检出沙门菌 |

上述各项试验任何一项不符合或有可疑反应的培养物,均应进一步鉴定后作出结论。

# 附录四十　活螨检查法标准操作程序

| 文件标题:标准操作程序——检查法 | 起草人: | 日期 | 年 | 月 | 日 |
|---|---|---|---|---|---|
| 起草部门:质量控制室 | 审核人: | 日期 | 年 | 月 | 日 |
| 颁发部门:质管部 | 批准人: | 日期 | 年 | 月 | 日 |
| 文件编码: | 生效日期: | 年 | 月 | 日 | |
| 文件标题:活螨检查法标准操作程序 | | | | | |
| 分发部门: | | | | | |

1 目的 建立活螨检查法标准操作程序,规范操作。

2 适用范围 本程序适用于药品中活螨检查。

3 职责 质量检验员、复核人执行本规程,质量控制室主管负责监督本规程的实施。

4 依据 《中华人民共和国药典》2010年版二部。

5 程序

5.1 概述 螨是一类小动物,属于节肢动物门、蜘蛛纲、螨目。种类繁多,分布广。体型微小,多在1mm以下,一般呈圆形或卵圆形,头、胸、腹三部分合并成一束状,幼螨足3对,成螨足4对,足由5～7节组成。口器向前方突出形似头状,整肢常呈镜状,带有齿。须肢5节或少于5节,一般呈爪或钳状,偶尔为长形。眼有或无,一般位于躯体两侧对称,表面被有坚硬的几丁质,保护其内部器官和支持肌肉固定,躯体上有刚毛,它的形状、数目以及彼此间长短比例和排列部位因种类而异,故在分类上有重要意义。

螨的生活习性各有不同,为自由生活或寄生生活,常在土壤、农作物、储藏食品和药品中繁殖生长。发育过程包括:卵→6足幼螨→8足若螨→成虫几个阶段。30℃左右易繁殖。干燥低温下可变为休眠体。

螨可蛀蚀损坏药品,使药品失效变质,并可直接危害人体健康或者传播疾病。例如,中药蜜丸中发现的腐蚀食酪螨,对人体具有致病力,一是引起皮炎,二是引起消化系统、泌尿系统及呼吸系统的疾病。活螨现在不是每种制剂都规定要检查的对象,根据螨的生活特性,对一些含糖的剂型,如蜜丸、糖浆、合剂等应重点检查活螨。螨不列在剂型项内而以说明提出,即不作为常规检查,如有检出,以作不合格处理的依据。

5.2 检查用材料 普通光学显微镜、放大镜(5~10倍),双筒实体显微镜、解剖针、发丝针、小毛笔、载玻片、盖玻片及封固件、酒精灯、培养皿或小搪瓷盘(内衬黑色纸片)、扁形称量瓶(高3cm、宽6cm)、30%甘油水、饱和食盐水。

5.3 检查方法

5.3.1 直检法 取供试品先用肉眼观察,有无凝似活螨的白点或其他颜色的点状物,用5~10倍放大镜或双筒实体显微镜检视,有螨者,用解剖针或发丝针或小毛笔挑取活螨放在滴有一滴甘油水的载玻片上,置显微镜下观察。

5.3.2 漂浮法 取供试品放在盛有饱和食盐水的扁形称量瓶或适宜容器内,加饱和食盐水至容器的三分之二处,搅拌均匀,置10倍放大镜或双筒实体显微镜下检查,或继续加饱和食盐水至瓶口处(为防止盐水和样品溢出污染桌面,宜将上述容器放在装有适量甘油水的培养皿中),用洁净的载玻片盖在瓶口上,使玻片与液面接触,沾取液面上的漂浮物,置显微镜下检查。

5.3.3 分离法 也称烤螨法,取供试品放在附有孔径大小适宜的筛网的普通玻璃漏斗里,利用活螨避光、怕热的习性,在漏斗的口上面放一个60~100W的灯泡,距离药品约6cm处,照射1~2h,活螨可沿着漏斗的底部细颈内壁向下爬,用小烧杯装半杯甘油水,放在漏斗的下口处,收集爬出来的活螨。

5.4 各剂型药品的活螨检查方法 供试品取样量,各剂型供试品,每批抽取两瓶或两盒以上的包装单位,贵重或微量包装的供试品取样量可酌减,可每次抽样,或选取有疑问的样品进行检查。

5.4.1 大蜜丸 将药品外壳(蜡壳或纸壳等)置酒精灯小火焰上转动,适当烧灼(杀灭外壳可能污染的活螨)后,小心打开。

5.4.1.1 表面完好的药丸,可用消毒的或在酒精灯火焰上烧灼后放冷的解剖针刺入药丸,手持解剖针,在放大镜或双筒显微镜下检查,同时注意检查丸壳的内壁或包丸的油纸有无活螨。

5.4.1.2 有虫粉现象的药丸,可用放大镜或在双筒实体显微镜下直接检查,也可用漂浮法检查。

5.4.2 小蜜丸、小丸和片剂。

5.4.2.1 表面完好的丸、片 可将供试品放在预先衬有洁净黑纸的培养皿或小搪瓷盘中,用直接法检查。如未检出螨,认为有必要也可用漂浮法或烤螨法检查。

5.4.2.2 有虫粉现象的丸、片可用直检法或漂浮法检查。同时注意检查药瓶内壁与内盖有无活螨。

5.4.3 散剂、冲剂和胶囊等 首先直接检查药品内盖及塑料、薄膜袋的内侧有无活螨。然后将药品放在衬有洁净黑纸的培养皿或搪瓷盘中,使成薄层,直接检查,必要时可再用漂浮法检查,并注意检查药品内壁是否有螨。

5.4.4 块状冲剂 直接检查包装蜡纸、玻璃纸或塑料薄膜及药块表面有无活螨,有虫粉现象者,除用直检法检查外,可再用漂浮法检查。

5.4.5 液体制剂及半固体膏 先用75%酒精将外盖螺口周围消毒后,小心旋开外盖,用直检法检查药瓶外盖的内侧及瓶口内外的周围与内侧有无活螨。

5.4.6　除上述以外的其他剂型,可视具体情况参照上述有关方法检查。

5.5　活螨卵(如腐食酪螨卵)的检查方法　一般在供试品中已经检出活螨的,不再进行螨卵的检查,对可疑供试品,未检出活螨时,可注意检查活螨卵。

检查方法:可采用检查活螨项下的直检法或漂浮法检查,凡用上述两种方法检查,如发现可疑螨卵时,用发丝针小心挑取。取一块凹形载玻片,在凹窝中央滴入 2 滴甘油水,将挑取物放入甘油水中,置显微镜下检查,为确证挑取物是否为活螨卵,可将上述载玻片置于培养皿中,加盖,于 22～30℃培养 3～8 天,每天上、下午定时用低倍显微镜观察,如在甘油水溶液中检出幼螨,则判断为检出活螨卵。

5.6　注意事项　为保留阳性检查结果,可将检出的活螨制成临时观察标本和长期保存标本。

5.6.1　临时观察标本　挑取检出的活螨,放在预先滴有 1 滴 75%乳酸溶液的载玻片上,加上盖玻片,置于酒精灯小火焰上,来回移动,缓缓加热片刻,使其适当透化,即可镜检鉴定后的螨体,亦可放入 50%～70%乙醇溶液中保存,或作适当处理。

5.6.2　长期保存标本

5.6.2.1　准备用具　先将载玻体、盖玻片洗净烘干备用,对于过大的盖玻片,常用小砂轮分割制成四开小方块使用。

5.6.2.2　清洗螨体上的杂物　螨体上的许多刚毛和突出物,往往黏附着一些微粒状杂物。在制片时,宜用解剖针或发丝针或小毛笔挑取螨体放在滴有一滴清水的载玻片上,轻轻搅动,洗去杂物。

5.6.2.3　螨体封存　取 1～2 滴螨类封固液放在载玻片中央偏右的位置,挑取洗去杂物的螨体 1～2 只,放在螨类封固液中,在低倍显微镜下用发丝针拨正螨体的姿态、位置后,如封固液化中出现气泡,可用烧热的解剖针插入气泡即可消除。然后加上盖玻片,将载玻片置酒精灯的小火焰上来回移动,缓缓加热,促使螨体附枝伸展,但不需沸腾,否则易产生气泡,甚至螨体爆裂。撤离火焰后,用红色的玻璃铅笔在载玻片的背面圈出螨体的位置,便于镜检时寻找,然后在载玻片的左端贴上标签。

5.6.2.4　干燥标志　制成的玻片标本必须干燥,一般将玻片标本放在 50～60℃的湿箱内干燥约一周或放在玻璃干燥器中使之失水干燥,也可在室温下放置 1 个月左右,令其自然干燥。

5.6.2.5　封固　标本干燥后,在盖玻片周围用指甲油或加拿大树胶或油漆封固,以便长期保存。

5.7　记录　记录各检查药品的品名、生产批号、实验所采用的方法、操作条件、操作人员、所使用仪器、用具、试液及实验结果等。

5.8　结果判断　凡供试品按上述有关剂型项下规定检查,发现活螨者,应作检出活螨报告。若在供试品中未检出活螨,但检出活螨卵,可按检出活螨处理。

# 附录四十一  无菌检查法(薄膜过滤法)
# 标准操作程序

| 标准操作程序——检查法 | 起草人: | 日期 | 年 | 月 | 日 |
|---|---|---|---|---|---|
| 起草部门:质量控制室 | 审核人: | 日期 | 年 | 月 | 日 |
| 颁发部门:质管部 | 批准人: | 日期 | 年 | 月 | 日 |
| 文件编码: | 生效日期: | 年 | 月 | 日 | 总页数: |
| 文件标题:无菌检查法(薄膜过滤法)标准操作程序 | | | | | |
| 分发部门: | | | | | |

1  目的  用于检查药典要求无菌的生物制品、医疗器具、原料、辅料及其他品种是否无菌。

2  适用范围  本程序适用于采用薄膜过滤法检查药品是否无菌。

3  职责  质量检验人员执行本规程,质量控制室主管负责监督本规程的实施。

4  依据  《中华人民共和国药典》2010 年版二部。

5  程序

5.1  概述  无菌检查法系用于检查药典要求无菌的药品、医疗器具、原料、辅料及其他品种是否无菌的一种方法。若供试品符合无菌检查法的规定,仅表明了供试品在该检验条件下未发现微生物污染。

无菌检查应在环境洁净度 10000 级下的局部洁净度 100 级单向流空气区域内或隔离系统中进行,其全过程必须严格遵守无菌操作,防止微生物污染,防止污染的措施不得影响供试品中微生物的检出。单向流空气区、工作台面及环境应定期按《医药工业洁净室(区)悬浮粒子、浮游菌和沉降菌的测试方法》的现行国家标准进行洁净度验证。隔离系统按相关的要求进行验证,其内部环境的洁净度须符合无菌检查的要求。日常检验还需对试验环境进行监控。

无菌检查操作人员必须具备微生物专业知识,并经过无菌技术的培训。

5.2  仪器与用具

5.2.1  无菌器材

5.2.1.1  灭菌器材  凡在检验中使用的器材,能灭菌处理的,必须灭菌处理。

5.2.1.1.1  玻璃器皿  试管、锥形瓶、量筒、量杯、刻度吸管(1ml、2ml、5ml、10ml)、注射器(2ml、5ml、10ml)、培养皿(直径 90mm)、输液瓶、酒精灯等。

5.2.4.1.2  手术剪、镊子、注射器针头(9 号、12 号、16 号)、接种针(环)、白金耳、橡皮塞、橡皮管、纱布、乳胶手套等。

5.2.4.1.3  无菌衣、裤、帽、口罩、鞋。

5.2.1.2  消毒器材  凡检验用器材无法灭菌处理的,使用前必须经消毒处理,例如无菌室内的凳子、试管架、工作台、检验样品容器或包装以及操作人员的手等,这些虽然无法进行灭菌,但必须消毒。

5.2.2  设备  全封闭式细菌滤器、恒温培养箱、高压蒸汽灭菌器、电热恒温干燥箱、生物学显微镜。

5.3 菌种及菌液准备

5.3.1 菌种 菌种的传代次数不得超过5代,原始菌种购得后,由专人负责处理。

①金黄色葡萄球菌(Staphylococcus aureus)[CMCC(B) 26003]

②铜绿假单胞菌(Pseudomonas aeruginosa)[CMCC(B) 10104]

③枯草芽孢杆菌(Bacillus subtilis)[CMCC(B)63501]

④生孢梭菌(Clostridium sporogenes)[CMCC(B) 64941]

⑤白色念珠菌(Candida albicans)[CMCC(F) 98001]

⑥黑曲霉(Aspergillus niger)[CMCC(F) 98003]

5.3.2 菌液制备 接种金黄色葡萄球菌、铜绿假单胞菌、枯草芽孢杆菌的新鲜培养物至营养肉汤培养基中或营养琼脂培养基上,接种生孢梭菌的新鲜培养物至硫乙醇酸盐流体培养基中,30~35℃培养18~24h;接种白色念珠菌的新鲜培养物至改良马丁培养基中或改良马丁琼脂培养基上,20~25℃培养24~48h,上述培养物用0.9%氯化钠溶液制成每1ml含菌数小于100 cfu(菌落形成单位)的菌悬液。接种黑曲霉的新鲜培养物至改良马丁琼脂培养基上,23~28℃培养5~7天,加入3~5ml无菌的含0.05%(v/v)聚山梨酯80的0.9%氯化钠溶液,将孢子洗脱。然后,用适宜的方法吸出孢子悬液至无菌试管内,用无菌的含0.05%(v/v)聚山梨酯80的0.9%氯化钠溶液制成每1ml含孢子数小于100cfu的孢子悬液。

菌悬液在室温下放置应在2h内使用,若保存在2~8℃可在24h内使用。黑曲霉孢子悬液可保存在2~8℃,在验证过的贮存期内使用。

5.4 培养基 一般采用商品脱水培养基,临用时按照使用说明书进行配制,分装好的培养基及时密封后必须在配制当天(2h内最佳)进行灭菌处理。

5.4.1 硫乙醇酸盐流体培养基。

5.4.2 改良马丁培养基。

5.4.3 选择性培养基 按上述硫乙醇酸盐流体培养基或改良马丁培养基的处方及制法,在培养基灭菌或使用前加入适宜的中和剂、灭活剂或表面活性剂。

5.4.4 0.5%葡萄糖肉汤培养基(用于硫酸链霉素等抗生素的无菌检查)

5.4.5 营养肉汤培养基。

5.4.6 营养琼脂培养基。

5.4.7 改良马丁琼脂培养基 培养基使用前应进行适用性检查,包括培养基无菌性检查及培养基灵敏度检查。

5.5 稀释液、冲洗液及其制备方法 稀释液、冲洗液配制后应采用验证合格的灭菌程序灭菌。

5.5.1 0.1%蛋白胨水溶液 取蛋白胨1.0g,加水1000ml,微温溶解,滤清,调节pH值至7.1±0.2,分装,灭菌。

5.5.2 pH7.0氯化钠-蛋白胨缓冲液 取磷酸二氢钾3.56g,磷酸氢二钠7.23g,氯化钠4.30g,蛋白胨1.0g,加水1000ml,微温溶解,滤清,分装,灭菌。

5.5.3 0.9%氯化钠溶液 取氯化钠9.0g,加水溶解使成1000ml,过滤,分装,灭菌(仅用于上述两种溶液不适用时使用)。

根据供试品的特性,可选用其他经验证过的适宜的溶液作为稀释液、冲洗液。如需要,可在上述稀释液或冲洗液的灭菌前或灭菌后加入表面活性剂或中和剂等。

5.6　操作方法

5.6.1　无菌检查方法验证实验　为保证无菌检验结果的准确可靠,当建立产品的无菌检查法时,应进行方法的验证,以确认供试品在该实验条件下无抑菌活性或其抑菌活性可以忽略不计,所采用的方法适合于该产品的无菌检查。若该产品的生产工艺、原、辅料组分或检验条件发生改变,则检查方法应进行重新验证。验证时,按"供试品的无菌检查"的规定及下列要求进行操作试验。供试品对每一试验菌的抑菌活性应逐一进行验证。

本规程中无菌检查方法已得到验证。

5.6.2　供试品的制备

5.6.2.1　水溶液供试品　可直接作为供试液备检,或混合至含适量稀释液的无菌容器内,混匀,作为供试液备检。

5.6.2.2　水溶性固体供试品　取规定量,加适宜的稀释液溶解或按标签说明复溶,然后照水溶液供试品项下的方法操作。

5.6.2.3　非水溶性供试品　取规定量,混合溶于含聚山梨酯 80 或其他适宜乳化剂的稀释液 300ml 的无菌容器内,充分混合,立即过滤。用含 0.1%～1% 聚山梨酯 80 的冲洗液冲洗滤膜,冲洗次数一般不少于三次。加入含或不含聚山梨酯 80 的培养基。其他照水溶液供试品项下的方法操作。

5.6.2.4　膏剂和黏性油剂供试品　可取规定量,混合至适量的无菌十四烷酸异丙酯中,剧烈振摇,使供试品充分溶解,如果需要可适当加热,但温度不得超过 44℃,保温,作为供试液备检。

5.6.2.5　无菌气(喷)雾剂供试品　取规定量,将各容器置至少 −20℃ 的冰室冷冻约 1h。以无菌操作迅速在容器上端钻一小孔,释放抛射剂后再无菌开启容器,并将供试液转移至无菌容器中,然后照水溶液或非水溶性制剂供试品项下的方法操作。

5.6.2.6　装有药物的注射器供试品　取规定量,将注射器中的内容物(若需要可吸入稀释液或标签所示的溶剂溶解)直接过滤,或混合至含适量稀释液的无菌容器内,混匀,立即过滤。然后按水溶性供试品项下方法操作。

5.6.3　薄膜过滤法操作　薄膜过滤法应优先选用封闭式薄膜过滤器,也可使用一般薄膜过滤器。无菌检查用的滤膜孔径应大于 0.45$\mu$m,直径约为 50mm。根据供试品及其溶剂的特性选择滤膜材质。抗生素供试品应选择低吸附的滤器及滤膜。滤器及滤膜使用前应采用适宜的方法灭菌。使用时,应保证滤膜在过滤前后的一致性。

水溶性供试液过滤前先将少量的冲洗液过滤以润湿滤膜。油类供试品,过滤器在使用前应充分干燥。为发挥滤膜的最大过滤效率,应注意保持供试品溶液及冲洗液覆盖整个滤膜表面。供试液经薄膜过滤后,需要用冲洗液冲洗滤膜,每张滤膜每次冲洗量一般为 50ml 或 100ml,且总冲洗量不得超过 1000ml,以避免滤膜上的微生物受损伤。

取出无菌检查用集菌培养器,检查包装是否完好无损,将培养器逐一插放在滤液槽座上,将其塑胶软管装入集菌仪的蠕动泵的管槽内,注意定位准确,软管走势顺畅。其进液软管的双芯针头插入供试液容器的塞上,开启集菌仪,将供试液窗口倒置,使药液均匀通过滤器,待药液滤净后,关闭电源,将双芯针头取下,插至装有适宜冲洗液窗口的塞上,冲洗培养器滤膜,最后关闭电源。将培养器顶部排气孔处的胶帽取下,套住底部排液管口,将进液软管的双芯针头插至培养基容器的塞上,开启蠕动泵,将培养基导入指定培养基,关闭电源。用塑料卡卡住与培养器连接处的进液软管,在进液软管剪切线的位置剪断软管,将软管开口端套住培养器顶部的排气孔处,置适宜温度培养 14 日。

每次操作时,均应取相应溶剂和稀释剂及冲洗液同法操作,作为阴性对照。

将已操作完毕的含培养基的集菌培养器转移出洁净操作间,取其中一管作为阳性对照。

5.6.4 培养及观察 将上述接种后的硫乙醇酸盐流体培养基平均分成两份,一份置 30～35℃培养 14 天,另一份与接种后的改良马丁培养基置 20～25℃培养 14 天,培养期间应逐日观察并记录是否有菌生长。如在加入供试品后、或在培养过程中培养基出现浑浊,培养 14 天后,不能从外观上判断有无菌生长,可取该培养液适量转种至同种新鲜培养基中及营养琼脂斜面和改良马丁琼脂斜面培养基上,细菌培养 2 天、真菌培养 3 天,观察接种的同种新鲜培养基及营养琼脂和改良马丁琼脂斜面培养基上是否有菌生长;或取培养液(物)涂片,染色,镜检,判断是否有菌,必要时作菌种鉴定。

5.7 结果判断 阳性对照管应生长良好,阴性对照管不得有菌生长;否则,试验无效。

若供试品管均澄清,或虽显浑浊但经确证无菌生长,判供试品符合规定;若供试品管中任何一管显浑浊并确证有菌生长,判供试品不符合规定,除非能充分证明试验结果无效,即生长的微生物非供试品所含。当符合下列至少一个条件时方可判试验结果无效:

① 无菌检查试验所用的设备及环境的微生物监控结果不符合无菌检查法的要求。

② 回顾无菌试验过程,发现有可能引起微生物污染的因素。

③ 供试品管中生长的微生物经鉴定后,确证是因无菌试验中所使用的物品和(或)无菌操作技术不当引起的。

试验若经确认无效,应重试。重试时,重新取同量供试品,依法检查,若无菌生长,判供试品符合规定;若有菌生长,判供试品不符合规定。

5.8 记录

| 检品编号 | | 室温　　℃　湿度 | |
|---|---|---|---|
| 检品名称 | 规格 | | |
| 生产单位 | 包装 | | 效期 |
| 供样单位 | 检品数量 | | |
| 批号 | 收检日期 | | |
| 检验目的 | 检验日期 | | |
| 检验依据 | 报告日期 | | |

培养基制备及培养条件:

硫乙醇酸盐流体培养基　　　　　批号:　　　　配制日期:

培养箱型号:　　　　　　　培养温度:　℃

改良马丁培养基　　　　　　　批号:　　　　配制日期:

培养箱型号:　　　　　　　培养温度:　℃

| 取供试液 | ml 滤过 | | | 联无菌滤器 | | | | | 冲洗液用量 | | | ml/膜 | |
|---|---|---|---|---|---|---|---|---|---|---|---|---|---|
| 培养时间(天) | 1 | 2 | 3 | 4 | 5 | 6 | 7 | 8 | 9 | 10 | 11 | 12 | 13 | 14 |
| | | | | | | | | | | | | | | |
| | | | | | | | | | | | | | | |
| | | | | | | | | | | | | | | |

结论:本品按　　　　　无菌检查法检验,结果　　　　　规定。

检验者:　　　　　　　　　　　　校对者:

6　注意事项

6.1　对具有抗菌活性的固体制剂或液体制剂,在过滤膜前,要根据供试品的抗菌活性的强弱选用适宜、适量的溶剂溶解及稀释;淋(冲)洗样品时流速不易过快。

6.2　水溶性供试液过滤前将少量的冲洗液过滤以润湿滤膜。油类供试品,其滤膜和过滤器在使用前应充分干燥。供试液经薄膜过滤后,若需要用冲洗液冲洗滤膜,其总的冲洗量不宜过大,冲洗量及冲洗方法参照方法验证试验。为发挥滤膜的最大过滤效率,应注意保持供试品溶液及冲洗液覆盖整个滤膜表面。

6.3　无菌试验过程中,若需使用表面活性剂、灭活剂、中和剂等试剂,应证明其有效性,且对微生物生长及存活无影响。

# 附录四十二　异常毒性检查法标准操作程序

| 标准操作程序——检查法 | 起草人: | 日期 | 年 | 月 | 日 |
|---|---|---|---|---|---|
| 起草部门:质量控制室 | 审核人: | 日期 | 年 | 月 | 日 |
| 颁发部门:质管部 | 批准人: | 日期 | 年 | 月 | 日 |
| 文件编码: | 生效日期: | 年 | 月 | 日 | 总页数: |
| 文件标题:异常毒性检查法标准操作程序 | | | | | |
| 分发部门: | | | | | |

1　目的　规范异常毒性检查法标准操作,保证检验结果准确。

2　适用范围　本程序适用于药品的异常毒性检查。

3　职责　质量检验人员执行本规程,质量控制室主管负责监督本规程的实施。

4　依据　《中华人民共和国药典》2010 年版二部。

5　程序

5.1　概述　异常毒性试验是用一定剂量的药物按指定的操作方法和给药途径给予规定体重的某种试验动物,观察其急性毒性反应。反应的判断以试验动物死亡与否为终点。《中华人民共和国药典》规定的异常毒性试验,实际上是一个限度试验,在此剂量条件下,一般供试品不应使试验动物中毒致死;如果出现试验动物急性中毒而死亡,则反映该供试品中含有的急性毒性物质超过了正常水平,因此,本试验又称异常毒性检查法。在出现试验动物死亡时,除动物试验方法存在的差异或偶然差错外,主要决定于供试品在生产过程中是否带入可引发异常毒性反应的杂质。异常毒性试验的动物为小鼠。试验操作方法有尾静脉注射法、皮下注射法、腹腔注射法及口服给药法等。

5.2　实验材料与用具

5.2.1　天平(精度 0.01mg 或 0.5mg,供试品、试剂称量用;精度 0.1g,小鼠称量用)。

5.2.2　小鼠固定装置(包括小鼠固定器、支架)、注射器(1ml 以下,精度 0.01ml)、高压蒸汽灭菌器、秒表、大称量瓶、吸管、移液管和小烧杯。

5.3　供试品溶液　除另有规定外,用氯化钠注射液按各品种项下规定的浓度制成供试品溶液。

5.3.1　原料药

5.3.1.1　精密称取适量,置适宜容器中。

5.3.1.2　按规定浓度,加精密量取的一定量溶剂,搅拌使溶解。

5.3.2　注射液

5.3.2.1　用 75％乙醇棉球消毒安瓿颈部或瓶塞。

5.3.2.2　精密量取一定量药液,置适宜容器中。

5.3.2.3　按规定浓度,加精密量取的一定量溶剂,混匀。

5.3.3　粉针剂

5.3.3.1　用 75％乙醇棉球消毒安瓿颈部或瓶塞。

5.3.3.2　加入一定量规定的溶媒制成所需浓度,混匀。

5.4　试验动物　供试用的小鼠应健康无伤,毛色光滑,眼睛红亮,活泼。其来源、饲养条件、品种、性别均应相同。雌者不得有孕。在正常动物饲养条件下,小鼠体重 17～20g,鼠龄约 25 天。形态表现衰老体弱、背部弓起、行动蹒跚、毛皮松稀等现象者不宜供使用;由于饲养条件较差或差异较大的不同鼠龄的小鼠,虽体重符合要求,也不宜供使用。复试时,用 18～19g 小鼠。试验动物在称重前自然饱腹,做过试验的小鼠不得重复使用。

5.5　用具的灭菌　试验用玻璃容器、注射器、针头等与供试品及动物接触的用具,一般情况下应置高压蒸汽灭菌器内,121℃湿热灭菌 30min。

5.6　检查法　除另有规定外,取上述小鼠 5 只,按各药品项下规定的给药途径,每只小鼠分别给予供试品溶液 0.5ml,给药途径分为以下几种:

5.6.1　静脉注射

5.6.1.1　捏住鼠尾将其提起放入固定器内,固定,使鼠尾暴露在外。

5.6.1.2　扭转鼠尾,使静脉向上,取 75％乙醇棉球擦拭注射部位,使其扩张并消毒。

5.6.1.3　一手捏住鼠尾,一手持注射器,针尖与鼠尾成一适宜的角度(小于 30°)刺入静脉,在 4～5s 内匀速注入供试品溶液(规定缓慢注射的品种可延长至 30s)。如针头未插入静脉内,应重插;如药液有损失,应另取小鼠重试。

5.6.1.4　注射完毕后,拔出针头,用消毒棉按住注射部位轻轻按压,防止药液外漏。止血后,将小鼠放入鼠盒中,观察即时反应。

5.6.2　腹腔注射

5.6.2.1　一手握小鼠,用拇指、食指捏住小鼠颈背部,用无名指及小指固定其尾和后肢,腹部向上,头呈低位。

5.6.2.2　用 75％乙醇棉球擦拭小鼠腹部的注射部位。

5.6.2.3　在下腹部离白线约 0.5cm 处将注射针刺入皮下,沿皮下向前推进 3～5mm,然后刺入腹腔,此时有抵抗力消失的感觉,刺入后轻拉针筒,确认无血液或肠内容物流入后,推入供试品溶液。

5.6.2.4　注射完毕后,轻轻将针头旋转一定角度,缓慢拔出针头,防止药液外漏。将小鼠放入鼠盒中,观察即时反应。

5.6.3　皮下注射

5.6.3.1　握小鼠同腹腔注射法。

5.6.3.2　用75％乙醇棉球擦拭小鼠腹部(或背部)的注射部位。

5.6.3.3　皮下注入供试品溶液,可见注射部位出现泡状隆起。

5.6.3.4　注射完毕后,缓慢拔出针头,防止药液外漏。将小鼠放入鼠盒中,观察即时反应。

5.6.4　口服给药

5.6.4.1　握小鼠同腹腔注射法。

5.6.4.2　注射器接胃管灌注针头,从小鼠口角插入口腔内,经舌面沿上腭进入食管,进针2～3cm左右,如顺利,注入供试品药液。

5.6.4.3　给药完毕后,拔出灌注针头。将小鼠放入鼠盒中,观察即时反应。

5.7　结果判断

5.7.1　除另有规定外,全部小鼠在给药后48h内不得有死亡

5.7.2　如有死亡时,应另取体重18～19g的小鼠10只复试,全部小鼠在48h内不得有死亡。

6　注意事项

6.1　为了使试验结果真实可靠,试验动物要严格按规定的要求准备。

6.2　结果判断　《中华人民共和国药典》(2010年版)规定除另有规定外,全部小鼠在给药后48h内不得有死亡。给药后,在规定时间内不引起小鼠死亡的任何反应不属于异常毒性检查范围,不作为判断结果的依据。

6.3　室温在20～30℃,过高或过低均可影响试验结果。

# 附录四十三　SH-10A型水分快速测定仪标准操作规程

| 标准操作程序——检查法 | 起草人： | 日期 | 年 | 月 | 日 |
|---|---|---|---|---|---|
| 起草部门:质量控制室 | 审核人： | 日期 | 年 | 月 | 日 |
| 颁发部门:质管部 | 批准人： | 日期 | 年 | 月 | 日 |
| 文件编码： | 生效日期： | 年 | 月 | 日 | 总页数： |
| 文件标题:SH-10A型水分快速测定仪 | | | | | |
| 分发部门： | | | | | |

1　目的　建立SH-10A型水分快速测定仪使用、维护、保养、清洁标准操作规程。规范QC对SH-10A型水分快速测定仪的使用、维护、保养和清洁。

2　适用范围　适用于SH-10A型水分快速测定仪使用、维护、保养、清洁操作。

3　责任者　仪器操作人员和仪器管理人员。

4　内容

4.1 接通电源,打开开关。

4.2 预热红外线灯约 20min,干燥秤盘和秤盘架部件表面的水分。

4.3 天平经预热后调整零点,调零后不能再旋动零位微调旋钮。待天秤盘冷却后称量被测样品。

4.4 打开红外线灯开关,用温度控制器调整至规定温度,用定时器设定需要时间。

4.4.1 温度控制器的使用:旋转调温旋钮,开始时可把调温旋钮旋到最大位置,使温度迅速上升,然后根据不同试样物质的温度,将调温旋钮向小的方向转,逐渐微调到某刻度线,同时观察温度计所指示是否达到要求设定温度,此时红外线灯有由亮变暗淡,又由暗淡变亮的反复现象,这说明温度控制器在自动控制温度。

4.5 待样品恒重后取下砝码和被测物质,根据测定结果进行计算。

4.5.1 如果试样物质在加温很长时间里仍达不到恒重点,可能是试样物质本身被挥发或分解,甚至被溶化,可用低温加热。

4.6 维护与保养

4.6.1 每次放入样品量不能超过天平的最大量程(10g)。

4.6.2 仪器应放在水平台面上。

4.6.3 每月进行一次仪器的维护检查,并填写维护记录。

4.7 清洁

4.7.1 每次使用完毕,清理掉天平盘上的样品,用细软布擦拭设备表面,目测无药物残留,用清洁布擦干。

4.7.2 对仪器进行清洁后悬挂标识,及时填写仪器使用记录。

4.7.3 效果评价:设备表面应该光亮整洁,没有污迹。

# 附录四十四

## 国家食品药品监督管理局
## 国家药品包装容器(材料)标准
## (试行)

**YBB00262004**

---

### 包装材料红外光谱测定法
**Baozhuangcailiao Hongwaiguangpu cedingfa**
**The test method for infrared spectrum in packaging material**

本方法适用于药品包装用塑料、橡胶产品中主要成分的红外光谱测定。

原理:红外光谱测定法是鉴别和分析物质化学结构的有效手段,化合物受红外辐射照射后,使分子的震动和转动可使电子由较低能级向较高能级跃迁,从而导致对特定频率红外辐射的选择性吸收,形成特征性很强的红外吸收光谱。以中红外区(4000～400cm$^{-1}$)为常用区域。

包装材料的红外光谱测定技术包括检测方法和制样技术。

检测方法有透射和衰减全反射(Attenuated Total Reflectance,ATR)等。

透射是指通过测定透过样品前后的红外光强度变化,得到红外投射光谱。衰减全反射是指红外光以一定的入射角度通过 ATR 晶体后,在与晶体紧贴的样品表面经过多次反射而得到反射光谱图,可分为单点衰减全反射和平面衰减全反射。

制样技术有热敷法、薄膜法、热裂解法、衰减全反射法、红外显微镜法等。

仪器性能:用聚苯乙烯薄膜(厚度约为 0.05mm)校正仪器。

1. 用 2851cm$^{-1}$、1601cm$^{-1}$、1028cm$^{-1}$、907cm$^{-1}$ 对仪器波数进行校正,在 2000～400cm$^{-1}$ 区间允许相差±4cm$^{-1}$以内,在 4000～2000cm$^{-1}$ 区间允许相差±8cm$^{-1}$以内。

2. 仪器分辨率在 3110～2850cm$^{-1}$ 范围内应能清晰分辨出 7 个峰,2924cm$^{-1}$ 与 2851cm$^{-1}$吸收带的分辨深度不小于 18%透光率,1601cm$^{-1}$ 与 1583cm$^{-1}$吸收带的分辨率深度不小于 8%透光率。仪器的标称分辨率,除另有规定外,应不低于 2cm$^{-1}$。

环境条件:温度应在 15～30℃,相对湿度应小于 65%。适当通风换气,以避免积聚过量的二氧化碳和有机溶剂蒸汽。

第一法:热敷法

本法适用于颗粒、塑料瓶、单层薄膜的红外光谱测定。

将溴化钾晶片或氯化钠晶片在酒精或控温电炉(温度接近材料熔点)上加热,乘热将样品轻擦于热溴化钾晶片或氯化钠晶片上(以不冒烟为宜),通过透射录制红外光谱。

第二法:薄膜法

本法适用于颗粒、塑料瓶、单层薄膜的红外光谱测定。

取样品约 0.25g(可剪切成小碎块),加适宜的溶剂[如聚乙烯(PE)、聚丙烯(PP)、乙烯与醋酸乙烯共聚物(EVA)等材料可用甲苯;聚对苯二甲酸乙二醇酯(PET)可用 1,1,2,2-四氯乙烷;聚碳酸酯(PC)可用二氯乙烷]约 10ml,高温回流使样品溶解,用毛细管趁热将回流液涂在溴化钾晶片或氯化钠晶片上,加热挥去溶剂后,通过透射录制红外光谱。

第三法:热裂解法

本法适用于橡胶产品的红外光谱测定。

取样品约 3g 切成小块,用丙酮或适宜的溶剂抽提 8h 后,在 80℃烘干,取 0.1～0.2g 置于裂解管的底部,然后用试管夹水平地将裂解管移到酒精灯上加热,当出现裂解产物冷凝在裂解管冷端时,用毛细管取裂解物涂在溴化钾晶片或氯化钠晶片上立刻通过透射录制红外光谱。

第四法:衰减全反射法

本法适用于粒料、塑料瓶、薄膜、硬片、橡胶产品的红外光谱测定。

取表面清洁平整的样品适量,将其紧压在 ATR 附件所使用的晶片[硒化锌(ZnSe)或溴化铊与碘化铊结晶 1:1(KRS-5)等]上,通过反射直接录制红外光谱。

第五法:红外显微镜法

本法适用于多层复合膜及袋、复合硬片的红外光谱测定。

用切片器将样品切成厚度适宜(小于 50μm)的薄片,置于红外显微仪上观察样品横截面,选择所需检测的区域,通过透射录制红外光谱。

# 附录四十五

## 国家食品药品监督管理局
## 国家药品包装容器(材料)方法标准
## (试行)

### YBB00292004

---

### 包装材料加热伸缩率测定法
### Baozhuangcailiao Jiare Shensuolu Cedingfa
### Test method for thermal tensile ratio in packaging material

本方法适用于各类药用塑料硬片的加热伸缩率的测定。

加热伸缩率系指样品在一定时间内经受一定温度后尺寸的变化,以标点间距离的变化量与初始标点间距离之比的百分率表示。

**仪器装置**

(1)加热装置:烘箱或老化实验箱,温度控制精度为±1℃。

(2)测量用尺:测量精度为±0.2mm。

**测定法**

从硬片上切取正方形试片 2 片(如图 1 所示),每片边长分别为 120±1mm。在中心点位置,用刀片切透,划出标点间距为 100±1mm 的 2 条互相垂直线纵向 AB、横向 CD,再分别在 2 条线的顶端划出刻痕,准确测定每片 AB、CD 线段长度后分别取算术平均值。

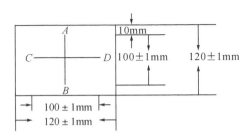

图 1　试片尺寸

将试片平放在玻璃或金属板上,不应影响试片的自由变形,水平放置于 100±1℃ 的加热装置内,保持 10min,取出冷却至室温,然后分别准确测定每片 AB、CD 线段长度后分别取算术平均值。

结果表示

加热伸缩率(S)按下式计算：

$$S(\%)=\frac{L_2-L_1}{L_1}\times100$$

式中：$S$——加热伸缩率(%)；

　　$L_1$——加热前 $AB$ 或 $CD$ 标点间的距离(mm)；

　　$L_2$——加热后 $AB$ 或 $CD$ 标点间的距离(mm)。

# 附录四十六

## 国家食品药品监督管理局
## 国家药品包装容器(材料)方法标准
## (试行)

### YBB00142003

## 包装材料氯乙烯单体测定法
**Baozhuangcailiao Lüyixi Danti Cedingfa**
**Tests for vinyl chloride monomer in packaging material**

本法适用于聚氯乙烯产品中残留氯乙烯单体的测定。

本法以气-液平衡为基础,试样在密封容器内,用合适的溶剂溶解。在一定温度下,氯乙烯单体向空间扩散,达到平衡后,取定量顶空气体注入气相色谱仪中测定,以保留时间定性,以峰面积(峰高)定量。

本法照气相色谱法(《中华人民共和国药典》2000 年版二部附录ⅤE)测定。

**色谱条件与系统适应性试验**

固定相:上试 407 有机担体,60~80 目,200℃老化 4h。

检测器:氢火焰离子检测器。

测定条件(供参考):柱温 100℃,气化温度 150℃,氮气 20ml/min、氢气 30ml/min、空气 300ml/min。

理化板数:不得低于 500。

外标法测定所得待测物峰面积(峰高)的相对标准偏差不大于 10%;标准曲线法测定所得待测物峰面积(峰高)的相对标准偏差不大于 2%。

**标准溶液的制备**

氯乙烯标准液 A 的制备:

取一只平衡瓶(容量 25±0.5ml,耐热、耐压 49kPa 玻璃瓶,带硅橡胶塞、铝盖),加 24.5ml $N,N$-二甲基乙酰胺(DMAC)(在测试条件下不含有与氯乙烯的色谱保留时间相同的任何杂峰。否则,采用曝气法蒸馏除去干扰),带塞、盖称量(精确至 0.1mg),在通风橱内,从氯乙烯钢瓶放出液态氯乙烯(含量大于 99.5%)约 0.5ml,置于平衡瓶中迅速盖塞、压盖、混匀后,再精密称量,贮于冰箱中,按式(1)、(2)计算浓度。

$$C_A = \frac{m_2 - m_1}{V_1} \times 1000 \tag{1}$$

$$V_1 = 24.5 + \frac{m_2 - m_1}{d} \tag{2}$$

式中:$C_A$——氯乙烯单体浓度(mg/ml);

$V_1$——校正体积(ml);

$m_1$——平衡瓶加溶剂的质量(g);

$m_2 - m_1$——加氯乙烯的质量(g);

$d$——氯乙烯密度,0.9121g/ml(20℃)。

氯乙烯标准使用液 B 的制备:

用平衡瓶配制 25.0ml,依照 A 液浓度,按式(3)、(4)计算,求出欲加溶剂的体积,先把 $V_3$ 体积 DVAC 放入平衡瓶中,再精密量取 $V_2$ 体积的 A 液,注入溶剂中,加塞、压盖、混匀后为 B 液,贮于冰箱内。该氯乙烯标准使用液 B 的浓度约为 0.2mg/ml。

$$V_3 = 25 - V_2 \tag{3}$$

$$V_2 = \frac{0.2 \times 25}{C_A} \tag{4}$$

式中:$V_3$——欲加 DMAC 的体积(ml);

$V_2$——取 A 液的体积(ml);

$C_A$——氯乙烯标准 A 液浓度(mg/ml)。

**供试品溶液的制备**

将样品剪成细小颗粒,精密称定 1.000g,置于平衡瓶中,加 3ml DNAC 后,立即加塞、压盖密闭,振摇 5min。

**测定法**

除另有规定外,测定方法一般采用第一法;当第一法测定结果不符合规定时,应采用第二法进行复验或测定。

**第一法　外标法**

**标准对照液的制备**　精密量取标准溶液 B 适量(根据供试品中氯乙烯单体的实际残留量确定标准对照液浓度,通常标准对照液的色谱峰面积与供试品中对应的色谱峰面积比值不超过 2 倍),注入预先已加入 3ml DMAC 的平衡瓶中。

标准对照液和供试品溶液,同时置于 70±1℃的水浴中,平衡 30min。分别取液上气 1ml 注入气相色谱仪中,记录色谱图,测量标准品和供试品待测成分的峰面积(峰高),计算。

**第二法　标准曲线法**

取六个平衡瓶,预先各加 3ml DMAC,用微量注射器吸取 0、5、10、15、20、25ml 的标准溶液 B,通过胶塞分别注入各平面瓶中,配成 0~5μg 氯乙烯标准系列,同时置于 70±1℃的水浴中,平衡 30min。分别取液上气 1ml 注入气相色谱仪中。调整检测器灵敏度,测量峰面积(或峰高),绘制峰面积(或峰高)标准曲线。

**样品测定**

取样品溶液,按标准曲线的绘制"置于70±1℃水浴中……"操作。根据样品中氯乙烯峰面积(或峰高),从标准曲线上求得样品中氯乙烯质量,按下式计算出氯乙烯含量:

$$X = \frac{m_3}{m_4} \tag{5}$$

式中:$X$——样品中氯乙烯单体含量(mg/kg);

　　　$m_3$——标准曲线上求出的样品氯乙烯质量(μg);

　　　$m_4$——样品质量(g)。

# 附录四十七

## 国家食品药品监督管理局
## 国家药品包装容器(材料)标准
## (试行)

### YBB00112003

## 包装材料拉伸性能测定法
### Baozhuangcailiao Lashen Xingneng Cedingfa
### Tests for Determination of tensile propertics in packaging material

本法适用于塑料薄膜和片材(厚度应不大于1mm)的拉伸强度和断裂伸长率的测定。

拉伸强度系指在拉伸试验中,试验直至断裂为止,单位初始横截面上承受的最大拉伸负荷。

断裂伸长率系指在拉伸试验中,试样断裂时,标线间距离的增加量与初始标距之比,以百分率表示。

**试验设备**　试验装置应有适当的夹具,夹具应使试样长轴与通过夹具中心线的拉伸方向重合,夹具应能避免试样在夹具处断裂,以及试样在夹具中滑动。夹具的移动速度应满足试验要求。试验装置示值误差应在±1%内。

**试样形状及尺寸**

本方法规定使用四种类型的试样,Ⅰ、Ⅱ、Ⅲ型为哑铃形试样,见图1~图3。Ⅳ型为长条型试样,宽度10~25mm,总长度不小于150mm,标距至少为50mm。试样形状和尺寸根据各品种项下规定进行选择。

**试样制备**

试样应沿纵、横方向大约等间隔截取。哑铃形及长条形试样可用冲刀冲制,长条形试样也可用在标准试片截取板上用裁刀截取。试样边缘必须平滑且无缺口损伤,按试样尺寸要求准确打印或画出标线。此标线应对试样产品不产生任何影响。

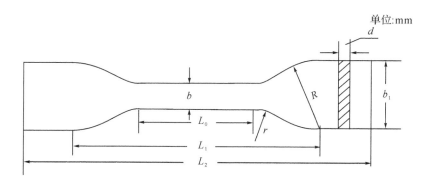

$L_2$-总长 120；$L_1$-夹具间初始距离 86±5；$L_0$-标线间距离 40±0.5；$d$-厚度；
$R$-大半径 25±2；$r$-小半径 14±1；$b$-平行部分宽度 10±0.5；$b_1$-端部宽度 25±0.5

图 1　Ⅰ型试样

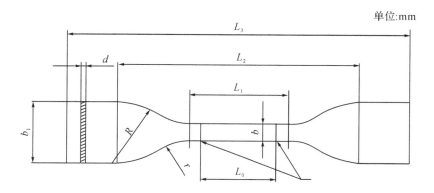

$L_3$-总长 115；$L_2$-夹具间初始距离 80±5；$L_1$-平行部分长度 33±2；$L_0$-标线间距离 25±0.25；
$R$-大半径 25±2；$r$-小半径 14±1；$b$-平行部分宽度 6±0.4；$b_1$-端部宽度 25±1；$d$-厚度

图 2　Ⅱ型试样

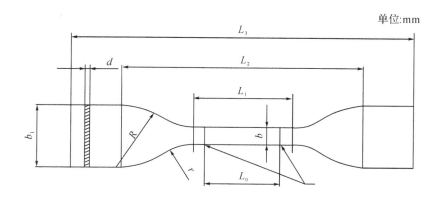

$L_3$-总长 150；$L_2$-夹具间初始距离 115±5；$L_1$-平行部分长度 60±0.5；$d$-厚度；
$L_0$-标线间距离 50±0.55；$R$-半径 60；$b$-平行部分宽度 10±0.5；$b_1$-端部宽度 20±0.5；

图 3　Ⅲ型试样

试样按每个实验方向为一组,每组试样不少于 5 个。试样应在 23±2℃、50％±5％相对湿度放置 4h 以上,并在此条件下进行试验。

**试验速度(空载)**

a. 1±0.5mm/min;

b. 2±0.5mm/min 或 2.5±0.5mm/min;

c. 5±1mm/min;

d. 10±2mm/min;

e. 30±3mm/min 或 25±2.5mm/min;

f. 50±5mm/min;

g. 100±10mm/min;

h. 200±20mm/min 或 250±25mm/min;

i. 500±50mm/min。

应按各品种项下规定的要求选择速度。如果没有规定速度,那么硬质材料和半硬质材料选用较低的速度,软质材料选用较高的速度。

**试验步骤**

(1)用上、下两侧面为平面的精度为 0.001mm 的量具测量试样厚度,用精度为 0.1mm 的量具测量试样宽度。每个试样的厚度及宽度应在标距内测量三点,取算术平均值。长条形试样宽度和哑铃形试样中间平行部分宽度应用冲刀的相应部分的平均速度。

(2)将试样置于试验机的两夹具中,使试样纵轴与上、下夹具中心连线相重合,夹具松紧适宜,以防止试样滑脱或在夹具中断裂。

(3)按规定速度开动试验机进行试验。试样断裂后读取断裂时所需负荷以及相应的标线间伸长值。若试样在标线外的部位断裂,此试样作废,应另取试样重做。

**结果的计算和表示**

**拉伸强度** 按下式计算:

$$\sigma_1 = \frac{p}{bd} \tag{1}$$

式中:$\sigma_1$——拉伸强度(MPa);

$p$——最大负荷、断裂负荷(N);

$b$——试样宽度(mm);

$d$——试样厚度(mm)。

**断裂伸长率** 按下式计算:

$$\varepsilon_1 = \frac{L - L_0}{L_0} \times 100 \tag{2}$$

式中:$\varepsilon_1$——断裂伸长率(％);

$L_0$——试样原始标线距离(mm);

$L$——试样断裂时标线间距离(mm)。

以纵、横试验结果的平均值表示结果。

# 附录四十八

## 国家食品药品监督管理局
## 国家药品包装容器(材料)标准
## (试行)

### YBB00092003

---

### 包装材料水蒸气透过量测定法
### Baozhuangcailiao Shuizhengqi Touguoliang Cedingfa
### Tests for Water Transmission in packaging material

水蒸气透过量系指在规定的温度、相对湿度,一定的水蒸气压差下,试样在一定时间内透过的水蒸气量。

药用薄膜、薄片及药用铝箔水蒸气透过量系指在规定的湍度、相对湿度,一定的水蒸气压差和一定厚度的条什下,1平方米的试样在24h内透过的水蒸气量(g),单位为 $g/(m^2 \cdot 24h)$。

药用薄膜、薄片及药用铝箔水蒸气透过系数系指在规定的温度、相对湿度环境中,单位时间内,单位水蒸气压差下,透过单位厚度、单位面积试样的水蒸气量,单位为 $g \cdot cm/(cm^2 \cdot s \cdot Pa)$。

液体瓶水蒸气透过量系指在规定的温度、相对湿度环境中,一定时间内瓶中水分损失的百分比,单位为%。

固体瓶水蒸气透过量系指在规定的温度、相对湿度环境中,每升容量的瓶在24h内透入的水蒸气量,单位为 $mg/(24h \cdot L)$。

输液用容器水蒸气透过量系指在规定的温度、相对湿度环境中,一定时间内容器中水分损失的百分比,单位为%。

**方法分类** 药用包装材料及容器的水蒸气透过量测定法有三种,第一法是杯式法,第二法是电解分析法,第三法是重量法。

**第一法 杯式法**

一般适用于水蒸气透过量不低于 $2g/(m^2 \cdot 24h)$ 的薄膜、薄片。

杯式法系指将试样固定在特制的透湿杯上,通过测定透湿杯的重量增量来计算药用薄膜、薄片及药用铝箔的水蒸气透过量分析法。

**仪器装置**

(1)恒温恒湿箱:恒温恒湿箱温度精度为 $\pm 0.6℃$,相对湿度精度为 $\pm 2\%$,风速为 $0.5\sim2.5m/s$。恒温恒湿箱关闭之后,15min内应重新达到设定的温、湿度。

(2)透湿杯:应由质轻、耐腐蚀、不透水、不透气的材料制成。有效测定面积不得低于 $25cm^2$。

（3）分析天平：灵敏度为 0.1mg。

（4）干燥器。

（5）密封蜡：密封蜡应在温度 38℃、相对湿度 90％条件下暴露不会软化变形。若暴露表面积为 50cm²，则在 24h 内质量变化不能超过 1mg[例如：石蜡（熔点为 50～52℃）与蜂蜡的配比约为 85∶15]。

（6）干燥剂：无水氯化钙粒度为 0.60～2.36mm。使用前应在 200±2℃烘箱中，干燥 2h。

透湿杯组装图见图 1 所示。

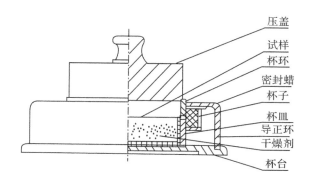

图 1　透湿杯组装图

**试验条件**　除另有规定外，A：温度 23±0.6℃，相对湿度 90％±2％；

　　　　　　　B：温度 38±0.6℃，相对湿度 90％±2％。

**测定法**　除另有规定外，选取平整无可见缺陷的试样 3 片，分别用圆片冲刀冲切，试样直径应介于杯环直径与杯子直径之间。将干燥剂放入清洁的杯皿中，其加入量应使干燥剂距试样表面约 3mm 为宜。将盛有干燥剂的杯皿放入杯子中，然后将杯子放到杯台上，试样放在杯子正中，加上杯环后，用导正环固定好试样的位置，再加上压盖。小心地取下导正环，将熔融的密封蜡浇灌至杯子的凹槽中，密封蜡凝固后不允许产生裂纹及气泡。待密封蜡凝固后，取下压盖和杯台，并清除粘在透湿杯边及底部的密封蜡。在 23±2℃环境中放置 30min，称量封好的透湿杯。将透湿杯放入已调好温度、湿度的恒温恒湿箱中，16h 后从箱中取出，放在处于 23±2℃环境中的干燥器中，平衡 30min 后进行称量，称量后将透湿杯重新放入恒温恒湿箱内，以后每两次称量的间隔时间为 24、48 或 96h，称量前均应先放在处于 23±2℃环境中的干燥器中，平衡 30min。直到前后两次质量增量相差不大于 5％时，方可结束试验（注：每次称量后应轻微晃动杯子中的干燥剂，使其上下混合；干燥剂吸湿总增量不得过 10％），同时取一个试样进行空白试验（注：空白试验系指除杯中不加干燥剂外，其他试验步骤同样品试验）。水蒸气透过量（WVT）按式（1）进行计算：

$$\mathrm{WVT} = \frac{24 \times (\Delta m_1 - \Delta m_2)}{A \times t} \tag{1}$$

式中：WVT——水蒸气透过量[g/(m²·24h)]；

　　　$t$——质量增量稳定后的两次间隔时间（h）；

$\Delta m_1$——$t$ 时间内的样品试验试样质量增量(g);

$\Delta m_2$——$t$ 时间内的空白试验试样质量增量(g);

$A$——试样透水蒸气的面积($m^2$)。

试验结果以三个试样的算术平均值表示,每一个试样测定值与算术平均值的偏差不得过 $\pm 10\%$。

水蒸气透过系数(Pv)按式(2)进行计算:

$$Pv = \frac{(\Delta m_1 - \Delta m_2) \times d}{A \times t \times \Delta p} = 1.157 \times 10^{-9} \times \frac{WVT \times d}{\Delta p} \qquad (2)$$

式中:Pv——水蒸气透过系数$[g \cdot cm/(cm^2 \cdot s \cdot Pa)]$;

WVY——水蒸气透过量$[g/(m^2 \cdot 24h)]$;

D——试样厚度(cm);

$\Delta p$——试样两侧的水蒸气压差(Pa)。

试验结果以三个试样的算术平均值表示。

**第二法　电解分析法**

电解分析法系指水蒸气遇电极电解为氢气和氧气,通过电解电流计算出单位时间内水蒸气透过的总量的水蒸气透过量分析法。

**仪器装置**　水蒸气透过量测定仪。

透湿室:上端测试皿包含一个在饱和盐溶液中浸泡过的毛玻璃板,以保持试样一端的水蒸气,下与电解槽相通。

**测试装置**　精度:读数的 $\pm 2\%$,不小于 $0.01g/(m^2 \cdot 24h)$。

**试验条件**　除另有规定外,A:温度 $23 \pm 0.6℃$,相对湿度 $85\% \pm 2\%$;

B:温度 $38 \pm 0.6℃$,相对湿度 $90\% \pm 2\%$。

**测定法**　除另有规定外,选取平整且无可见缺陷的试样 3 片,进行试验,所需相对湿度可通过盐溶液调节。配制方法见表1,当显示的值已稳定一段时间后,测试结束。

表 1　相对湿度的配制

| 温度/℃ | 湿度 | 溶液 |
| --- | --- | --- |
| 23 | 85% | 饱和 KCl 溶液 |
| 38 | 90% | 饱和 $KNO_3$ 溶液 |

试验结果以三个试样的算术平均值表示,每一个试样测定值与算术平均值的偏差不得过 $\pm 10\%$。

**第三法　重量法**

(1) 适用于口服、外用液体瓶。

**仪器装置**　①恒温恒湿箱:恒温恒湿箱温度精度为 $\pm 2℃$,相对湿度精度为 $\pm 5\%$,风速为 $0.5 \sim 2.5m/s$。恒温恒湿箱关闭后,15min 内应重新达到规定的温、湿度。

②分析天平:灵敏度为 0.1mg。

**试验条件**　温度 $20 \pm 2℃$,相对湿度 $60\% \pm 5\%$。

**测定法**　除另有规定外,取试验瓶适量,在瓶中加入水至标示容量,旋紧瓶盖,精密称重。然后将试瓶置于恒温恒湿箱中,放置 14 天后取出,室温放置 45min 后,精密称定。

按式(3)计算重量损失：

$$重量损失(\%) = \frac{W_1 - W_2}{W_1 - W_0} \times 100\% \qquad (3)$$

式中：$W_1$——试验前液体瓶及水溶液的重量(g)；

　　$W_0$——空液体瓶重量(g)；

　　$W_2$——试验后液体瓶及水溶液的重量(g)。

(2)适用于固体瓶：

**仪器装置**　①恒温恒湿箱：恒温恒湿箱温度精度为±0.6℃，相对湿度精度为±2％，风速为0.5～2.5m/s。恒温恒湿箱关闭之后，15min内应重新达到规定的温、湿度。

②分析天平：灵敏度为0.1mg。

**试验条件**　温度25±2℃，相对湿度95％±5％。

**测定法**　除另有规定外，取试验瓶适量，用干燥绸布擦净每个试瓶，将瓶盖连续开、关30次后，在试瓶内加入干燥剂无水氯化钙(除去过4目筛的细粉，置110℃干燥1h)；20ml或20ml以上的试瓶，加入干燥剂至距瓶口13mm处；小于20ml的试瓶，加入的干燥剂量为容积的2/3，立即将盖盖紧。另取两个试瓶装入与干燥剂等量的玻璃小球，作对照用。试瓶盖紧后分别称定重量，然后将试瓶置于恒温恒湿箱中，放置72h，取出，用干燥绸布擦干每个试瓶，室温放置45min，分别称定。按式(4)计算水蒸气渗透量：

$$水蒸气渗透量[mg/(24h \cdot L)] = \frac{1000}{3V}[(T_t - T_i) - (C_t - C_i)] \qquad (4)$$

式中：$V$——试瓶的容积(ml)；

　　$T_i$——试瓶试验前的重量(mg)；

　　$C_i$——对照瓶试验前的平均重量(mg)；

　　$T_t$——试瓶试验后的重量(mg)；

　　$C_t$——对照瓶试验后的平均重量(mg)。

(3)适用于输液用容器：

**仪器装置**　①恒温恒湿箱：恒温恒湿箱温度精度为±2℃，相对湿度精度为±5％，风速为0.5～2.5m/s。恒温恒湿箱关闭之后，15min内应重新达到规定的温、湿度。

②分析天平：灵敏度为1mg。

**试验条件**　温度20±2℃，相对湿度60％±5％。

**测定法**　除另有规定外，取装液容器数个，精密称重。然后将容器置于恒温恒湿箱中，放置14天后取出，室温放置45min后，精密称定。按式(5)计算重量损失：

$$重量损失(\%) = \frac{W_1 - W_2}{W_1} \times 100\% \qquad (5)$$

式中：$W_1$——试验前液体瓶及水溶液的重量(g)；

　　$W_2$——实验后液体瓶及水溶液的重量(g)。

# 附录四十九

## 国家食品药品监督管理局
## 国家药品包装容器(材料)标准
## (试行)

### YBB00082003

---

### 包装材料气体透过量测定法
### Baozhuangcailiao Qiti Touguoliang Cedingfa
### Tests for Gas Transmission in packaging material

气体透过量系指在恒定温度和单位压差下,在稳定透过时,单位时间内透过试样单位厚度、单位面积的气体的体积。以标准温度和压强下的体积值表示,单位为 $cm^3/(m^2 \cdot 24h \cdot 0.1MPa)$。

气体透过系数系指在恒定温度和单位压差下,在稳定透过时,单位时间内透过试样单位厚度、单位面积的气体的体积。以标准温度和压差下的体积值表示,单位为 $cm^3 \cdot cm/(m^2 \cdot s \cdot Pa)$

测试环境:温度:23±2℃,相对湿度:50%±5%。

**第一法 压差法**

药用薄膜或薄片将低压室和高压室分开,高压室充约 0.1MPa 的试验气体,低压室的体积已知。密封后用真空泵将低压室内的空气抽到接近零值。用测压计测量低压室的压力增量 $\Delta p$,可确定试验气体由高压室透过试样到低压室的以时间为函数的气体量,但应排除气体透过速度随时间而变化的初始阶段。

**仪器装置** 压差法气体透过量测定仪,如图 1 所示。

透气室:由上、下两部分组成,当装入试样时,上部为高压室,用于存放试验气体,下部为低压室,用于贮存透过的气体并测定透气过程中的前后压差,上下两部分均装有试验气体的进样管。

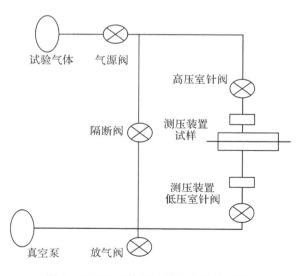

图 1 压差法气体透过量测量仪示意图

测压装置:高、低压室应分别有一个测压装置,低压室测压装置的准确度应不低于 6Pa。

真空泵:应能使低压室的压力不大于 1Pa。

**测定法**　除另有规定外,选取平整无可见缺陷的试样 3 片,在 23±2℃环境下,置于干燥器中,放置 48h 以上,进行以下试验(也可按仪器使用说明书操作):

在试验台密封圈处涂一层真空油脂,将试样置于试验台上,轻轻按压,使试样与试样台上的真空油脂良好接触,试样应保持平整,不得有皱褶。开启低压室排气阀,开始抽真空,试样在真空下应紧贴试验台,盖好上盖并紧固。打开高压室排气阀,开始抽真空直到 27kPa 以下,并持续脱气,脱气结束后,打开试验气瓶和气源开关向高压室充试验气体,气体流量为每分钟 100ml,高压室的气体压力应在(1.0~1.1)×10⁵Pa 范围内。关闭高、低压室排气阀,开始透气试验。为剔除开始试验时的非线性阶段,应进行 10min 的预透气试验,继续试验直到在相同的时间间隔内压差的变化保持恒定,达到稳定透过。气体透过量($Q_g$)按式(1)进行计算:

$$Q_g = \frac{\Delta p}{\Delta t} \times \frac{VT_0}{Sp_0T} \times \frac{24}{p_1 - p_2} \qquad (1)$$

式中:$Q_g$——材料的气体透过量[cm³/(m²·24h·0.1MPa)];

$\Delta p/\Delta t$——在稳定透过时,单位时间内低压室气体变化的算术平均值(Pa/h);

$V$——低压室体积(cm³);

$S$——试样的试验面积(m²);

$T$——试验温度(K);

$p_1 - p_2$——试样两侧的压差(Pa);

$T_0$,$p_0$——标准状态下的温度(273.15K)和压强(1.0133×10⁵Pa)。

试验结果以三个试样的算术平均值表示,每一个试样测定值与算术平均值的偏差不得过±10%。

气体透过率($p_g$)按式(2)进行计算:

$$p_g = \frac{\Delta p}{\Delta t} \times \frac{V}{S} \times \frac{T_0}{p_0T} \times \frac{D}{p_1 - p_2} = 1.1574 \times 10^{-9}Q_g \times D \qquad (2)$$

式中:$p_g$——材料的气体透过率[cm³·cm/(m²·s·Pa)];

$\Delta p/\Delta t$——在稳定透过时,单位时间内低气压室气体压力变化的算术平均值(Pa/s);

$D$——试样厚度(cm);

其余字母意义同式(1)。

试验结果以三个试样的算术平均值表示。

气体透过量和气体透过系数也可由仪器所带的计算机按规定程序计算后输出或打印在记录纸上。

**第二法　电量分析法**

电量分析法系指被测气体通过电量分析探测器,产生一定电流,通过该电流计算出相应气体透过总量的气体透过量分析法。

**仪器装置**　电量分析法气体透过量测定仪,仪器主要包括以下几部分(图 2):

透气室:测试面积已知,应在 50cm² 到 100cm² 之间。

载气通道:通常为氮气。

电量分析探测器:气体分析用电极。

检测装置:灵敏度不小于 $0.05cm^3/(m^2 \cdot 24h \cdot 0.1MPa)$。

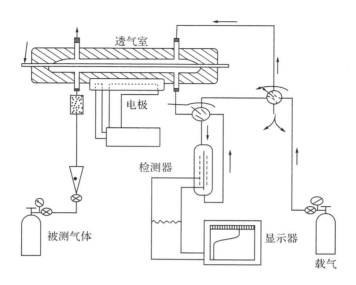

图 2 电量分析法气体透过量测定仪示意图

**测定法** 除另有规定外,选取没有痕迹或可见缺陷的试样三片,在 23±2℃环境下,置于干燥器中,放置 48h 以上后将样品放入透气室进行试验,当显示的值已稳定一段时间后,测试结束。试验结果以三个试样的算术平均值表示,每一个试样测定值与算术平均值的偏差不得过±10%。

# 附录五十　检验操作原始记录

编号：

| 品　名 | | 收到日期 | |
|---|---|---|---|
| 批　号 | | 报告日期 | |
| 规　格 | | 检品来源 | |
| 数　量 | | 检验依据 | |
| 检验项目 | | | |

记录

| 检验人 | | 复核人 | |
|---|---|---|---|

# 附录五十一　滴定液配制及标化记录

滴定液名称：_____　配制数量：_____　配制日期：_____

基准试剂名称：_____　标化温度：_____　标化日期：_____

标化指示剂名称：_____　复标温度：_____　复标日期：_____

| 配制记录： |
|---|
| 标化记录： |
| 复标记录： |
| |
| 结论： |

标化者：　　　　　　　　　　　　　　　　复核者：

# 附录五十二　检验报告书

编号：

| 品　名 | | 收到日期 | |
|---|---|---|---|
| 批　号 | | 报告日期 | |
| 规　格 | | 检品来源 | |
| 数　量 | | 检验依据 | 《中华人民共和国药典》2010 年版 |
| 检验项目 | | | |

检验结果

判定：

| 主管 | | 复核人 | | 检验员 | |
|---|---|---|---|---|---|

# 参考文献

［1］国家药典委员会. 中华人民共和国药典(2010 年版二部)［M］. 北京：中国医药科技出版社,2010.

［2］张虹. 药品质量检测技术综合实训教程［M］. 北京：化学工业出版社,2005.

［3］王金香. 药品质量检验实训教程［M］. 北京：化学工业出版社,2007.

［4］中国药品生物制品检定所. 中国药品检验标准操作规范(2010 年版)［M］. 北京：中国医药科技出版社,2010.

［5］国家食品药品监督管理局. 直接接触药品的包装材料和容器标准汇编(第二辑). 2002.

［6］国家食品药品监督管理局. 直接接触药品的包装材料和容器标准汇编(第五辑). 2005.